U0188510

消毒供应中心操作规范

主编

彭　飞　　王世英　　杨亚娟

主审

张流波　　曹晋桂　　胡必杰

上海科学技术出版社

图书在版编目(CIP)数据

消毒供应中心操作规范 / 彭飞,王世英,杨亚娟主编.—上海:上海科学技术出版社,2019.4(2023.4重印)
ISBN 978 - 7 - 5478 - 4317 - 8

Ⅰ.①消… Ⅱ.①彭…②王…③杨… Ⅲ.①医院—消毒—技术操作规程 Ⅳ.①R187 - 65

中国版本图书馆 CIP 数据核字(2019)第 029563 号

内容提要

消毒供应中心负责医院各科室所有重复使用的诊疗与护理器械、器具和物品的运行,承担了它们的清洗、消毒、灭菌以及无菌物品供应,其工作质量直接反映全院无菌物品的质量,关系到医疗安全,是医院预防与控制医院感染的重要部门。本书阐述了消毒供应中心的操作规范,包括环境空间建筑布局、物品清洗、包装及灭菌、灭菌质量监测、感染防护、特殊器械处理及科室管理,同时还附有工作中经常用到的表格。

本书注重实践性、指导性和启发性,不照搬过多的理论叙述,可作为医院消毒供应中心工作人员、手术室医护人员和医院管理者的参考书。

消毒供应中心操作规范
主编 彭 飞 王世英 杨亚娟

上海世纪出版(集团)有限公司
上 海 科 学 技 术 出 版 社 出版、发行
(上海市闵行区号景路 159 弄 A 座 9F - 10F)
邮政编码 201101 www.sstp.cn
常熟市华顺印刷有限公司印刷
开本 787×1092 1/16 印张 16.5
字数:360 千字
2019 年 4 月第 1 版 2023 年 4 月第 5 次印刷
ISBN 978 - 7 - 5478 - 4317 - 8/R·1776
定价:68.00 元

本书如有缺页、错装或坏损等严重质量问题,
请向工厂联系调换

编写委员会

主　编

彭　飞　王世英　杨亚娟

副主编

邢　迪　袁　旭　马俊俐　虞英姿
吴晓玲　张宝胜

主　审

张流波　曹晋桂　胡必杰

编　者

（按姓氏笔画排序）

马俊俐　王世英　王晓卫　邢　迪
李云霞　李超尘　杨亚娟　吴艾霞
吴晓玲　张　艳　张宝胜　陆佩燕
罗　帆　郑文娟　袁　旭　章依利
彭　飞　虞英姿　褚雅琴　薛晶晶

序

随着医疗技术的飞速发展,消毒供应中心在医院的地位越来越重要,而医疗器械清洗、消毒、灭菌的操作技能将直接影响医院的诊疗技术水平。近年来,医院感染管理控制工作走上依法、依规、科学、有序管理的道路,越来越重视消毒供应中心的规范和发展。

国家于2009年发布了《医院消毒供应中心》行业标准,对我国消毒供应中心的建设、管理和发展起到了行业规范和指引作用,它从诊疗器械相关医院感染预防与控制角度,对医院消毒供应中心(CSSD)的管理、操作、监测予以规范并提供了标准。该行业标准分为管理规范、清洗消毒及灭菌技术操作规范、清洗消毒及灭菌效果监测标准3个部分。2016年新版行业标准的发布除对原有内容进行编辑性修改以外,增加了关于CSSD信息化建设要求,增加了外来器械与植入物的管理要求,还增加了对工作区域化学物质容许浓度的要求,以及采用其他医院或消毒服务机构提供消毒灭菌服务的医院收集、暂存、交接区域的建筑要求,对建立外来医疗器械与植入物专岗负责制、定期进行工作质量分析的要求,对水处理设备和环境有害气体浓度超标报警器的要求等内容。与该行业标准一同下发的还有2项强制性卫生行业标准:口腔器械消毒灭菌技术操作规范(WS 506—2016)、软式内镜清洗消毒技术规范(WS 507—2016)。为了提高对医院感染规范化、标准化的管理水平,提高消毒供应中心工作人员的操作技能,本书作者参考卫生行业新标准,结合医院工作实践和教学经验,完整地阐述了消毒供应中心建筑合理的布局、优化先进的设备、规范的操作、人员编制培训及管理、日常运营与仪器设备维修保养服务等,专业特色鲜明,具有较强的科学性和实用性。

本书阐明了对当前消毒供应中心工作人员的规范要求,及其应具有的操作技能,可使培养消毒供应中心专业人才的工作更健康地向前发展。

张流波

2018 年 10 月

前　言

　　1998 年,中华人民共和国卫生部颁布《医院消毒供应室验收标准》,规定了相关器械、物品处置的基本原则和要求,使医院消毒供应工作有了法律和规章的依据;2009 年 4 月 1 日发布、2009年 12 月 1 日起实施的关于医院消毒供应中心三项卫生行业标准 WS 310—2009,重视了集中供应,对消毒供应中心管理制度、操作实践、质量监测,以及消毒供应中心从业人员进行了规范;又于 2016 年 12 月 27 日发布、2017 年 6 月 1 日起实施的关于医院消毒供应中心三项卫生行业标准WS 310—2016,较为全面、详细、明确地强调了集中管理、健全高危因素管理、细化技术标准流程、强调遵循行业标准及厂商说明书、解决实践中的实际问题等,给消毒供应行业提供了强有力的规章依据及指导原则,从而有效地促进了医院消毒供应中心向设备现代化、布局规范化、操作程序化、管理科学化的轨道上迈进。

　　医院消毒供应中心被喻为医院的"心脏",作为一个平台科室在医院内承担各科室所有重复使用诊疗器械、器具和物品清洗消毒、灭菌以及无菌物品供应的任务。现代医院供应品种繁多,涉及科室广,使用周转快,每项工作均关系到医疗、教学、科研的质量。如果灭菌不合格,会引起全院性的感染;供应物品不完善,会影响诊断与治疗。因此,做好消毒供应中心工作是十分重要的,也是医院工作中不可缺少的组成部分。依据标准在消毒供应中心开展各项工作、做好每个工作环节的质量控制,则是做好消毒供应中心工作的保证。

　　目前,随着医疗卫生体制的改革,医院在提高医疗服务质量方面进行了大量投入,引进了新的技术、器械、设备等,消毒供应中心取得了快速发展的契机。消毒供应中心也依据自身特点,探索新时期消毒供应专业的新观点、新思路、新信息、新技术,更好地面对行业新的机遇与挑战,进行了优化平台建设、加强信息化管理、完善消毒供应中心运作模式的实践,进一步推动消毒供应中心在落实行业规范、保障医疗安全、重视专科人才培养、探讨和研究质量管控、规范工作流程、加强医院感染防控管理、建立科学合理的绩效评价体系方案等方面向专业化发展。

　　随着学科建设的发展,消毒供应中心专业化的发展也越来越受到重视,着力开展学术研究、培养专科人才,实现专业的人做专业的事,真正体现消毒供应中心在学科中的地位,体现消毒供应从业人员的专业价值。

本书顺应消毒供应行业发展的趋势,依据行业标准,参考了大量资料、文献以及行业内专家指导建议,结合消毒供应中心工作人员的实践经验积累、过程描述、心得体会和总结概括,由一线专业人员进行编撰,内容涵盖了消毒供应中心管理的要求、工作流程、质量管控等方面。本书对医院消毒供应中心工作的开展具有指导作用,注重实践性、指导性和启发性,不照搬过多的理论叙述。阅读对象为医院消毒供应中心、手术室的医护人员或医院管理者等;既可作为临床专科学习的指南,促进专科实践水平、操作技能的提高,又可作为各级医院消毒供应中心岗前培训、规范化培训、分层次培训、进修学习等辅导用书。

基于经验、理论水平有限,本书撰写中难免存在疏漏,对书中的不足或错误之处,恳请业内专家、同行批评指正。希望通过不断地补充、完善、提高,本书能够更加适合读者的需要和工作的需求。

主　编

2018 年 10 月

目　录

第一章　环境空间建筑布局　　　　　　　　　　　　　　　　　　1

　第一节　建筑布局要求 ································· 1
　　一、建筑规范布局 ······························· 1
　　二、基本原则与要求 ··························· 1
　第二节　空气层流要求 ····················· 3
　第三节　水、电、蒸汽要求 ············· 4
　第四节　仪器、设备、设施的配置 ······· 5

第二章　物品清洗　　　　　　　　　　　　　　　　　　　　　　7

　第一节　清洗、消毒仪器设备 ············· 7
　　一、全自动清洗机 ····························· 7
　　二、超声清洗机 ······························· 9
　　三、蒸汽清洗机 ····························· 10
　　四、干燥柜 ································· 10
　　五、高压水枪 ······························· 11
　　六、高压气枪 ······························· 12
　第二节　清洗、消毒用品 ················· 12
　　一、水 ··································· 12
　　二、清洗剂 ······························· 14
　　三、除锈剂 ······························· 15
　　四、润滑剂 ······························· 16
　　五、保湿剂 ······························· 17
　第三节　清洗间工作程序 ················· 18
　　一、回收 ································· 18
　　二、分类 ································· 21

三、装载 ··· 24

四、清洗 ··· 26

五、消毒 ··· 29

六、干燥 ··· 34

七、保养 ··· 35

八、新购器械的处理 ··· 36

第四节　清洗效果质量监测 ··· 36

一、清洗效果质量监测要求 ··· 36

二、清洗效果质量监测方法 ··· 37

第五节　清洗间耗材管理 ··· 38

一、耗材申领流程 ··· 39

二、耗材保管管理 ··· 39

三、耗材使用登记 ··· 40

第三章　包装及灭菌 41

第一节　包装材料及仪器设备 ··· 41

一、纺织品/棉布 ··· 41

二、无纺布 ··· 42

三、纸塑复合袋 ··· 42

四、特卫强(Tyvek)纸塑袋 ·· 43

五、硬质灭菌容器 ··· 43

六、包装仪器设备工作原理、操作流程及注意事项 ··············· 44

第二节　包装技术的应用 ··· 46

一、包装技术操作流程 ··· 46

二、包装方法及要求 ··· 47

三、器械检查 ··· 49

第三节　包装间工作程序 ··· 51

一、手术室常规器械的包装操作 ···································· 51

二、常用器械的包装操作 ··· 53

第四节　常用灭菌方法介绍 ··· 58

一、高温高压蒸汽灭菌 ··· 58

二、环氧乙烷灭菌 ··· 63

三、过氧化氢低温等离子灭菌 ······································· 68

第四章　灭菌质量监测及无菌物品储存与发放 73

第一节　灭菌质量监测 ··· 73

一、原则与要求 ··· 73

二、高温高压蒸汽灭菌监测 ·· 73

三、环氧乙烷灭菌监测 ·· 76

四、过氧化氢低温等离子灭菌监测 ···································· 77

第二节 无菌物品储存 ·· 79

一、无菌物品储存原则 ·· 79

二、无菌物品储存要求 ·· 79

三、无菌物品储存注意事项 ·· 81

第三节 无菌物品发放 ·· 81

一、无菌物品发放原则 ·· 81

二、无菌物品发放形式 ·· 82

三、无菌物品供应方式 ·· 82

四、无菌物品发放要求 ·· 82

五、无菌物品发放注意事项 ·· 83

第五章 医院感染防控及污染器械处理流程   84

第一节 医院感染防控要求 ·· 84

一、医院感染概述 ·· 84

二、医院感染防控对消毒供应中心的要求 ······························ 84

第二节 个人职业防护 ·· 85

一、防护用品 ·· 85

二、标准预防 ·· 87

三、手卫生 ·· 88

四、职业暴露防护 ·· 90

第三节 日常预防医院感染控制实践 ······································ 91

一、环境要求 ·· 91

二、人员流向与物品流向 ·· 92

三、地面和物体表面的清洁和消毒 ···································· 92

四、清洁用具的消毒 ·· 93

五、含氯消毒剂的使用 ·· 93

六、医疗废物的管理 ·· 94

第四节 常见病原体污染器械的处理流程 ·································· 97

一、清洗准备 ·· 97

二、清洗 ·· 97

三、干燥 ·· 99

四、器械检查与保养 ·· 99

五、包装 ·· 99

六、灭菌 ·· 100

七、储存 ·· 101

八、无菌物品发放 ·· 102

第六章 特殊专科器械的处理 103

第一节 口腔科器械的处理 ·· 103
第二节 眼科器械的处理 ·· 107
第三节 整形科器械的处理 ·· 109
第四节 中医理疗科器械的处理 ·· 112
第五节 精密器械的处理 ·· 113
第六节 外来器械及植入物的处理 ·· 115

第七章 腔镜器械的处理 119

第一节 概述 ·· 119
一、腔镜的发展与应用 ·· 119
二、定义与使用 ·· 122
三、腔镜器械分类与特点 ·· 124
第二节 腔镜器械处理操作流程 ·· 125
一、硬式内镜处理操作流程 ·· 125
二、软式内镜处理操作流程 ·· 128
三、达芬奇机器人腔镜器械处理操作流程 ·· 129
第三节 各专科常用腔镜器械的处理 ·· 131
一、普通外科腔镜器械的处理 ·· 131
二、胸心外科腔镜器械的处理 ·· 137
三、妇产科腔镜器械的处理 ·· 141
四、泌尿外科腔镜器械的处理 ·· 149
五、整形科腔镜器械的处理 ·· 159
六、神经外科腔镜器械的处理 ·· 163
七、关节外科腔镜器械的处理 ·· 165
八、脊柱外科腔镜器械的处理 ·· 169
九、耳鼻咽喉科腔镜器械的处理 ·· 170
十、达芬奇手术机器人器械的处理 ·· 175

第八章 科室管理及追溯系统介绍 183

第一节 科室管理和人员培训 ·· 183
一、科室管理 ·· 183
二、人员培训 ·· 187

第二节　工作沟通 ··· 199
　　一、与管理部门的沟通 ··· 199
　　二、与本中心人员的沟通 ·· 201
　　三、与手术室沟通 ··· 201
　　四、与病区沟通 ·· 202
　　五、与外来器械商沟通 ··· 203
　　六、与其他部门的沟通 ··· 204
第三节　工作安全管理及各种应急预案 ····································· 205
　　一、安全管理 ·· 205
　　二、安全培训 ·· 208
　　三、消毒供应中心应急预案 ·· 209
第四节　追溯系统介绍 ··· 214
　　一、概述 ··· 214
　　二、基本功能及操作流程 ·· 215

附：各种工作内容表格　　　　　　　　　　　　　　　　　　226

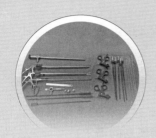

第一章

环境空间建筑布局

第一节　建筑布局要求

一、建筑规范布局

在进行消毒供应中心平面设计的时候,遵循的依据有两个,一是国家颁布的针对卫生行业的规范要求(WS 310.1—2016 医院消毒供应中心第 1 部分:管理规范);二是医院提供给设计方的基建图纸。依据这两个方面,进行消毒供应中心平面设计时的设计要点有:①根据消毒供应中心外围条件,如外部走廊、电梯、楼梯等确定 4 个出入口,分别为人员入口、污物入口、清洁物品入口、无菌发放出口。4 个出入口在确立时需要满足人员、物品不交叉,洁物、污物不交叉,并且缩短其所在位置与外部通道的距离。②消毒供应中心内部分为四大区域,分别为辅助区域,为工作人员办公和休息场所;去污区,在此区域进行污物的回收清洗和消毒;检查、包装及灭菌区,在此区域内进行物品的检查、打包和高压或低温灭菌;无菌物品存放区,在此区域进行物品的储存和发放。

三大工作区域之间设有实际屏障:①去污区和检查、包装灭菌区的实际屏障,通过清洗消毒器实现,同时与传递窗一起构成两个区域之间的洁、污物品传递通道;②检查、包装灭菌区和无菌物品存放区的实际屏障,通过高压蒸汽灭菌器实现;③无菌物品存放区和外界的实际屏障,通过传递窗和常闭门的设计来实现。

医院建筑规划是医院建设过程中的一项重要基础性工作,只有科学、合理总体规划,才能保证医院长期健康的发展。医院消毒供应中心是医院感染防控的重要部门之一,这是因为由临床科室回收到消毒供应中心的器械在由污到洁的处理过程中,存在着大量医院感染的安全隐患。因此,医院消毒供应中心规范、合理的建筑设计是减少院内感染的基础,也是保障无菌物品质量安全的重要前提。

二、基本原则与要求

(一) 基本原则

(1) 医院消毒供应中心的新建、扩建和改建应遵循医院感染预防与控制的原则,遵守国家法律、法规对医院建筑和职业防护的相关要求,并进行充分论证后才可实施。

(2) 为确保对临床提供安全、便捷的服务,消毒供应中心选址时应进行多方案的比较。总体上,消毒供应中心选址宜接近手术室、产房和临床科室,或与手术室有物品直接传递专用通道,不宜建在地下室或半地下室。

(3)选址周围环境应清洁、无污染源,避开垃圾暂存处、污水处理站、交通要道等处,形成相对独立的区域。内部通风、采光良好。

(4)建筑附近应有比较完备的公用设施,各类管线的容量负荷也需要有足够的余量以满足未来的变化。建筑面积应符合医院建设方面的有关规定,并兼顾未来发展规划的需求。

(二)要求

1. 分区　消毒供应中心应分为辅助区域和工作区域。辅助区域包括工作人员更衣室、值班室、办公室、休息室、卫生间等。工作区域包括去污区,检查、包装及灭菌区(含独立的敷料制备或包装间)和无菌物品存放区。工作区域的划分应遵循物品由污到洁,空气流向由洁到污的基本原则;机械通风时,去污区保持相对负压,检查、包装及灭菌区保持相对正压。

2. 分区面积占比　各区所占面积比例大致按以下比例划分:去污区占消毒供应中心总面积的30%;检查、包装及灭菌区占消毒供应中心总面积的40%;无菌物品存放区占消毒供应中心总面积的20%;生活办公区占消毒供应中心总面积的10%。

3. 建筑材料和装饰材料要求　应严格遵守医院建筑相关要求,不产尘、不吸尘,便于清洗、消毒,防潮、防滑、耐磨、耐腐蚀及防火。不应使用木材和石膏板直接做饰面。

(1)工作区域的天花板、墙壁应无裂隙,地面与墙面踢脚及所有阴角均应为弧形设计,以减少死角。

(2)电源插座应采用防水安全型。

(3)地面应防滑、易清洗、耐腐蚀,且应平整。

(4)地漏应采用防返溢式,下水道出口应采取防鼠措施。

(5)污水排放管道内径应大于入水管道内径,并应集中至医院污水处理系统。

(6)门窗结构宜简单,表面光滑便于擦洗,关闭后密封性要好。

(7)门的开启方向应朝向洁净度高的一面,有条件的可安装自动门,门柱子和墙的阳角应有防撞设施。

(8)压力蒸汽灭菌器与全自动清洗消毒器应采用不锈钢板等为隔断材质,加保温层,预留检修门。

(9)光源设施应足够,工作区域光源应符合国家行业标准要求(表1-1)。

表1-1　医院消毒供应中心工作区域照明要求

工作面(功能)	最低照度(lx)	平均照度(lx)	最高照度(lx)
普通检查	500	750	1 000
精细检查	1 000	1 500	2 000
清洗池	500	750	1 000
普通工作区	200	300	500
无菌物品存放区	200	300	500

4. 具体建筑要求

(1)去污区为回收后物品交接、分类的区域,面积大小应能容纳回收车或回收箱卸载放置的需要。①此区设接收台、器械容器和器械分类的辅助架、清洁手套、物品表面清洁消毒剂等用物；②此区是工作人员完成手工冲洗、洗涤、漂洗和终末漂洗等步骤的主要工作场所，需要设置清洗工作池、清洗工具、高压水枪、高压气枪、超声清洗机、热水、软水或纯化水、防护面罩、手套等用品放置设施，利于工作人员完成清洗工作，不发生职业暴露。

（2）水处理间，面积能满足设备放置要求，方便工作人员每日观察水压及电导率等工作。

（3）回收车存放清洗间，回收车的存放与清洗应分开放置。洗车间设清洗和消毒的水管或专用设施。应注意地面排水通畅，保持通风、清洁、干燥。卫生洁具用品可放置在水处理间或洗车间。

（4）建立安全屏障是贯穿消毒供应中心建筑始终的设计原则，三区之间应设实际屏障。去污区与检查、包装及灭菌区之间应设物品传递窗，并分设人员出入缓冲间（带）。缓冲间为工作人员穿防护装的区域，内设防护服、专用工作鞋及洗手设施等。洗手设施采用非手触式水龙头开关。检查、包装及灭菌区设专用洁具间的应采用封闭式设计。无菌物品存放区内不应设洗手池。

第二节　空气层流要求

（一）相关概念

1. 空气净化　降低室内空气中的微生物、颗粒物等使其达到无害化的技术或方法。

2. 自然通风　利用建筑物内外空气的密度差引起的热压或风压，促使空气流动而进行的通风换气。

3. 集中空调通风系统　为使房间或封闭空间空气温度、湿度、洁净度和气流速度等参数达到设定的要求，而对空气进行集中处理、输送、分配的所有设备、管道及附件、仪器仪表的总和。

4. 空气净化消毒装置　去除集中空调通风系统送风中微生物、颗粒物和气态污染物的装置。

（二）要求

（1）消毒供应中心的空气净化系统应达到规定的温度、湿度和通风次数，保持工作区域的正压或负压。

（2）工作区域温度、相对湿度及机械通风换气次数见表1-2。

表1-2　医院消毒供应中心工作区域空气要求

工作区域	温度（℃）	相对湿度（%）	换气次数（次/小时）
去污区	16～21	30～60	10
检查、包装及灭菌区	20～23	30～60	10
无菌物品存放区	24	70	4～10

（三）集中空调通风系统维护保养

（1）应加强卫生管理，卫生要求、检测、清洗方法应符合《公共场所集中空调通风系统卫生规范》的规定。

（2）在维护与保养时，应定期检查空气处理机组、新风机组，保持清洁。

1）新风机组粗效滤网宜每 2 天清洁一次。

2）粗效过滤器宜 1～2 个月更换一次。

3）中效过滤器宜每周检查，3 个月更换一次。

4）亚高效过滤器宜每年更换。

5）发现污染和堵塞及时更换。

6）末端高效过滤器宜每年检查一次，当阻力超过设计初阻力 160 Pa 或已经使用 3 年以上时宜更换。

7）如遇特殊污染要及时更换，并用消毒剂擦拭回风口内表面。

8）设专门维护管理人员，遵循净化系统的使用说明进行保养与维护。

9）制订运行手册，有检查信息的记录。

第三节　水、电、蒸汽要求

消毒供应中心作为医院保障型特殊科室，其耗能较大，对供水、供电、供汽等具有较高的要求。在建设时，需充分考虑各种设备、设施的能量消耗，做好能源配置。

（一）水、电、蒸汽系统

1. 供电系统　消毒供应中心的室内供电系统主要有总配电箱、照明电（包含工作照明和消防应急照明）和动力电系统。建立 220 V、380 V 两路供电，电源应有接地系统。每种设备均需设置独立的电源开关，并预留一定的发展空间。电插座应考虑靠近操作台；去污区等特殊位置注意配置防水安全型的电源插座。

2. 供水系统　消毒供应中心需有自来水、热水、软水、经纯化的水供应，同时应配备水处理系统。自来水水质应符合 GB 5749—2006 的规定。需保证适当的水压，水压过低影响设备的正常运行，水压过高存在安全隐患。洗涤用水应符合相关要求；终末漂洗用水的电导率应 $\leqslant 15 \times 10^{-4}$ S/m(15 μS/cm)(25 ℃)。

3. 蒸汽系统　压力蒸汽灭菌的质量与灭菌介质即饱和蒸汽息息相关。饱和蒸汽的供给可由医院锅炉房集中供应，也可由独立的洁净蒸汽发生器或纯蒸汽发生器产生蒸汽。灭菌蒸汽用水的质量应符合相关指标。若为医院集中供汽，应设单独的蒸汽管路，以保证蒸汽传输中的洁净度。

4. 水处理系统　水处理设备通常包括 3 个部分，即预处理系统、反渗透脱盐系统和供水系统。

（1）预处理系统：包括原水箱、原水泵、多介质过滤器、活性炭过滤器、树脂软化器等，用于去除水中的悬浮物、胶体及降低原水的硬度等，为后续的脱盐处理提供条件。

（2）反渗透脱盐系统：包括安装过滤器、pH 调节装置、一级高压泵、二级高压泵、一级反渗透膜组、二级反渗透膜组、中间水箱等，能去除水中 99.5% 以上的盐分，产出符合要求的洗涤用水。

（3）供水系统：包括纯水输送泵、软化水输送水泵、除盐水箱、压力控制器取水点、恒压罐等。其主要作用为保障每个取水点能正常取水，并且有稳定的水压。

（二）水、电、蒸汽装配要求

消毒供应中心的水、电及蒸汽等配置是其在建筑装修过程中必须认真考虑的问题。

消毒供应中心必须有独立的配电间或电箱,以更好地保障清洗、灭菌设备正常运行,防止断电影响清洗及灭菌质量,影响手术器械的正常供应。常规建议消毒供应中心需配备 380 V、220 V 电源,以满足不同设备的需求。消毒供应中心的弱电系统包括内部通信等,如各区域安装电话、对讲机、门禁系统、播音系统等,以方便工作联系,减少人员来回走动,省时省力。

水质是影响清洗质量的因素之一。消毒供应中心供水系统应包括冷热自来水、软水、纯化水或蒸馏水。自来水也称硬水,其水质应符合 GB 5749 的相关规定,主要用于对回收后器械、器具及物品的冲洗及初步清洗。消毒供应中心必须具备热水,便于配置手工清洗用酶所需的水温。软水是去除了自来水中部分阳离子如钙离子、镁离子的水,降低其对器械或设备的腐蚀损坏。消毒供应中心使用的纯化水其电导率应≤$15×10^{-4}$ S/m(15 μS/cm)(25 ℃),其供水管宜采用不锈钢材质,出水量应满足每日清洗设备运行所需水量。水处理系统可根据医院条件,采用医院集中供应设置,或为消毒供应中心独立设置的水处理设备。

消毒供应中心应有蒸汽、压缩空气等,蒸汽用水标准应符合相关规范要求。蒸汽的特性、质量、纯度与灭菌效果密切相关,蒸汽压力的变化会影响蒸汽达到预定温度的时间以及蒸汽在灭菌器柜室内的均一性,输送管线过长等均能影响蒸汽质量。故安装时建议单独使用蒸汽管路,尽量减少拐弯。为保证清洗及灭菌设备所需蒸汽压力,必要时应安装减压系统、汽水分离器等,从而保障灭菌物品质量,防止灭菌失败及湿包发生。

第四节 仪器、设备、设施的配置

消毒供应中心是医院内各种无菌物品的供应单位,担负医疗器材的清洗、包装、消毒和供应的工作。消毒供应中心的设备、设施包括各种灭菌器、医用热封机、干燥柜、超声清洗机和清洗消毒器等设备,以及高压水枪、高压气枪、各种工具容器、清洗池和工作操作台等设施。

消毒供应中心的污染物、清洁物品检查、包装与无菌物品需严格分开,主要有清洗、包装、消毒和无菌物品存放空间,采用 304 或 316 不锈钢材料的操作台面。这种不锈钢医用包装台具有表面光滑、坚固,便于清洗,不易积累污垢,不易滋生细菌的特点,抗拉性强,不易褪色,硬度和光滑程度强。由于薄壁不锈钢管韧性强、延展性好,设计时尽可依照医用功能展开,加工成各种实用的台面造型。

另外,器械检查、包装区应配有器械检查台、包装台、器械柜、敷料柜、包装材料切割机、医用热封机、清洁物品装载设备及带光源放大镜、压力气枪、绝缘检测仪等。

(一)配置设备的基本原则

(1)根据医院消毒供应中心的规模、任务及工作量,合理配置清洗消毒设备及配套设施。尽量创造条件使用机械清洗设备,并应考虑未来发展的需要。

(2)配置的消毒灭菌等设备、设施应符合国家相关标准或规定,并遵循准入条件要求和审核许可证明。

(3)各种设施配置应满足工作需要,放置位置方便工作需要,符合医院感染控制的要求。

(二)去污区设备、设施的配置

1. 污染物品回收容器 应配有封闭的污物回收器具和相应清洗用品如封闭箱与运送车等。存放区内设置回收器具放置架。

2. 去污区内基本设施　接收区的设施应按照物品从污到洁的顺序放置,根据处理量设多个分类台。工作人员应戴双层手套,并有清洁手套放置架。分类工作结束时应及时进行台面清洁消毒。依次摆放超声清洗台、手工清洗池(清洗池上方配压力水枪和压力气枪)、漂洗池、干燥设备及传递窗。

（三）检查、包装及灭菌区设备、设施的配置

1. 包装设备、设施

（1）包装台。其功能能满足检查、组合包装的需要,包括带光源的敷料检查台、器械包装台。包装台配有带光源放大镜、放置包装过程需要的辅助材料架。台面易清洁、不反光。

（2）器械柜。用于放置需要增加或暂时不需要灭菌的器械。

（3）包装材料切割机。使用纸塑包装袋包装材料时需要此设备。

（4）医用热封机。建议选择带打印信息的热封机。

（5）物品装载设备,包括标准篮筐、运送车和运送架。用于将包装好的物品送至灭菌器。

（6）压力气枪。

（7）绝缘检测仪。

2. 灭菌设备、设施

（1）应配有主体设备,如压力蒸汽灭菌器;根据需要配置低温灭菌器,无菌物品装载、卸载设备等;根据需要配备灭菌蒸汽发生器、蒸汽减压系统等相关辅助设施的装置。

（2）各类灭菌设备应符合国家相关标准,具有打印功能,并有配套齐全的辅助设备。

（四）无菌物品存放区域设备、设施的配置

应配备足够的无菌物品存放架和运送器具,如封闭箱、运输车等。可设相应的生物监测仪器和相关设施。

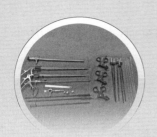

第二章

物 品 清 洗

第一节 清洗、消毒仪器设备

一、全自动清洗机

（一）工作原理

全自动清洗、消毒设备主要是用于清洁、消毒与干燥外科器械（实体或管腔类的和管状的）、碗碟、手盆、婴儿奶瓶、容器、麻醉设备（重要的设备，如外科仪器和麻醉设备必须在使用前杀菌）、实验室玻璃器皿与手术鞋。通过加入酸液、碱液清洗物品表面，去除表面的污渍和附着物。通过大水流喷射冲洗，达到使物品表面洁净的目的，并以 90 ℃以上的热水循环冲洗，达到消毒效果，再用热空气对清洗物品进行干燥处理。

（二）工作程序

程序主要分为预洗、洗涤、中和、漂洗、终末漂洗、消毒、干燥 7 个步骤。

1. 预洗 这个阶段主要是用不带任何添加剂的冷水来清除大块的污垢和形成泡沫的物质（如预处理剂的残留物）。其目的主要是初步将物品表面容易清洗的脏物去除，提升清洗剂的利用率，从而提高清洗效果。一般是针对没有经过手工清洗的或者比较脏的物品，清洗时间可以设置为 1～3 分钟（具体情况可以以清洗物品的污染程度来定）。该阶段的进水温度一定要低于 45 ℃，如果温度太高容易造成血液等污渍的干结；水质方面优先选择使用软化水或者纯水。

2. 洗涤 这个阶段主要是用含有化学添加剂的清洗剂，如酶清洗剂、碱性清洗剂、酸性清洗剂等。所用化学添加剂必须和该清洗机相容并且无泡沫，而且不同 pH 的清洗剂需要根据其特性选择不同的水温及相应的清洗时间。①含酶清洗剂：温度在 40～60 ℃时，酶的活性高，清洗效果也就最好，持续洗 3～5 分钟。②碱性清洗剂：温度在 60 ℃左右时清洗效果比较显著，持续洗 1～5 分钟。根据产品说明书选择使用合适的中性或弱碱性的产品作为清洁剂。该阶段可以同时使用冷水和热水，优先选择使用软化水或者纯水。

3. 中和 这个阶段主要是针对前面使用的强碱性清洗剂，即需要中和阶段。主要是利用少量的酸能有效去除无机固体物品如铁锈、水垢等，并且同时有去除碱性清洗剂残留的效果。

4. 漂洗 漂洗的目的主要是利用流动的水去除物品上的残留物和清洗剂的残留。漂洗时间一般为 1 分钟。

5. 终末漂洗 这个阶段除了最终的漂洗之外还主要负责完成器械的润滑和消毒作用。按照我国卫生行业标准 WS 310—2016 的规定,润滑油需要选择水溶性润滑油,水质必须使用纯水,使用纯水的目的主要是可以避免在清洗物品上产生污垢、薄层和锈蚀。

6. 消毒　根据不同的物品使用需求进行选择。

(1) 温度≥90 ℃,时间≥1 分钟,A0 值≥600。

(2) 温度≥90 ℃,时间≥5 分钟,A0 值≥3 000。

7. 干燥　干燥阶段时干燥温度不宜超过 90°,最终必须保证所清洗的物品完全干燥。

(三)操作流程

(1) 每天使用前先检查纯水和冷水压力(阀门保持常开),正常压力应该在 300～500 kPa(3～5 bar)。

(2) 打开电源箱内各个设备的电源开关。

(3) 根据清洗物品需要选择所需程序。打开清洗消毒器前门(去污侧门),拉出清洗架,检查旋转臂的灵活度,接口有无松动,将需要清洗的物品装入清洗架。摆放物品时一些器械如剪刀、镊子等物品的关节一定要打开到底,盒子、敷料桶等一定要倒放,并保证物品摆放不超出清洗架范围。

(4) 污染器械必须及时进入清洗消毒器进行消毒,等待处理的时间不宜超过 1 小时。污染器械在放进清洗消毒器前应先手工冲洗,取走棉球、纱布、刀片、塑料等杂物,去除明显的污物后再装入清洗架。

(5) 关门,通过程序选择键 P1～P6 调整出合适程序,屏幕上会显示相应的程序名;按开始键,指示灯黄灯闪烁,机器将自动运行。

(6) 按开始键后,指示灯黄灯将闪烁 10 秒,如果需要,此时可以停止程序,方法为:再按一下开始键,等几秒钟即可打开前门,屏幕将显示初始状态。

(7) 当所有程序结束后,指示灯绿灯亮,打开清洗消毒器后门(清洁侧门),卸载已清洗消毒物品后,关闭后门,等候下一次清洗消毒。

(8) 一天工作完成后需要依次关闭总电源。

使用时发现有问题(如程序选错、摇臂脱落、物品没有摆放好等),可关闭电源,1 分钟后打开,设备就会报电源错误,按消音键,屏幕会自动显示要输入密码,输入密码后按回车键,清洗器会排水,前门解锁。大概 1 分钟后,即可打开前门,处理好有关问题后再关上前门,再次按开始键,重新开始运行。

如机器有故障,面板指示灯红灯亮,有报警音,屏幕有故障代码显示;抄下代码,按消音键,屏幕会自动显示要输入密码,输入后按回车键,清洗器会排水,前门解锁。大概 1 分钟后,即可打开前门。确认修正错误后,重新关前门并按键运行。如果该台清洗器不能使用,则将该台清洗架拉出,选择另外的清洗消毒器。

在待机状态时,清洗消毒器的后门(清洁测门)常关,前门(去污测门)可以打开。但是在使用状态时,前门、后门都不能打开,后门只有在程序结束,绿灯亮时可以打开一次。

出错后,该清洗消毒器腔体内物品一定要重新清洗消毒。

(四)注意事项

(1) 清洗消毒器只能处理可耐高温的物品、可重复处理的物品,并且此处理方法根据产品说明书以及厂商推荐的方法。

(2) 推荐使用经过清洗消毒器厂家验证认可的、高效无泡、并经认证对消毒和灭菌过程无影响的清洗剂、润滑油等化学添加剂,否则会对处理物品的清洗、消毒,甚至灭菌效果造成影响,也会造成该设备上主要部件如循环泵、管道等过早磨损或不当损坏。

（3）在操作前，须认真阅读使用手册，并接受正规的使用培训。

（4）每次程序运行前，要保证清洗物品与清洗架相对应；保证清洗物品与所选程序的对应；确保清洗架与水孔正确连接，在清洗时喷水臂能够正常转动；并经常检查清洗消毒器腔体内部有无杂物，确保水流通畅。

（5）每天或者定期清洗清洗消毒器腔体底部过滤网及所有的摇臂（包括清洗消毒器清洗架上的和腔体内的），将摇臂内杂物取出；过滤网要用清洗喷枪冲刷，并将脏物取走，清洗之后一定要将过滤网摆放到位。

（6）每天检查清洗剂和润滑油的用量，必要时及时更换。

（7）维修前，请认真阅读维修手册，同时需要接受维修培训，经过授权的人员才能维修本设备。

（8）使用时、维修时，注意相关的安全事项，如电气安全、介质安全、机械安全、感染防护、操作安全等。

（9）每次程序结束，检查有无物品掉到清洗消毒器腔体的底部，如有杂物应及时取走。

二、超声清洗机

（一）工作原理

超声清洗消毒器是利用电源将日常供电频率改变后，通过输出电缆线将其输送给连接在盛放清洗溶液的清洗槽底部的换能器（超声波发生器），由换能器将高频的电能转换成机械振动并发射至清洗液中，当高频的机械振动传播到液体里后，清洗液内即产生"空化现象"，达到清洗的目的。

空化现象是指存在于液体中的微小气泡在超声场的作用下振动、生长并不断聚集声场能量，当能量达到某个阈值时，空化气泡急剧崩溃闭合的过程。

（二）操作流程

（1）准备工作：将电源线接好，加水稍低于水位线，以确保物品放入后水位不高出水位线。

（2）开机：按电源键。

（3）按照产品说明书设置选择相应的清洗温度，按开始键给水加热。

（4）按照产品说明书设置除气时间和清洗时间。

（5）物品超声清洗结束后取出物品。

（6）排尽腔体内的酶溶液并且擦拭干净。

（7）关机：切断电源。

（8）严格根据国家卫生行业标准 WS 310—2016 的规定，设定相应的清洗时间、清洗温度及除气时间。

（三）注意事项

（1）超声清洗机必须由专人操作，严禁使用易燃、易腐蚀的溶液。

（2）当超声清洗机放入水和器械后，整个水位必须加至水位线，但不能超过水位线。

（3）设定的超声清洗机温度不宜超过 45°。

（4）超声清洗时物品必须装载在清洗筐内进行清洗，不能将器械直接接触超声清洗机的底部。

（5）超声清洗机只能用于清洗物品和液体，不能清洗活的动植物。

（6）超声清洗前要先手工粗洗，不要将杂质带到清洗槽内。

（7）排水时应通过排水管自动流出，不要人为将设备倾斜倒水。

（8）每天工作结束，用清水清洁腔体，然后用布擦干待用。

（9）切勿在超声清洗和除气时直接切断电源，一定要先关闭超声清洗和除气的功能。

三、蒸汽清洗机

（一）工作原理

蒸汽清洗机是通过高温产生的蒸汽，加快污垢面分子的运动速度，通过破坏它们之间的结合力，来达到消除各种顽固污渍的目的，同时将附着在物体上的各种微生物和（或）病原体完全消除掉。附有喷嘴、毛刷等多种功能便捷的配件。无需任何清洁剂，具有快速除污杀菌的高效率。

（二）操作流程

（1）加水：选择自来水或者蒸馏水。加水时需使用漏斗进行加注，加完水后旋紧螺帽。

（2）升温：当蒸汽压力达到 800 kPa（8 bar）时，准备指示灯亮起，加热完成。

（3）旋转按钮至"steam on"（打开），蒸汽清洗机启动，按压手柄蒸汽激活键。

（4）将蒸汽出口对准需要清洗的部位进行清洗。

（5）清洗完将按钮旋转至"stand by"（待机）位置，机器处于待机状态等待下次的使用。

（6）每天工作完毕后，旋转按钮至"steam out"（排汽），排除多余的蒸汽。

（7）蒸汽排清后将按钮旋转至"off"（关闭）位置，排除多余的水，并且打开螺帽。

（8）切断总电源。

（三）注意事项

（1）蒸汽清洗机需放置于干燥通风处，确保有足够的通风，机器后面切勿堆放杂物。

（2）确保工作场所和机器干燥，不要将蒸汽的喷嘴或热水直接接触机器。

（3）机器打开之前先降温，0 kPa（0 bar）以上不要打开机器，防止烫伤。

（4）使用时水不要装得太满，因为盖子上有减压阀，水太满会从减压阀的孔洞溢出。

（5）严禁加入洗涤剂等任何化学物品，只能使用自来水或者蒸馏水。

（6）使用过程中不能裸手拿取器械，以防烫伤。

（7）使用过程中加水和用完倒水，打开盖子时，一定等里面蒸汽放完，然后慢慢地开盖。

（8）蒸汽清洗时注意将待清洗物品置蒸汽喷嘴至少 1 cm 处。

（9）换蒸汽喷头时不要用力硬拽，一定要先旋再下。

（10）使用结束后，应将清洁器放置一段时间，让其机身冷却后再倒出余水，有助于保护发热器。

四、干燥柜

（一）工作原理

医用干燥柜是根据医院需求开发的一种大容量医用干燥设备，用来对外科手术器械、玻璃器皿、呼吸治疗物品进行干燥处理。操作简单灵活。干燥温度设置范围为 40～90 ℃,干燥时间设置范围为 1～90 分钟,使用时可根据需求,自由设置。

（二）操作流程

（1）开启干燥柜电源开关。

（2）将需要烘干的器械、管道等物品摆放进干燥柜内的干燥架上。

（3）关上干燥柜一侧的门。

（4）根据国家卫生行业标准 WS 310—2016 的规定,选择适当的干燥温度。70 ℃建议干燥 30 分钟,90 ℃建议干燥 20 分钟。

（5）用上下箭头选择键设置干燥时间(在显示屏上显示),按开始键即可。

（6）如果在短时间内需要停止干燥,再按一次开始键,显示 2 分钟,即 2 分钟后停止。

（7）显示板上显示干燥时间结束时,干燥加热丝和风机停止工作。

（三）注意事项

（1）放置器械时轻放、轻拿,不能用力碰撞内腔。

（2）顶层不要放一些面积过大的器械,防止堵塞热风出风口,造成机器报警。

（3）定期清洁腔体,擦拭干净。

（4）烘干瓶类物品时,需将开口朝下。

（5）定期清洗过滤网和检修。

五、高压水枪

（一）工作原理

高压水枪是通过动力装置使管道里面的水压增大,产生的高压水通过水枪控制冲洗物体表面。利用高压水柱对管腔器械进行污垢清理,更能提高它的清洗率。因此高压清洗也是世界公认的科学、经济、环保的清洁方式之一。

（二）操作流程

（1）初次安装好后需喷水 2～3 分钟,以排除系统内异物。

（2）按照器械管腔直径的大小选择相应的喷嘴。

（3）高压水枪的喷嘴对准管腔器械的一端,将管腔另一端的出口朝下,扣动扳机,直至喷出的水流保持流畅的水柱。

（4）高压水枪的压力保持在 0.3～0.6 MPa。

（5）高压水枪使用结束后要及时归位放置,保持高压水枪管道的通顺。

（三）注意事项

（1）使用高压水枪时需要做好个人防护,穿防护服、戴护目镜或者面罩、穿防护鞋、戴手套。

（2）按压扳机时不可将喷嘴对着器械以外的物品及其他人员,以免对设施造成损害或对人员产生伤害。

（3）不可以将高压水枪的扳机固定在操作位置。

（4）每次使用高压水枪之前必须检查是否牢固以及有无零件损坏。

（5）在扣动高压水枪扳机之前,必须牢固地握住枪身。

（6）每次使用后必须保持水枪周围的干燥及整洁,严禁高压水枪软管弯曲、打折。

六、高压气枪

（一）工作原理

高压气枪是通过高压气体来吹扫物体表面和管道。高压的压缩空气气体的冲击力大于污垢与物体表面附着力时,高压气体能将污垢剥离、冲走,从而达到吹扫物体表面和管道污物的目的。

（二）操作流程

(1) 初次安装好后需喷气 2～3 分钟,以排除系统内异物。

(2) 按照器械管腔直径的大小选择相应的喷嘴。

(3) 高压气枪的喷嘴对准管腔器械的一端,将管腔另一端的出口朝下且固定好,扣动扳机。

(4) 高压气枪的压力保持在 0.3～0.6 MPa。

(5) 高压气枪使用结束后及时归位放置,保持高压气枪管道的通顺。

（三）注意事项

(1) 使用高压气枪时需要做好个人防护,穿防护服,戴护目镜或者面罩,穿防护鞋,戴手套。

(2) 按压扳机时不可将喷嘴对着器械以外的物品及其他人员,以免对设施造成损害或对人员产生伤害。

(3) 不可以将高压气枪的扳机固定在操作位置。

(4) 每次使用高压气枪之前必须检查是否牢固以及有无零件损坏。

(5) 在扣动高压气枪扳机之前,必须牢固地握住枪身。

(6) 每次使用完后必须保持气枪周围的干燥及整洁,严禁高压气枪软管弯曲、打折。

第二节　清洗、消毒用品

一、水

在医院消毒供应中心,水是非常重要的。在物品的清洗、消毒和灭菌环节中都会使用水,包括自来水、软水、纯化水和蒸馏水,且在不同的使用环节中用水的标准也会有所不同。在消毒供应中心的去污区,清洗是消毒灭菌的基础,没有良好的清洗就不可能实现有效的消毒和灭菌。因此,水是影响器械清洗质量的重要因素之一。

根据 WS 310.1—2016 医院消毒供应中心管理规范,应有自来水、热水、软水、经纯化的水供应。自来水水质应符合 GB 5749 的规定;终末漂洗用水的电导率$\leqslant 15\times 10^{-4}$ S/m(15 μS/cm)(25 ℃)。

（一）定义

1. 自来水　指通过自来水处理厂净化、消毒后生产出来的符合相应标准的供人们生活、生产使用的水。使用范围:器械、器具和用品清洗的基本用水,器械清洗的预冲洗,手工清洗,以及制备软水和纯化水的来源。

2. 软水　指不含或含较少可溶性钙、镁化合物的水。使用范围:可用于手工或机械预清洗。软水是自来水经过离子交换树脂等方法软化处理而成的,已经去除了部分钙、镁离子,也降低了水的硬度,所以不会在器械表面出现污垢的现象。

3. 纯化水或蒸馏水　纯化水指经过离子交换法、反渗透法或其他适宜的方法,除去水中溶解的正、负离子的水。使用范围:器械的终末漂洗,精密器械的手工清洗,医疗器械、器具和物品的热力消毒。

(二) 作用

(1) 作为清洁剂或其他化学制剂的稀释液。

(2) 溶解水溶性污垢。

(3) 冲洗清洁剂。

(4) 将机械力和热量传递到被清洗器械、器具及物品表面。

(5) 机器清洗消毒处理时的高温消毒。

新规范更加细化并增加了手工清洗、机械清洗和超声清洗,进一步规范了清洗的操作细节和管理要求。手工清洗应用于不能机械清洗的器械,如光学目镜、导光束等。所以要配置专业的清洗工具,如水枪、气枪、清洗刷、小型蒸汽清洗机等。手工清洗时一定要把器械拆卸到最小化,才能确保清洗的质量。超声清洗适用于精密的器械。超声清洗时要注意使用正确的频率,清洗的水要及时更换。机械清洗要选择合适的清洗架,还要根据器械和医用清洗剂来选择正确的清洗程序,确保器械的每个部位都能冲洗到,同时让清洗程序的温度和时间能达到最佳的清洗效果。

(三) 清洗流程

消毒供应中心去污区,经常面对含有血渍、污渍的器械,为了确保手术器械的清洗质量,应严格遵守规范操作流程。

1. 冲洗　使用流动水去除器械、器具和物品表面污物的过程。

2. 洗涤　使用含有化学清洗剂的清洗用水,去除器械、器具和物品污染物的过程。

3. 漂洗　用流动水冲洗洗涤后器械、器具和物品上残留物的过程。

4. 终末漂洗　用经纯化的水对漂洗后的器械、器具和物品进行最终的处理过程。

(四) 水处理系统

见第一章第三节。

(五) 纯化制水

1. 来源　纯化制水设备是将原水通过活性炭交换器、石英砂交换器、阳离子树脂交换器的过滤,再经微孔过滤器、反渗透膜过滤器过滤后制成纯化水。反渗透处理机制:在半透膜的表面布满了许多极细的膜孔,膜的表面选择性地吸附了一层水分子,盐类溶质则被膜排斥,化合价态越高的粒子被排斥越远,膜孔周围的水分子在反渗透压力的推动下通过膜的毛细管作用流出而达到除盐目的。其所制纯化水可供器械清洗消毒机、压力真空灭菌器、呼吸机管道清洗消毒机、超声波振动清洗槽、蒸汽发生器等设备及手工清洗流程使用。

纯化制水设备可分离出原水中的溶解盐、制热质、细菌和有机物等元素。纯化水的水质是影响器械、器具、物品清洗消毒质量的重要因素。

2. 使用流程与注意事项

(1) 每日由消毒供应中心去污区工作人员在运行消毒清洗机、超声波振动清洗槽、蒸汽发生器等设备前,打开纯化制水设备电源开关及输送泵开关,纯化制水设备开始运行,制出纯化水。同时要观察电压表、原水压力表数值。制水机在非工作状态的时候,电压应为 220 V,工作状态时电压为 380 V。

(2) 每班每日要观察纯化制水设备盐桶内盐溶解情况,根据所制纯化水量的多少,加入适当的盐,建立专门的登记本,由专人在加盐操作后进行登记所加盐量和日期。

(3)每班每日观察石英砂、活性炭、阳离子树脂交换器的外观情况,若出现交换柱外层爆裂、变形、交换柱空瘪等问题(当突然停水或原水压力突然降低时,会出现此情况),应立即关闭制水机电源,并同时向科室领导汇报。

(4)纯化水质量每周检测1次,合格率应达到100%。每日查看设备上显示的电导率,根据国家卫生行业标准 WS 310.2—2016 医院消毒供应中心第2部分,湿热消毒应采用经纯化的水,电导率≤15×10^{-4} S/m($15\ \mu$S/cm)(25 ℃)。

(5)每3个月进行一次纯化水处理设备的滤芯更换,并由专人详细记录更换时间,以保证纯化水质量。

(6)每班每日对制水机表面进行清洁保养。工作结束观察纯化水储水箱内的储水量,应达到满箱,方可关闭制水机电源。若水量不足,待制水机达到所需水量时,再关闭制水机电源。

(7)储水箱安装后要先清洗,用 500 mg/L 的有效氯消毒液消毒,再用纯化水冲洗干净后投入使用。储水箱在使用的过程中,每半年或1年清洁消毒一次。

二、清洗剂

医疗器械在进行灭菌处理前,确保彻底清洁是保证灭菌效果的前提。因重复使用的手术器械经使用后会残留脓液、组织或血液等,有机物质附着表面后很难彻底清洗,容易形成生物膜,对消毒灭菌介质渗入造成影响。所以医疗器械清洗时需要将细菌与有机物消除,降低生物负载量,从而提高消毒灭菌质量。无论是采用手工清洗还是机械清洗,清洗前的预处理是不可缺少的过程。

(一)作用

(1)去除所有可见的污物(包括组织、血迹)以及异物,降低生物负荷。

(2)预防器械的腐蚀。

(3)保证安全地接触器械与用品。

(二)分类

清洗的目的是将污物带离物体表面,溶解(至少是悬浮)在清洗剂里,并通过漂洗彻底脱离复用器械。清洗是一个复杂的过程,清洗剂的选择也应该满足多方面的因素。清洗剂应该具有较强的去污能力,与清洗的器械和清洗机有良好的相容性,并且易于漂洗,减少残留。

1. 碱性清洗剂　　pH≥7.5,对各种有机物有较好的去除作用,对金属器具腐蚀性小,不会加快返锈现象。

2. 中性清洗剂　　pH 6.5~7.5,对金属无腐蚀。

3. 酸性清洗剂　　pH≤6.5,对无机固体粒子有较好的溶解、去除作用,对金属物品腐蚀性小。

(三)酶清洗剂

为含酶的清洗剂,有较强的去污能力,能快速分解蛋白质等多种有机污染物。

1. 概述

(1)酶是一种具有催化活性的蛋白质,少量、短时间内能分解大量的底物。特别对于管腔类器械,酶清洗剂可以进入管腔深部,渗透至腔的所有表面,并分解有机物,降低物体表面生物负荷3~5个对数级水平,从而提高清洗效果。另外,酶清洗剂还有去除内毒素和热原的作用。

(2)酶清洗剂应选择稳定、低泡,外观色泽清澈,无异味,无腐蚀性,可完全生物降解。酶清洗剂有单酶、多酶之分。剂型有固体和液体两类。

（3）酶对各种理化因素（温度、强酸、强碱等）敏感。低温时反应慢，耗时长；高温时蛋白质易变性而失活，耗时短，反应不彻底，分解不完全。酶稀释后 2～3 小时活性明显降低。多酶清洗剂要现配现用，否则会降低酶清洗剂活性。

2. 使用方法　洗涤溶液的浓度配比、温度控制和浸泡时间，要根据厂家提供的说明书执行。遵循现配先用、一清洗一更换的原则，清洗时注意在液面下操作，防止产生气溶胶。

3. 使用范围　广泛使用于各类自动清洗系统，如单腔清洗机、内镜清洗机、大型清洗机、超声清洗机及手工清洗，适用于各类手术器械、软式内镜、硬式内镜、口腔科器械、麻醉物品及其他医疗器械。

4. 注意事项

（1）可根据实际情况调整比例。重度污染可适当提高使用浓度及延长浸泡及清洗时间。

（2）软式内镜清洗流程请参考《软式内镜清洗消毒技术规范》，每清洗一条内镜，更换一次清洗剂。水温在 30～40 ℃时，酶的活性最强，酶洗效果最佳。水温>45 ℃时，酶的蛋白质变性，虽然耗时短，但分解污染物不完全；水温<30 ℃时，酶的活性最弱，酶洗耗时长。

（3）建议储存温度 4～30 ℃，干燥、阴凉、避光。

（4）避免喷洒及喷溅。

（5）远离儿童，避免直接接触皮肤，请勿吞服。

（6）操作人员应按照国家相关标准进行职业防护。

（7）使用前避免原液误稀释，以免使用清洗剂生物降解后失效。

（8）手工清洗每次使用后，应旋紧瓶盖，避免污染。

（9）在通风良好处操作，避免直接吸入。

（10）如不慎入眼，应立即用大量水冲洗，并尽快就诊。

三、除锈剂

医疗器械生锈腐蚀是器械使用过程中常见的问题。器械生锈将不同程度地影响器械的光亮度及使用寿命，对灭菌效果也会有影响。因此，为了提高器械的清洗质量和洁净率，减少器械的损耗，保证灭菌效果，除锈剂在日常医疗器械清洗工作中尤为重要。

（一）器械生锈的原因

（1）医用器械尤其是手术器械通常为磁性不锈钢，为了保证其硬度和锋利度，铬含量只有13%，即刚好达到不锈钢材料铬含量的要求，而铬为不锈钢获得耐腐蚀性的最基本元素，因此医用不锈钢的耐腐蚀性较弱。

（2）引起器械锈蚀的一部分原因是临床医务人员操作不当，使用后没有及时冲洗，血液中有机物氯离子和血红素对器械造成腐蚀，并且有机物干涸在器械表面还会增加清洗难度。器械经过高温、高压消毒过程，造成残留在器械上的有机污染物对器械的加速腐蚀，造成生锈。

（3）另一部分原因是临床科室使用后的器械预处理不当，造成对器械的腐蚀作用。

（二）除锈剂使用方法及注意事项

1. 使用方法

（1）擦拭法：对于器械除锈首先是要选择适合医用的除锈产品，清洗工作需要戴防护手套，用布或棉絮蘸稀释液擦拭 1～3 分钟。除锈剂在外动力及机械力的作用下,除锈效果很好。刷洗的刷子一定是软毛的,不能使用金属清洁球和硬毛刷,这种摩擦会大大伤害不锈钢手术器械表面,造成不可挽回的刮伤,增加生锈的效率。

(2)浸泡法:将器械完全打开,放入除锈剂应用液中,根据器械的锈蚀程度,分类、分批处理。可以将待处理的器械放入器械托盘中,再放入应用液中。浸泡 3～5 分钟,锈蚀严重的器械可酌情延长浸泡时间,如 15～30 分钟。浸泡时,应认真观察,锈迹基本去除或松动即可,取出后立即用清水冲洗干净,用清洁布轻轻擦拭,去除残留污迹,即可达到光亮的程度。以免浸泡时间过长给器械造成不必要的损伤。

(3)超声法:超声频率在 40 kHz 内,功率在 500 W,即能达到除锈效果,不会破坏器械的镀铬层。同时要注意除锈后的润滑,润滑保养可以隔绝干燥器械表面与空气中的其他有害化学物质接触,避免器械的迅速返锈。采用超声除锈,只要控制时间在 5～10 分钟即可。

(4)优化方法:一般的除锈剂操作在常温条件下进行即可,如果在 50～80 ℃ 的除锈液中进行除锈则比常温的除锈时间短、效果好,特别是局部除锈的器械清洗合格率高于整体除锈,而且可以明显延长器械的使用寿命。

2. 注意事项

(1)各种手术刀片、针头、穿刺针,以及各类手术用钻头,不能除锈。因为它们均为高碳钢器械,除锈后会变黑。

(2)非金属器械和金属的光学部分不能除锈。如内镜的镜头及橡胶部分。

(3)器械除锈剂与铝制金属材料会产生反应,不能除锈。

(4)除锈剂是具有轻微刺激性的无色液体,在除锈过程中或配制时,最好在通风处进行,操作人员要注意自身保护,戴口罩、护目镜、手套,避免与液体直接接触。一旦液体接触皮肤,立即用流动清水冲洗;溅到眼睛者,立即用流动水冲洗或用生理盐水多次反复冲洗。

合适的除锈剂和正确的除锈方法的运用,不仅可省省人力、物力,而且还可以提高器械除锈后清洗合格率及器械的再使用率。避免器械生锈的方法是尽快把有机污染物清除。

四、润滑剂

常用的医疗器械多为铁制器械,表面镀有镍铬层。当镍铬层被破坏,不纯的铁(含碳)暴露于空气中,与氧气和水接触时就会发生氧化反应,从而发生锈蚀。导致镍铬层被破坏的因素主要有磨损、酸腐蚀、消毒剂腐蚀、生理盐水腐蚀、洗涤剂腐蚀、血污腐蚀和器械烘干不彻底等。因此,我国卫生行业标准要求使用润滑剂进行器械保养。

(一)使用原则

(1)根据灭菌的方法选用器械润滑剂。非水溶性的润滑剂可阻碍灭菌蒸汽充分接触器械表面,因此不使用石蜡油等非水溶性的产品作为润滑剂,以免影响灭菌效果。

(2)根据器械的材质选用润滑剂。手术器械多为不锈钢的材质,在选择润滑剂时应该选择适用于不锈钢手术器械和灭菌处理方法兼容的水溶性润滑剂,每次使用稳定,保证灭菌有效穿透。不锈钢容器,如碗、盘、盆不需要使用润滑剂。对于特殊的器械要根据厂家说明书选择润滑剂,如手术电钻等一些电动器械。

（二）水溶性润滑剂的优点

（1）提高了器械灭菌的成功率。它能溶于高温、高压的水蒸气，增加蒸汽的穿透力，减少了传统使用液状石蜡在器械表面形成难以去除的保护层现象，从而提高高温、高压对器械灭菌的成功率。

（2）减少了医疗器械的锈渍损耗数量。水溶性润滑剂采用浸泡式上油方法，能使器械各个部位尤其是轴关节、齿槽、咬合面等用擦拭上油很难达到的部位润滑彻底，在其表面形成一层可被高压蒸气穿透的保护膜，防止空气中的氧与不锈钢器械接触，对器械起到全方位的润滑保养作用。

（三）使用方法及注意事项

润滑剂在使用前一定要仔细阅读产品说明书，遵循厂家建议的浓度稀释，按比例配制。稀释剂要使用纯水或蒸馏水。在使用润滑剂时，要选择清洁的容器装润滑剂，防止润滑剂的污染，并使用容器装载器械，做到自我防护。

1. 润滑方式

（1）手工润滑：对于精密器械、动力器械等常用手工方法进行润滑，针对器械关节、移动部位等进行保养。手工润滑采用喷涂和浸泡的操作方法。

1）手工喷涂方法：使用具有速干效果的专用气雾喷头润滑剂对器械的关节、移动部位等进行润滑。润滑后使用清洁的、低纤维絮擦布擦拭器械表面过多的液体，使其保持干燥。

2）浸泡方法：①将清洗干净的器械关节充分打开后置于稀释液中浸泡1～2分钟；②取出器械后进行干燥处理（注意不要用水冲洗或者擦拭润滑后的器械，否则会破坏表面的保护膜）。

（2）机器润滑：按照产品说明书的稀释比例配制润滑剂，设定润滑剂的用量，在清洗消毒的终末漂洗阶段由器械泵自动加入润滑剂，完成器械润滑的方法。整个程序为：预洗、洗涤、漂洗、终末漂洗、消毒、润滑、干燥。

2. 注意事项

（1）稀释液不用时要遮盖。建议每天更换一次稀释液。

（2）建议高温下润滑。高温有助于器械干燥、上油充分以及避免水垢。

（3）对器械进行个别润滑处理时，可使用原液。

五、保湿剂

污染器械上的血液和体液等有机物变干可增加清洗的难度，易使常规的清洗方法变得无效。不仅如此，器械上附着这些污物，在运输过程中，这些污染物会溅漏到环境中，有害的微生物会在环境中大量繁殖，严重污染环境。环境中大量繁殖的微生物如果不能被及时有效地处理，它会对人体有很大的危害。另外，污染物中的成分也会第一时间腐蚀手术器械，造成手术器械锈蚀、不光泽、不灵活等，严重降低了手术器械的使用寿命。

预处理是指使用者在使用后及时去除诊疗器械、器具和物品上的明显污物，并根据实际需要做保湿处理，防止污物干涸，以便后期消毒供应中心的进一步处理，确保清洗消毒质量。

（一）常用保湿方法的优缺点

1. 浸泡法　多酶浸泡法保湿效果确切，但是存在以下不足：多酶清洗液往往重复使用，溶液浓度变化会影响效果，可能造成交叉污染；浸泡保湿需要大量配置溶液和容器，成本相对较高；手术室无水处理设备，多酶清洗液稀释用水选用自来水，反复长时间浸泡，容易造成手术器械生锈腐蚀;浸泡运输容器搬运不便,运输中泼溅会污染环境;器械完全浸没在溶液中,不易辨识,锐利器械容易造成工作人员锐器伤。按规范要求做好职业防护的前提下,工作人员被溶液污染和被器械刺伤的职业伤害时有发生。

2. 喷洒法　喷洒法使用时配比方便、用量少、运送方便,对工作人员起到保护作用,省时省力。喷洒过程中由于器械的特殊性,需要注意操作过程中应关注器械的腔隙、管腔内部、关节和齿槽部分,应充分喷洒到位才能保证效果。建议最佳喷射距离为离目标 0.5 m 左右。

3. 湿巾覆盖法　湿巾覆盖保湿应用法中,无论是否浸醮,布巾都容易变干,且无法覆盖全部器械的污染表面,因此保湿效果不确切。虽然此法可以防止器械上的污物迅速干枯,但在保湿过程中产生了大量被污染毛巾。

（二）常用浸泡溶液

1. 多酶清洗液　酶能有效地分解有机物和蛋白质,特别对于管腔类器械,酶清洗剂可以进入管腔深部,渗透至管腔的所有表面,并分解有机物,降低物体表面生物负荷 3～5 个对数级水平,从而提高清洗效果。酶的腐蚀性非常低,属于无腐蚀级别,将其用于器械的保湿处理,可使污染器械上血液和体液在未干涸前快速有效分解。酶清洗剂是目前最佳的保湿剂。为防止保湿液污染和保湿效果下降,可使用多酶清洗液保湿,一用一换。

2. 蒸馏水　清水保湿仅能起到湿润作用,而不能有效地分解有机物。因其成本低,根据医院的实际情况也可以用于器械保湿,但必须相应延长清洗的时间和增加清洗剂的浓度,以保证清洗质量。

3. 碱性清洗剂　碱性清洗剂有强清洗能力,能快速软化干涸的污染物,去除非水溶性蛋白更有效,且可持续使用 24 小时以上,特别适用于夜间急诊器械的保湿。碱性清洗剂对金属有微腐蚀性,不适用于塑胶制品、软式内镜等高精微手术器械。

4. 含氯消毒剂　含氯消毒剂本身并不作为一种保湿剂,而且易损坏器械、污染环境,但对于特殊污染器械适用,大多采用先浸泡消毒后清洗的处理流程。

5. 喷洒法保湿剂　具有 15 小时长效保湿、有效抑制细菌繁殖、延长医疗器械使用寿命、能够深入特殊器械及管腔内部等特点。

（三）注意事项

（1）请勿直接对人喷射。

（2）远离儿童,避免直接接触皮肤,请勿吞服。

（3）操作人员应按照国家相关标准进行职业防护。

（4）使用前避免原液误稀释,以免使清洗剂生物降解后失效。

（5）每次使用后要旋紧瓶盖,避免污染。

（6）在通风良好处操作,避免直接吸入。

第三节　清洗间工作程序

一、回收

回收是指收集污染的可重复使用的诊疗器械、器具和物品的工作过程,包括器械用后的预处理、封闭后暂存、消毒供应中心进行收集运送等。

（一）回收要求及用具

1. 回收物品分类放置要求　单设科室污染器械存放间，室内设冲洗池、回收容器放置架（台）。对需要使用不同回收容器装载的器械分开放置，室内有清楚的物品放置标识、器械初步冲洗分类放置的指引。

污染器械根据污染程度，回收后处理的方法不同。回收器械常分为轻度污染容器、过期物品、锐器、专科器械和其他污染器械等几大类。

（1）过期物品、清洁槽等未直接接触患者的物品，使用完毕后直接置于专用回收箱（盒）内，回收过程避免被其他器械污染。一旦此类物品受到血液、体液污染，应按照一般污染物品分类指引处理。

（2）锐器、专科小手术器械、特殊器械等使用后，经初步处理，可选择原器械包的内包布或密封袋、塑料袋包裹后放置在密闭容器中，也可以另用容器盒放置，以便于回收到消毒供应中心清点数量。其中一次性针头、刀片等锐器类，使用完毕后，使用者立即将其收集在锐器盒内。剪刀、穿刺针等锐器要防止刺伤回收人员，同时还要防止尖锐器刺破包装和损伤刀刃。专科器械、特殊器械数量名称，科室填写书面的器械回收清单，利于消毒供应中心回收后的器械数量复核，防止丢失。

（3）使用后的污染器械，器械上无肉眼可见的明显血迹、污物及污迹者，可直接放于密闭容器中。用后敷料及时清理，按医疗废物处理。器械上存在明显血块、污迹、分泌物等，要立即用流动清水冲洗或擦拭，冲洗后器械放入指定的容器密闭存放，防止污迹、血迹干涸。

（4）确诊的感染性疾病使用的复用器械，使用科室将其放在黄色医疗废物收集袋内密封，并标明具体感染性疾病名称，然后置于密闭容器中集中回收。

2. 回收容器　所有使用后的污染器械在保持密闭状态下存放，推荐使用密闭箱、密封袋、密封盒，通过回收车进行回收。回收容器由消毒供应中心统一清洗，清洗的方式可采用高压水后流动水冲洗，清洗后进行化学消毒剂擦拭。回收密闭箱每次清洁，回收车每天清洁，必要时擦拭消毒。每次回收时与科室洁污箱交换。一次性密封袋按医疗废物处理。回收车上备手消毒液、清洁手套、登记本。

（二）回收方法

1. 回收时间　血液及体液污染的器械尽量在1～2小时内得到及时回收处理。普通科室每天回收2次。对器械使用量大、手术器械科室，消毒供应中心人员应实行弹性上班，保证物品及时回收处理。如门诊手术室、妇产科门诊人流室、产房等应根据工作规律调整回收时间和增加次数以增加回收频率，使污染器械得到及时回收处理。手术室术后器械用后立即回收。

2. 器械清点　除特殊专科器械外，整箱交换，密闭运输，不在病区清点污染物品。回收的各类污染物品在消毒供应中心接收区由双人核对所收科室物品的数量，登记并核对回收物品与科室请领物品是否相符，清点数量与完好情况；如有差异和数量不足，要及时与所收科室进行沟通，并做好登记。

3. 回收运载　回收运载时要避免对电梯、科室等周围环境的污染，做好手卫生，减少医院感染的因素，防止工作人员职业暴露的发生。根据医院的规模、病区的分布情况，实行分组进行对污染物品回收，减少回收时间。先回收未直接接触患者的医疗用品，再回收污染物品；搬运回收容器后，进行手消毒。回收时严格执行隔离技术，各类污染物品集中在供应中心的去污区内进行拆包、分类、检查。工作人员回收时采用清洁回收专用车，车内配备清洁回收箱（盒）、手消毒液，禁止工作人员裸手接触污染器械。回收人员不得戴污染手套接触清洁物品及公共设施。

4. 回收人员自我防护 戴工作帽、口罩，穿工作服，工作人员在每个科室回收器械后脱手套，手消毒后戴清洁手套，严防职业暴露的发生。

（三）回收操作技能

1. 污染器械回收操作方法 用于消毒供应中心到各诊疗区、病区或手术室进行回收的操作。

（1）操作准备：①人员准备，着装符合回收工作要求，戴圆帽（须遮盖全部头发）、戴手套；②物品准备，污染回收车、（干）手消毒剂，根据回收品种、类别、数量选择与之匹配的密闭盒。

（2）操作步骤

1）回收：按照规定时间、路线和回收区域进行污染器械收集。回收前评估，包括：①确认回收封闭箱所属科室；②确认有无特殊回收器械标识（急用、易碎等）；③根据精密器械回收制度及要求，初步检查器械完好性、部件完整性，填写专项回收记录。

2）封闭运送：将回收物品放置妥善，包括密封箱等容器的盖子应盖紧封闭，污染袋开口处应扎紧封闭，车内的物品放置稳固，车门应保持关闭状态。污染物品回收后，按照规定入口送至消毒供应中心污染区集中清点、核查、记录。

（3）标识及表格应用：①手术室器械应有配置清单，便于清点、核查和后续制作流程；②诊疗区、病区器械使用回收物品清单，用于清点、统计回收物品名称及数量。

2. 操作注意事项 ①精密贵重器械、易碎器械应放在回收车内明显宜拿取的位置，避免回收中的挤压、动荡；②回收人员应与去污区人员共同清点器械或交接回收器械情况，包括精密贵重器械、急用器械、易碎器械等。

（四）手术污染器械及外来器械的回收操作

1. 操作准备

（1）人员准备：工作人员着装符合回收工作要求，戴圆帽（须遮盖全部头发）、戴手套。

（2）环境准备：消毒供应中心去污区环境整洁、光线充足。

（3）物品准备：操作台、转运车、器械清洗篮筐、清洗架等，标识等物品，电脑记录系统处于备用状态。专用污染电梯门口和外来器械接收人口处设置备用清洁手套。

2. 操作步骤

（1）器械通过污染专用入口送至消毒供应中心去污区，工作区人员及时接收污染器械并清点核查。

（2）操作评估：①回收污染器械的回收车、箱、盒等专用用具处于封闭状态；②回收器械有归属部门的标识、器械标识、器械配置单，表格填写清晰、项目完整；③察看有无特殊标识，如感染、急用、易碎等；④依照专项管理制度进行外来器械、移植物回收。

（3）清点器械数量，以组合器械包为单位，逐一清点、核查。

（4）按照技术规程检查回收器械完好性、部件完整性。

（5）填写器械清点核查记录。项目应填写完整，字迹清楚，操作人员签名。

3. 标识及表格应用

（1）手术室器械应有配置清单，便于清点、核查。

（2）使用手术器械回收记录。

（3）使用外来器械、植入物专项回收记录。

（4）根据需要使用精密贵重器械专项回收记录。

4. 操作注意事项

（1）及时接收并清点、核查回收的手术器械。

（2）发现器械缺失等问题要及时反馈，协调沟通。

（3）外来器械、植入物由专人负责进行回收，即刻当面清点、交接器械。

（4）回收器械物品标识明确，注明器械归属部门、物品名称或编号等信息，防止混乱。

（五）回收用具清洗、消毒

1. 操作准备

（1）人员准备：工作人员着装符合工作要求，戴圆帽（须遮盖全部头发）、口罩、手套，穿隔离衣，穿去污区专用鞋或防水靴。

（2）环境准备：去污区洗车间整洁、地漏排水通畅、无杂物堆放，室内光线明亮。应设清洗水槽，用于回收箱（盒）等容器的清洗；配置洗车冲洗水枪或大型自动化清洗消毒器；有回收车（箱、盒）的储物架。

（3）物品准备：清洁擦布、清洗设备、清洗水枪、清洗水池、化学消毒剂等。

2. 具体操作步骤

（1）操作前评估：①根据密闭盒、箱、车等用具品种、数量、材质类别，选择机械清洗或手工清洗；②清洗消毒设备或酸性氧化电位水等已在备用状态；③根据需要配置化学消毒剂并测试是否合格。

（2）手工处理清洗、消毒、干燥：①运送车（无菌物品）箱等用具，采用擦拭或冲洗（洗车水枪）方法。②污染回收车的清洗，从污染较轻的部位开始处理，再处理污染较重部位。顺序为车体外部（由上至下、车门扶手处重点清洗）→车轮→车内（由上至下）。消毒：用消毒剂擦拭消毒，再用流动水彻底冲洗或擦拭。干燥：清洁布擦拭柜内（由上至下）→擦拭车体外部（由上至下）→车轮沥干或擦拭。存放于清洁区域或洗车间。③污染器械盒等容器清洗：在清洗槽中冲洗。消毒：浸泡于消毒液中或用消毒液进行擦拭，再用清水彻底冲洗。干燥：用清洁的布擦拭干燥，操作顺序由内向外。存放于清洁区域储物架上。

（3）自动清洗消毒器处理：①清洗消毒器自动完成清洗、消毒与干燥过程。清洗前应打开封闭盒、箱的盖子，将箱、盖分别放在清洗架上；车应打开门并加以固定，防止冲洗时关闭。将回收用具推进清洗舱内清洗消毒。采用清洗消毒器进行机械清洗方法处理，其热力消毒 90 ℃、1 分钟，A0 值达到 600。②具体操作应遵循所用产品制造商指导手册和操作规程。

3. 操作注意事项

（1）回收运送车、箱等工具使用后要及时清洗或消毒。

（2）含有小量血液或体液等物质的溅污，可先清洁再进行消毒；对于大量的溅污，应先用吸湿材料去除可见的污染物，然后再清洁和消毒。

（3）一般选用含氯消毒剂消毒，有效氯 500 mg/L 的消毒液浸泡大于 10 分钟，或选用中效以上的消毒剂。用擦拭消毒法的消毒时间按浸泡消毒时间，具体规定见 WS/T 367—2012《医疗机构消毒技术规范》的有关内容。

二、分类

分类指污染器械、器具及物品运送到消毒供应中心去污区，进行清洗前准备至清洗工作开始的操作过程。分类操作包括清点、核查和分类装载程序。

（一）分类要求

分类装载操作是清洗前必要的准备工作。通过器械评估，根据器械材质、结构、污染等状况分类装载，便于选择适宜的清洗、消毒程序和方法，避免因清洗方法不当造成器械损伤或损坏。

（1）应在消毒供应中心去污区进行污染器械分类操作，包括清点、核查和清洗装载等。

（2）去污区环境需整洁、光线要充足，应备有器械分类操作台、器械清洗篮筐、U形架、清洗架等，有转运车、分类标识、记录表格等，有电子网络系统并处于备用状态；有污染敷料收集袋或容器、锐器收集容器、消毒剂等。

（3）需双人进行清点、核查操作，并填写各类统计记录，以满足质量追溯管理要求。发现问题及时处理或报告，与器械归属部门沟通、反馈。

（4）使用清洗篮筐、清洗架等用具进行分类。分类的器械应摆放有序，应充分打开关节；可拆卸的部分应按指导手册的规定拆卸，确保器械表面、管腔、缝隙和小孔等处能够充分地接触清洗介质（水和清洗剂）。

（5）准备采用机械清洗方法时，应验证器械盛载量和装载方法，避免清洗装载超量，影响清洗效果。

（6）酌情使用分类标识，以满足清洗质量追溯的管理要求，利于后续操作。

（7）严格执行手卫生消毒和职业防护要求。工作人员着装符合器械清点工作要求，戴圆帽（须遮盖全部头发）、戴口罩、戴手套、穿隔离衣、穿污染区专用鞋。严格遵循标准预防的原则，禁止裸手接触污染器械，防止发生职业暴露。分类结束后，对分类台及用具及时进行清洁，必要时进行消毒。

（8）操作人员应掌握发生职业暴露时的紧急处理方法。

（二）分类用具

1. U形架等　用于各类手术钳的整理，可在器械分类时选择使用，起到撑开器械关节、固定器械、防止扭结，避免器械损坏的作用。

2. 清洗篮筐　用于装载各类腔镜器械，是器械清洗、分类、无菌包装的主要用具。具有保护腔镜器械，利于清洗操作，便于腔镜器械组合等功能。使用时可将U形架串联的器械摆放在器械篮筐中，也可直接摆放在清洗篮筐中。器械宜充分打开90°。

3. 带盖、精密篮筐　用于装载较小的器械或零部件，防止在清洗等操作中的丢失。

4. 清洗架　是清洗消毒器的辅助部件。常用的清洗架有：①专用精密器械清洗架，设有管腔冲洗接头和固定夹，用于冲洗管腔类器械；②呼吸机管路清洗架；③换药碗清洗架；④换药盘清洗架。

5. 分类标识　用于区分器械的所属科室、拆开清洗的器械、成套器械分篮筐装放等情况，避免在操作程序中发生器械混乱，便于进行器械的组合。具体应用于以下情况：

（1）标明清洗方法标识放置在清洗篮筐中，标识对应清洗所用方法（手工清洗方法或清洗设备序号），便于清洗后的质量记录。

（2）标明组合分拆器械用于套装器械拆分。使用相同符号的标识，分别放置在分装器械清洗篮筐中，便于腔镜器械组装配套，提高操作效率，防止器械混乱。

（3）标明器械归属部门，用于不同使用部门使用相同器械的分类，满足临床器械使用及管理需求。

（4）标明需紧急或其他特殊需求的处理，便于优先处理，满足临床使用需求。

（三）分类操作流程

分类程序包括操作前的分类评估，清点、核查器械，器械分类后清洗装载，设分类标识等操作步骤。

1. 分类评估　卸载后的腔镜器械，除去外包装及敷料，进行污染腔镜器械分类评估。

（1）操作可行性评估：回收腔镜器械符合器械管理要求，有可遵循的规章制度、技术操作规程、质量要求。

（2）感染风险评估：①评估微生物感染风险，确认回收腔镜器械是否设置感染分类标识。被朊毒体、梭状芽胞杆菌或不明原因感染腔镜器械，应执行 WS 310.2 第 6 项操作程序；其他感染性疾病和（或）致病微生物污染的腔镜器械，应执行 WS 310.2 第 5 项操作程序；②评估腔镜器械交叉污染的风险。消毒后直接使用与消毒后需要继续灭菌器械物品应分类，分别进行处理。

（3）器械材质结构评估：①评估腔镜器械材质，选择清洗消毒方法。通常分为两大类，即耐湿热或不耐湿热器材。耐湿热器材主要包括不锈钢等金属类器械。这类器械按照机械清洗和热力消毒的方法及要求准备。不耐湿热的精密、有电源类器械（材）等，按照手工清洗方法及要求准备。②评估精密、贵重器械程度，按照专项操作规程要求准备，例如硬式内镜、显微手术器械。

（4）污染状况评估：①评估器械污染的性质（湿性或干性），确认操作程序。湿性污染按照常规处理程序准备。污渍干涸时（干性），应进行清洗预处理准备。即先采用人工清洗和（或）超声清洗等方法清洗，清除表面污染物后再进行常规程序处理。②评估可见污染量。污染量少易于清除，按照常规处理程序准备；污染量较多时应进行预处理准备，方法同干涸污渍处理程序。

2. 清点、核查器械

（1）清查器械功能的基本完好性，有无变形及螺钉、附件缺失等情况。

（2）清查器械功能的基本完整性，器械数量准确，并记录。

3. 分类装载　分类后的器械即装载于清洗篮筐或清洗架上。篮筐装载时，器械应充分打开关节，摆放有序。器械可拆卸的部分应按照指导手册的规定拆开清洗。具体方法如下。

（1）分类

1）根据材质分类装载：金属材质和玻璃器皿不应放在同一个清洗篮筐中，避免清洗中损坏；软管道或电源线应单独使用清洗篮筐；精密器械宜单独使用清洗篮筐。

2）根据结构分类装载：需要拆卸后清洗的复杂器械，放置在同一个清洗篮筐中，利于器械配套组装的操作，避免器械装配时发生混乱；组合成套的手术器械量过多时，分开装载。

3）根据精密程度分类装载：按其专项操作方法和生产厂家提供的使用说明或指导手册分类、装载。可选用专用架或专用器械防滑垫，如硬式内镜等较小的附件应使用带盖的清洗网盒，避免清洗时失落。

4）根据临床使用需求分类装载：按其器械归属部门、使用需求的急缓程度归类。

5）根据污染情况进行分类装载：需进行预处理的器械应单独分类放置。

6）根据器械处理程序进行分类装载：使用不同清洗程序的器械应分开装载，例如消毒后置电的器械与灭菌后使用的器械分开装载；塑胶材质等管腔类器械不使用润滑剂，且难以干燥，因此应与金属器械分开装载。

（2）装载方法举例：①钳、剪类装载，应打开器械呈 90°；②管腔类器械装载应使用专用清洗架清洗，通过清洗架可以使管腔内、外得到水流冲洗；③鼻钳类无锁扣闭合器械不打开清洗，可借助用品放置在器械颚部开启闭合处，使器械充分接触水流，保证清洗质量；④各类容器的装载，如盆类、盘类、罐类、盒类容器，开口处朝下或倾斜摆放，避免容器内积水，可直接装载于清洗架上清洗。

4. 操作注意事项

(1) 遵循产品说明书装载清洗腔镜器械。机械清洗的器械盛载量和装载方法应经过验证,符合 WS 310.3—2016 的有关规定。

(2) 器械装载量不应超过清洗篮筐的高度,易摆放为一层。

(3) 每次清洗架装载物品后测试清洗臂旋转状况。用手转动每一层架的清洗臂,观察清洗臂转动有无阻碍或发出碰撞器械的声音。

(四) 分类操作技能

1. 操作准备　在去污区清洗操作间进行准备工作。

(1) 人员准备:着装符合器械清点工作要求,戴圆帽(须遮盖全部头发)、戴口罩、穿隔离衣、戴手套、穿去污区专用鞋。

(2) 环境准备:消毒供应中心去污区的环境应整洁、光线要充足。

(3) 物品准备:器械分类操作台,器械清洗篮筐、清洗架等,转运车,分类标识、分类记录表格等物品,电子网络系统,应处于备用状态;备齐污染敷料收集袋或容器、锐器收集容器等。

2. 操作步骤

(1) 回收器械卸载,将回收器械按照器械包名称分类,逐一码放在分类操作台上并留有分类操作的空间。

(2) 操作评估,评估方法见本节分类评估相关内容。

(3) 器械清点、核查,包括:①确认回收物品归属部门标识;②确认使用部门回收物品记录单或手术器械配置单;③根据器械回收次序分批清点、核查。确认特殊标识(急用、易碎等),标注急用的器械优先清点并处理。精密器械稳妥放置,单独核查器械完好性、完整性。

(4) 记录。记录项目完整,字迹清晰。包括日期、科室、器械包名称、器械型号、数量等,清点人、核对人签名。

3. 操作注意事项

(1) 临床回收器械清点,应经两人复核,并在记录单上签字。

(2) 器械清点缺失等问题应记录,并及时反馈临床,协调沟通。

(3) 灭菌和消毒器械分别清点,防止交叉污染。

(4) 手术器械按照器械配置单进行清点。外来器械及植入物由专职人员清点,执行专项清点制度。

(5) 清点器械后及时进行台面的整理,有血渍污染应及时进行擦拭消毒。

4. 标识及表格应用　根据清点器械种类可选择使用以下清点记录单:

(1) 污染器械清点核查记录单。

(2) 器械检查问题记录单。

(3) 精密贵重器械回收记录单。

三、装载

(一) 装载要求及用具

1. 装载要求

(1) 按照设备的使用操作指南进行物品装载。

（2）待清洗物品、器械应该少量、正确地装入清洗消毒器。对各类容器,如瓶子及其他类似器皿需倒空;瓶子单独倒放。

（3）有关节与轴部的器械要充分打开,治疗碗、弯盘等不得重叠放置,以便于水能充分冲洗到物品的表面。

（4）管腔类、内镜、麻醉器械等放置于专用的清洗架,中空的器械装于喷嘴上,细小的器械置于带盖的筛筐内,防止散落。

（5）待清洗物品装载入设备后,做检查。

2. 用具　各类器械的清洗架、清洗网（篮筐）。

（二）装载操作流程及注意事项

1. 手工清洗装载操作　需用手工清洗器械装载操作的有：不能采用机械清洗方法的精密器械类、电源器械类的清洗处理;黏附较多血液、体液和干涸污渍器械的清洗预处理;结构复杂如穿刺针、手术吸引头等器械的清洗预处理。

（1）操作准备

1）人员准备：操作人员个人防护符合 WS 310.2—2016 附录 A 要求。

2）环境准备：在消毒供应中心去污区,环境要整洁、光线要充足。

3）物品准备：器械分类操作台,器械清洗篮筐、清洗架等,转运车,分类标识分类记录表格等物品,电子网络系统处于备用状态;污染敷料收集袋或容器、锐器收集容器等。

（2）操作步骤

1）腔镜器械评估,包括：①评估器械材质和结构;②精密、贵重器械功能完好性和附件完整性评估。

2）分类装载,包括：①将待清洗器械放入清洗篮筐中;②精密贵重器械按类别或单套器械放入清洗篮筐中。

3）设标识,拆分的器械根据需要设置分类标识。

4）进入手工清洗流程。

（3）操作注意事项：装载操作结束,及时清洗、消毒回收用具,整理环境,需要及时对操作台面进行消毒擦拭。污染器械操作台有明显血液、体液污染时要及时擦拭消毒。

2. 超声波清洗器分类、装载（台式）

（1）操作准备

1）人员准备：操作人员个人防护符合 WS 310.2—2016 附录 A 要求。

2）环境准备：在消毒供应中心去污区,环境要整洁、光线要充足。

3）物品准备：超声波清洗设备、操作台,器械清洗篮筐、清洗架等,锐器收集盒、污染敷料收集用具等。清点、核查记录单等物品,电脑记录系统处于备用状态。

（2）操作步骤

1）器械评估,包括：①评估污染性质和污染量,是否需要预清洗;②进一步评估器械材质和结构,是否适宜超声清洗方法。

2）分类、装载,包括：①根据综合评估的结果将器械放入清洗篮筐中;②精密贵重器械按类别或单套放入清洗篮筐中;③将盛器械的清洗篮筐置于超声波清洗器中。

3）按开启键,进入清洗程序。

（3）操作注意事项

1）污染量较多或有干涸污渍的器械，经手工清洗预处理后，再进行超声清洗装载操作。

2）拆开、分解的器械单独放置或设标识牌。

3. 自动清洗消毒器分类、装载

（1）操作前准备

1）人员准备：操作人员个人防护符合 WS 310.2—2016 附录 A 要求。

2）环境准备：在消毒供应中心去污区，环境要整洁、光线要充足。

3）物品准备：自动清洗消毒器、操作台、U 形架、器械清洗篮筐、清洗架等，锐器收集盒、污染敷料收集用具等。清点、核查记录单等物品，电脑记录系统处于备用状态。

（2）操作步骤

1）器械评估，包括：①评估器械材质和结构，是否适宜自动清洗消毒器清洗方法；②评估污染性质、污染量，污渍较多的器械经预清洗处理，再进行机械清洗的装载。

2）分类、装载，包括：①根据综合评估结果进行清洗装载操作；②分层摆放清洗篮筐，不能摆放篮筐；直接放在清洗架上的换药盘等容器，应按照规定的数量和方式摆放；管腔类器械应使用专用清洗架，并将管腔器械牢固插入冲洗口；③贵重器械，如电钻、内镜等分类后，单件放置在清洗篮筐中。

（3）标识及表格应用：设标识，追溯器械清洗时所用的清洗设备、清洗程序等。满足 WS 310.3—2016 有关清洗质量监测和追溯要求。

（4）操作注意事项

1）清洗装载充分考虑器械物品的材质、精密度，选用适宜的装载方法。

2）清洗架装载清洗篮筐后，应转动清洗臂，如发现清洗臂被器械阻碍旋转要及时调整。

四、清洗

（一）手工清洗

1. 手工清洗适用范围　手工清洗方法适用于器械的清洗预处理，能够针对性地去除器械上的湿性或干性血渍和污渍、锈迹、水垢、化学药剂残留、医用胶残留等情况；主要用于不能采用机械清洗方法的精密器械清洗，如一些软式内镜、电源类等器械；还用于运送车、转运箱、清洗篮筐、托盘等物品用具的清洗。

2. 用具

（1）清洗水槽：由不锈钢材质制成。用于手工清洗操作的为双水槽，适宜进行腔镜器械浸泡和冲洗的清洗操作。

（2）压力水枪：用于手工清洗管腔器械。压力水枪一端接水源管道，另一端通过压力水枪喷头连接于管腔器械上。压力水枪喷头可增强水流压力，利于清除管腔器械内壁上附着的污渍。使用时应选择与管腔器械内径适宜的喷水接头，保证腔内的水流压力。

（3）压力气枪：用于手工清洗管腔器械的处理。压力气枪一端接于压缩空气管道，管道气源压力 0.45～0.95 MPa，压力气枪工作压力 0.1～0.3 MPa；另一端通过压力气枪喷头连接于管腔器械上，在压力的气流作用下，清除管腔壁脱落的污染物或水。使用时应选择与管腔器械内径适宜的接头，保证腔内的气流压力。

（4）器械刷：有多种规格和型号，根据腔镜器械的种类、大小、形状选择适宜的毛刷，主要用于手工清洗操作。

(5)洗眼装置：职业防护必备的设施，用于操作人员眼部受到污染后进行冲洗处理。

(6)超声波清洗机：分为台式和落地式，设备功能有所不同，有的只具有单一的洗涤功能，多为单槽台式机；有的具有洗涤、漂洗、消毒功能，为单槽或双槽。由于这类设备需要人工完成漂洗、消毒的程序转换，因此又常称这类设备为半自动化设备。

1)台式超声洗涤设备，一般具有洗涤和湿热消毒功能。

2)使用范围：超声波清洗消毒机适用于金属、玻璃类材质器械的清洗，对形状复杂器械如深孔、盲孔、凹凸槽的器械清洗效果好。一些精密器械应根据产品的说明选择使用。

3)主要工作原理：超声波发生器所发出的高频振荡讯号，通过换能器转换成高频机械振荡而传播到介质——清洗溶液中，超声波在清洗液中疏密相间地向前辐射，使液体流动而产生数以万计的微小气泡，这些气泡在超声波纵向传播成的负压区形成、生长，而在正压区迅速闭合。在这种被称为"空化"效应的过程中，气泡闭合可形成超过1 000个气压的瞬间高压；连续不断产生的高压就像一连串小"爆炸"不断地冲击物件表面，使物件表面及缝隙中的污垢迅速剥落，从而达到物件全面洁净的清洗效果。

4)定期维护、定期检测超声波气穴的活性。检查的频率依赖于使用清洗机的情况。建议每月检测一次。可采用玻璃滑片检测方法。为了保持测试之间的连贯性，必须确保测试条件的一致，即使用相同的溶液浓度、液量、除气时间等；如果运转情况不良，应首先按照故障排除法进行处理。超声清洗机的监测还可选用专用的测试产品，或选择使用设备厂商推荐的方法和产品。

3．手工清洗操作流程及注意事项

(1)基本方法

1)冲洗操作方法：即使用水冲洗器械。一般用于洗涤前初步去污步骤或去除化学清洗剂的漂洗。用压力水枪、气枪进行管腔冲洗操作。

2)浸泡操作方法：将污染腔镜器械浸泡在水中或含有清洁剂的液体中，使黏附在器械上的干涸污渍软化、分解。浸泡时器械要完全浸没在水下；管腔器械从一端缓慢注入液体，使腔内充满清洗剂；器械上的阀门应打开。

3)擦拭操作方法：使用软巾浸于清洁剂液体内进行器械擦洗，或使用蘸有清洁剂的软布直接擦拭。操作时擦拭清洗的力度应柔和，使用的擦布宜采用低棉絮材质，避免毛絮脱落。擦拭法一般用于表面光滑器械、不能浸于水中清洗的不耐湿材质器械、带电源类器械的清洗。擦拭清洗时应在水面下进行，防止产生气溶胶；对不能浸于水中清洗的器械，可用蘸有清洁剂的软布直接擦拭去污，应使用具有活性、无蛋白质黏附能力的清洁剂。

4)刷洗操作方法：即使用专业清洁刷刷洗器械的方法。器械刷洗部位主要包括关节、齿缝。刷子的刷洗方向要与器械齿端纹路一致，避免产生清洗死角。选用适宜的刷子型号，确保刷子可以深入到空隙、管腔内。刷洗手术吸引器、各类穿刺针等管腔器械时，可交替使用压力水枪或气枪进行管腔内的清洗。

(2)清洗程序及操作

1)操作前准备：①人员准备，操作人员个人防护符合WS 310.2—2016附录A要求；②环境准备，在消毒供应中心去污区，环境整洁、光线充足；③物品准备，操作台、转运车、器械清洗篮筐、清洗架等，清洗剂、刷子、标识等物品，电脑记录系统处于备用状态。

2)操作步骤：①操作前评估污染分类，可遵循清洗技术操作规程选择清洗方法和操作程序，确认是否可水洗。②冲洗(第一步)，污染器械、器具和物品置于流动水下冲洗，初步去除污染物。

手工清洗时水温宜为 15～30 ℃。③洗涤(第二步),冲洗后,使用酶清洁剂或其他清洁剂浸泡,然后用刷子刷洗或用擦布擦洗。清洗动作柔和,不应使用钢丝球类用具和去污粉等物品,避免器械磨损。去除干涸的污渍可先用酶清洁剂浸泡,再进行刷洗或擦洗。④漂洗(第三步),洗涤后,再用流动水冲洗或刷洗。⑤终末漂洗(第四步),用流动水冲洗,根据器械材质需要选择清洗用水,如为动力器械、光学材质部件则使用软水或纯化水、蒸馏水冲洗,以提高器械清洗的质量。

3) 注意事项:①结构复杂的腔镜器械应拆卸后清洗;②手工清洗后的器械应放置在专用的托盘、车等清洁处与污染器械分开放置,并及时传入清洁区,避免清洗、消毒后的二次污染;③清洗池、清洗用具等应每天清洁与消毒。

4) 表格使用:根据追溯管理需要,手工清洗精密器械、外来器械、贵重腔镜器械等应记录。记录清洗器械名称或编号、数量、清洗方法、消毒方法、操作人员等信息。

(二) 清洗机清洗

机械清洗是指利用清洗设备完成清洗去污的方法。机械清洗具有自动化、程序化、标准化和清洗效率高等优点,是医疗器械、器具和用品清洗采用的首选方法。机械清洗适用于耐高温、湿热材质的器械清洗。受设备本身自动化程度和功能影响,使用不同类型的清洗设备其操作方式和程序有较大区别,自动化程度高的设备完成预清洗、洗涤、漂洗、终末漂洗、消毒、干燥等处理时,完全是自动化(全自动)的一键式操作,不再需要人工辅助操作。而一些自动化程度较低(半自动)的设备则需要加入人工辅助操作。

1. 用具 针对器械种类的不同设定了不同的清洗架,如换药碗清洗架、湿化瓶清洗架、腔镜清洗架、手术器械清洗架等。

2. 清洗机清洗操作流程及注意事项

(1) 喷淋式清洗消毒器

1) 基本程序:①预清洗,清洗舱内自动进软水,自动加热,水温控制在 20～35 ℃,喷淋预清洗时间 1～3 分钟,自动排污,除去物体表面污渍和可发泡的物质。②洗涤,自动进软水,自动投入设定清洗剂,自动加热(根据清洁剂使用温度要求)。一般水温设定在 35～45 ℃,设定喷淋洗涤时间至少 5 分钟。自动排水。③第 1 次漂洗,自动进软水,自动加热 35～45 ℃(也可用冷水),设定喷淋漂洗时间 1～2 分钟,自动排水。④第 2 次漂洗,自动进软水或纯化水,自动加热 35～45 ℃(也可用冷水),设定喷淋漂洗时间 1～2 分钟,自动排水。⑤终末漂洗、消毒,自动进纯化水,自动加热 90 ℃,根据需要设定消毒时间 1 分钟或 5 分钟以上时间。在设定的温度(一般为 70 ℃)下自动投入润滑剂,自动排水。⑥热风干燥,自动加热,自动控制设定的干燥温度一般为 70～90 ℃,干燥时间 10～20 分钟。自动开启柜门,取出清洗器械。

2) 操作前准备:①人员准备,操作人员个人防护符合 WS 310.2—2016 附录 A 要求。②环境准备,在消毒供应中心去污区,环境整洁、光线充足。③物品准备,如操作台、器械清洗篮筐、清洗架等,清洗剂、刷子、标识等物品,电脑记录系统处于备用状态。查看水源、热源接通,接通电源,设备指示灯应开启,清洗设备处于备用状态。

3) 操作步骤:①操作前评估,评估污染分类,有可遵循的清洗操作规程;确认清洗器械与清洗方法的适宜性;器械装载方式和装载量符合操作规程。②清洗器装载,开启清洗设备舱门,推进器械架,器械装载正确,插件牢固,装载适量;关闭舱门。③清洗器运行,选择清洗程序并启动开关,运行指示灯开启。观察预清洗水温,一般不超过 45 ℃;设备舱门处没有水溢出现象;喷淋臂转速正常,转动无器械阻挡,器械可接触到水流。观察排水阶段,排水通畅,没有水溢出和滞留现象。自动加入清洁剂时,水温符合使用规定。漂洗阶段喷淋漂洗时间 1～2 分钟;漂洗循环 2 次。终末漂洗。消毒温度应≥90 ℃,消毒时间 1～5 分钟。热风干燥,70～90 ℃,干燥时间为 15～20 分钟。④清洗结束,运行指示灯熄灭,观察打印的程序代码、消毒时间、温度,并记录。⑤开启清洗设备舱门,取出器械架,放置 5 分钟后观察器械的干燥程度。观察无水迹为干燥。

4)设备使用注意事项:①遵循生产厂家提供的使用说明或指导手册和制定的技术操作规程。②不应随意改变清洗消毒器的程序和参数。③消毒温度、时间应符合 WS 310.3—2016 的有关规定。确认并记录设备每一次运行的消毒温度、时间和清洗程序。④按照制造商的指导,每天检查喷淋壁转动是否灵活,出水孔是否通畅。⑤每天应进行清洗设备舱内的清洁。可使用清洁剂擦拭内壁、滤网以及擦拭清洗设备表面等。对维护的情况应予记录。⑥设备检查所发现的任何问题都要提醒并由适当的责任人进行处理。⑦定时观测和检查洗涤剂使用情况。检查注入清洗剂的泵是否正常运转,泵管有无松脱、有无老化等现象,确保清洗剂用量准确。

5)标识及表格应用:①酌情使用标识,达到器械清洗的方法和清洗设备运行情况可追溯;②进行清洗消毒流程记录。

(2)喷淋超声波式清洗消毒器

1)预清洗,清洗舱内自动进软水,自动加热,水温控制在 20～35 ℃,喷淋预清洗时间 1～3 分钟,自动排污,除去物体表面污渍和可发泡的物质。

2)超声喷淋洗涤,定自动进软水,自动投入设定清洗剂,自动加热(根据清洁剂使用温度要求),一般水温设在 35～45 ℃,设定超声洗涤时间 5～10 分钟,自动排水。

3)漂洗,自动进软水,自动加热 35～45 ℃(也可用冷水),设定喷淋漂洗时间 1～2 分钟,自动排水。此过程也可根据需要使用中和剂或酸性清洗剂,防止沉淀物污染器械(不是必需步骤)。

4)终末漂洗、消毒,自动进纯化水,自动加热 90 ℃,根据需要设定消毒时间 1 分钟或 5 分钟以上时间。在设定的温度下(一般为 70 ℃)自动投入润滑剂,自动排水。

5)热风干燥,自动加热,自动控制设定的干燥温度(一般为 70～90 ℃),干燥时间 10～20 分钟。自动开启柜门,取出器械架。

6)设备使用注意事项:①遵循生产厂家提供的使用说明或指导手册和制定的技术操作规程。②不应随意改变清洗消毒器的程序和参数。③消毒温度、时间应符合 WS 310.3—2016 的有关规定。确认并记录设备每一次运行的消毒温度、时间和清洗程序。④按照制造商的指导,每天检查喷淋壁转动是否灵活,出水孔是否通畅。⑤每天应进行设备舱内的清洁。可使用清洁剂擦拭内壁、滤网设备表面等,对维护的情况应予记录。⑥设备检查所发现的任何问题都要提醒并由适当的责任人进行处理。⑦定时观测和检查洗涤剂使用情况。检查注入清洗剂的泵是否正常运转,泵管有无松脱、有无老化等现象。确保清洗剂用量准确。

五、消毒

常用消毒方法为物理消毒和化学消毒。物理消毒是利用物理因子杀灭或清除病原微生物的方法。消毒供应中心采用的物理消毒为湿热消毒法。湿热消毒是利用较高温度的热水(≥90 ℃)或蒸汽为消毒介质,在维持相应温度和时间的条件下可使菌体蛋白质变性或凝固。蛋白质的变性和凝固,需有水分子的存在,而湿热处理时是在热水或热蒸汽的环境下,且湿度越高蛋白质的变性和凝固越快,对微生物的杀灭效果亦越好。细菌繁殖体、病毒和真菌等对湿热均较敏感。WS 310.2—2016 中 4.4 条款规定耐湿、耐热的器械、器具和物品,应首选物理消毒方法。化学消毒方法是根据杀菌作用,消毒剂可分为高效消毒剂、中效消毒剂和低效消毒剂。由于化学消毒对器械具有一定的腐蚀性,因此器械消毒时需要谨慎选用。

(一)湿热消毒法

1. 煮沸消毒　利用煮沸消毒器进行湿热消毒的方法。

(1)使用范围:可用于耐高温、耐高湿材质的腔镜器械和物品消毒,包括不锈钢等金属类、玻璃类、一些耐高温的塑胶类材质的器械。

(2)工作原理:常用设备为电热消毒煮沸器。使用时煮沸槽中加入纯化水(或蒸馏水),通过电加热待水温达到 90 ℃或沸腾达到 100 ℃后,将清洗后的器械浸泡于热水中。开始记录消毒时间,消毒时间 1~5 分钟,具有简单、方便、实用、经济、效果可靠等优点。

(3)使用注意事项:①物品应先清洁后再煮沸消毒;②煮沸物品需用蒸馏水或纯水煮沸,避免物品上有水碱黏附;③中途加入物品时,应按照最后放入的器械时间,重新记录消毒时间;④煮沸器的盖应严密关闭,以保持沸水温度;⑤煮沸消毒的物品应及时取出,以免生锈;⑥玻璃类物品冷水时放入;橡皮类物品水沸后放入,以免橡胶变软;⑦所有物品必须浸在水面以下;⑧每次所放入物品的量不应超过消毒器容量的 3/4。

2. 自动清洗消毒器消毒　全自动清洗消毒器可以进行湿热消毒。利用热水进行喷淋冲洗,在保持一定温度和时间条件下实现器械消毒。使用方法参阅生产厂家的使用说明书或指导手册。

(二)化学消毒法

化学消毒法适用于医院没有湿热消毒设施,需要选择使用化学消毒;不耐热的腔镜器械,通常采取浸泡或擦拭的方法消毒。

1. 酸性氧化电位水

(1)使用范围:适用于包装前腔镜器械的消毒。

(2)主要原理:氧化电位水生成机是利用有隔膜式电解槽将混有一定比例氯化钠和经软化处理的自来水电解,在阳极侧生成具有低浓度有效氯、高氧化还原电位的酸性水溶液,同时在阴极一侧生成负氧化还原电位的碱性水溶液的装置。由氧化电位水生成机生成的酸性氧化电位水是一种具有高氧化还原电位(ORP)、低 pH、含低浓度有效氯的无色透明液体。它的生成原理是将适量低浓度的氯化钠溶液加入到隔膜式电解槽内,通过电解,在阳极侧氯离子生成氯气,氯气与水反应生成次氯酸和盐酸。另外,水在阳极电解,生成氧气和氢离子,使阳极一侧产生 pH 2.0~3.0 的液体,氧化还原电位≥1 100 mV,有效氯浓度为 50~70 mg/L,残留氯离子< 1 000 mg/L。酸性氧化电位水具有较强的氧化能力,对各种微生物有较强的杀灭作用,且杀菌速度快、使用范围广、安全可靠、不留残毒、对环境无污染。但酸性氧化电位水对光敏感,稳定性不高,对铜、铝和碳钢有轻度腐蚀性,杀灭微生物作用受有机物影响较大。

(3)使用方法(腔镜器械消毒):手工清洗后,用酸性氧化电位水流动冲洗浸泡消毒 2 分钟,净水冲洗 30 秒,取出干燥后进行包装、灭菌等处理。具体方法应遵循 WS 310.2—2016 的相关规定。内镜的消毒遵循卫生部《内镜清洗、消毒技术规范》。物体和环境表面消毒、卫生手消毒、卫生洁具和织物的消毒遵循卫生部《医疗机构消毒技术规范》。

(4)注意事项

1)由于酸性氧化电位水生成器在电解过程中会释放少量的氯气和氢气,故应将生成器和蓄水容器放置在干燥、通风良好且没有阳光直射的场所。

2）酸性氧化电位水消毒时只能用原液，宜现用现制备，贮存时应选用避光、密闭、硬质聚乙烯材质制成的容器，贮存不超过 3 d。

3）每次使用前，应在酸性氧化电位水出水口处分别测定 pH、有效氯浓度、氧化还原电位值，达到 pH 2.0～3.0、有效氯浓度 50～70 mg/L、氧化还原电位值≥1 100 mV。

4）对不锈钢以外的金属物品有一定的腐蚀作用，应慎用。

5）使用酸性氧化电位水消毒前，应先清洗器械，彻底清除有机物。

6）不得将酸性氧化电位水和其他药剂混合使用。

7）酸性氧化电位水为外用消毒产品，不可直接饮用；碱性还原电位水不慎入眼内应立即用水冲洗。

8）如仅排放酸性氧化电位水，长时间可造成排水管道腐蚀，故排放后应再排放少量碱性还原电位水或自来水。

9）每半年应清理一次电解质箱和盐箱。

（5）有效指标的检测

1）有效氯含量：应使用精密有效氯检测试纸，其有效氯范围与酸性氧化电位水的有效氯含量接近。具体使用方法见试纸使用说明书。

2）pH：应使用精密 pH 检测试纸，其 pH 范围与酸性氧化电位水的 pH 接近。具体使用方法见 pH 试纸使用说明书。

3）氧化还原电位：取样时开启酸性氧化电位水生成器，等到出水稳定后，用 100 ml 小烧杯接取酸性氧化电位水，立即进行检测。氧化还原电位检测可采用铂电极小于等于在酸度计"mV"档上直接检测读数。具体使用方法见使用说明书。

4）残留氯离子：取样时开启酸性氧化电位水生成器，等到出水稳定后，用 250 ml 磨口瓶取酸性氧化电位水至瓶满后，立即盖好瓶盖，送实验室进行检测。

2. 含氯消毒剂

（1）作用原理：含氯消毒剂是指在水中能产生具有杀菌活性的次氯酸的消毒剂，可分为无机化合物和有机化合物类。含氯消毒剂杀菌谱广，能有效杀灭多种微生物和原虫，但对金属有腐蚀作用，腔镜器械消毒时不宜选用。

（2）使用范围：①对朊毒体或气性坏疽、突发原因不明的传染病病原体污染的诊疗器械和器具的消毒；②对消毒供应中心物表和环境的消毒遵循卫生部《医疗机构消毒技术规范》。

（3）注意事项：①粉剂应于阴凉处避光、防潮、密封保存；水剂应于阴凉处避光、密闭保存；②所需溶液应现配现用；③配置溶液时应戴口罩、手套。

3. 醇类（乙醇）

（1）作用原理与特性：乙醇能够吸收细菌蛋白的水分，使其脱水、变性、凝固，从而达到杀灭细菌的作用。75%的乙醇与细菌的渗透压相近，可以在细菌表面蛋白质未变性前逐渐地向菌体内部渗透，使细菌所有蛋白质脱水、变性、凝固，达到杀死细菌作用。乙醇为中效消毒剂，能杀灭细菌繁殖体、结核杆菌及大多数真菌和病毒，但不能杀灭细菌芽胞，短时间不能灭活乙肝病毒，且受有机物影响大；易挥发，易燃烧。

（2）适用范围：乙醇适用于皮肤、环境表面及医疗器械的消毒。可用于不耐湿热消毒器械的消毒处理。

（3）使用方法：用 75%乙醇无絮低纤维棉布擦拭器械表面。

（4）注意事项：①乙醇易燃,忌明火；②盛装乙醇的容器,用后盖紧、密闭,置于阴凉处保存；③对乙醇过敏者勿用。

（三）器械消毒操作流程

1. 基本要求及程序

（1）人员要求：①操作人员须经过岗位培训；②操作时,符合去污区人员的职业防护要求。

（2）基本原则

1）消毒处理方法首选机械热力消毒,消毒设备主要有清洗消毒器、煮沸消毒槽等。

2）不耐湿热腔镜器械,可采用75％乙醇、酸性氧化电位水或取得卫生行政部门卫生许可批件的消毒药液进行消毒。

3）对于不能水洗或不耐受高温的腔镜器械,可采用75％乙醇擦拭消毒。

4）腔镜器械厂商特别说明的器械材质接触化学消毒剂或高温水会导致材质变性及功能受损者,这类器械在确保清洗质量的情况下,可直接进行检查、包装、灭菌。

5）应建立消毒质量记录表,湿热消毒记录温度、时间、A0值等参数,化学消毒记录消毒剂的名称、浓度、作用时间等参数。

（3）操作要点

1）有可遵循的技术操作规程,符合先清洗后消毒的原则。

2）评估器械材质与所采用消毒方法的兼容性,正确使用消毒方法,避免器械的损坏。

3）消毒时间、温度或浓度等指标符合要求。

4）填写消毒记录表,复核消毒指标,确保消毒质量。

2. 湿热（槽）消毒器操作

（1）操作前准备

1）人员准备：操作人员个人防护符合 WS 310.2—2016 附录 A 要求。

2）环境准备：在消毒供应中心去污区,环境整洁、光线充足。

3）物品准备：操作台、转运车,器械清洗篮筐、清洗架等,煮沸消毒槽,标识等物品,记录表或电脑记录系统处于备用状态。

（2）操作步骤

1）操作前评估,评估器械已完成清洗过程,有可遵循的消毒技术操作规程,评估器械属于耐湿热材质,可采用湿热消毒方法。

2）消毒槽注水,使用软水或纯化水进行湿热消毒,加水量不应超过最高水位线。

3）配置润滑剂,按照产品说明书进行。

4）开启设备,按照操作规程启动设备。

5）腔镜器械消毒,消毒的器械须放在清洗篮筐内,再浸入热水中；橡胶类材质器械物品水沸后放入,以免长时间浸泡于热水中使橡胶变软；玻璃类物品应冷水时放入。消毒的器械应全部浸没在水中；每次所放入量不应超过消毒器容量的3/4。

6）将消毒后的器械放在清洁的台面上,及时传送到清洁区进行干燥等处理。清洁处理台面指专用于清洗消毒后器械的车或操作台面。

（3）操作注意事项

1）正确选择消毒方式。

2）记录消毒方式及参数。

3）消毒人员取出消毒器械时，建议使用防护手套，避免烫伤。

3. 酸化水消毒操作

（1）操作前准备

1）人员准备：操作人员个人防护符合 WS 310.2—2016 附录 A 要求。

2）环境准备：在消毒供应中心去污区，环境整洁、光线充足。

3）物品准备：操作台、转运车，器械清洗篮筐、清洗架等，标识等物品，记录表或电脑记录系统处于备用状态。

（2）操作前评估

1）评估准备消毒的器械已经过清洗处理。

2）评估器械可使用酸化水消毒，有可遵循的技术操作规程。

3）评估酸性氧化电位水有效指标合格（pH、含氯浓度）。

（3）操作步骤

1）酸化水准备：开启酸化水阀门，并将酸化水接入消毒容器，容器放在清洗池中。

2）器械消毒：待水液量完全浸没器械后，开始器械消毒计时，始终保持酸化水阀门开启，使新鲜的酸化水不断加入容器。消毒的器械须放在清洗篮筐内，再浸入酸化水液中浸泡或直接冲洗消毒器械。消毒时间 2 分钟。

3）消毒结束，将消毒后的器械放在专用清洁处的台面上，即刻传送到清洁区进行干燥等处理。

4）酸化水用后处理：消毒结束后，关闭设备，倾倒容器内酸化水消毒液，用清水冲洗清洗水池，或打开酸化水碱性阀门，用碱性水冲洗。

（4）操作注意事项

1）彻底清除器械、器具、物品上的有机物，再进行消毒处理。

2）酸性氧化电位水对光敏感，有效氯浓度随时间延长而下降，消毒液宜现制备现用。

3）对铜、铝等非不锈钢的金属器械和物品有一定的腐蚀作用，应慎用。

4）酸性氧化电位水日常监测要求参阅化学消毒监测及操作的相关内容。

4. 化学消毒剂使用及操作

（1）操作前准备

1）人员准备：操作人员个人防护符合 WS 310.2—2016 附录 A 要求。

2）环境准备：在消毒供应中心去污区，环境整洁、光线充足。

3）物品准备：消毒剂，消毒剂配制使用容器、量杯，清洁擦布数块，操作台、转运车，器械清洗篮筐、标识等物品，记录表或电脑记录系统处于备用状态。

（2）操作步骤

1）操作前评估：①评估器械已经过清洗过程。②评估器械材质属于不耐湿热材质，符合消毒技术操作规程。③确认消毒剂使用效期和配比浓度。含氯消毒剂对清洗后器械、物品消毒可采用 500 mg/L 的消毒 10 分钟以上；直接对污染物进行消毒处理，用含有效氯 2 000～5 000 mg/L 消毒 30 分钟以上。

2）配置消毒剂：容器或水槽上标注加水线，提示加水量。按照规定的消毒剂浓度和添加量，使用量杯配置。配置后，使用化学测试卡进行浓度测试，测试合格后方可使用。消毒剂配制量（放入器械后的水位）以在容器的 3/4 位置为宜；放入的器械量不超过容积的 3/4。

3）器械消毒：浸泡消毒将器械放在清洗篮筐中，然后浸泡于消毒剂中，消毒剂应浸没全部需消毒的器械,盖上消毒容器的盖子。达到消毒时间后,取出篮筐,不应直接用手拿取器械,避免损伤皮肤。浸泡消毒的器械使用清水漂洗或再用软水漂洗,以彻底去除消毒剂的残留。

4) 消毒结束,将清洗后的器械放置于专用清洁台面,如转运车或操作台。

(3) 注意事项

1) 严格掌握化学消毒方法的适用范围。

2) 准确配置消毒剂使用浓度和确定消毒时间。配置的含氯消毒剂应加盖保存,定时更换。

3) 消毒后应彻底清洗,去除化学消毒剂残留。

4) 记录消毒方式及参数。

六、干燥

(一) 手工干燥

1. 适用范围及用具

(1) 适用范围:适用于无干燥设备的及不耐热器械、器具和物品的干燥处理。

(2) 用具:①低纤维絮类擦布;②压力气枪;③95%乙醇。

2. 操作流程及注意事项

(1) 操作前准备

1) 人员准备:操作人员个人防护符合 WS 310.2—2016 附录 A 要求,洗手。

2) 环境准备:在消毒供应中心清洁区,环境整洁、光线充足。

3) 物品准备:清洁低棉絮擦布、压力气枪、操作台、转运车、器械清洗篮筐、标识等物品。

(2) 操作步骤

1) 操作前评估:①有可遵循制定的技术操作规程;②评估干燥方法是否适宜器械材质;③评估腔镜器械清洗质量合格。

2) 操作台准备:擦布擦拭器械,台面应留有适当的擦拭操作的空间和摆放干燥器械的空间。

3) 干燥擦拭:擦拭动作柔和,宜单件处理。容器类物品的擦拭宜先擦拭外面而后擦拭内面。腔镜器械擦拭应首先擦拭器械表面的水迹,然后再擦拭关节、齿牙等局部的水迹。管腔器械可使用压力气枪清除腔内的水分,如穿刺针、妇科刮宫吸管、手术吸引管等的干燥。

4) 干燥器械放置:将干燥后的器械分类、有序地摆放在台面上,避免再次接触水。

5) 操作后处理:操作结束后,整理台面,物品归位。

(3) 操作注意事项

1) 保持擦布的清洁,擦布过湿影响干燥效果,应及时更换。

2) 操作人员注意手卫生,在洗手或手消毒后进行腔镜器械的手工干燥操作。

(二) 机器干燥

1. 适用范围及用具

(1) 适用范围:干燥设备具有工作效率高的特点,是器械干燥的首选方法,适用于耐热材质器械的干燥。使用机器干燥可以避免擦布脱屑以及擦布和人等因素可能造成的器械污染,保证器械消毒质量安全。

(2) 工作原理:医用干燥箱以电阻丝、电热管为发热源,靠风机或水循环热量,采用机械触点控温,温度可设定在 40~90 ℃。具有自动控制温度和时间,数字显示并提示电压、超电流保护指示灯的功能。并配置器械标准的不锈钢网筛和管腔干燥架。

（3）用具：干燥设备。

2. 操作流程及注意事项

（1）操作前准备

1）人员准备：操作人员个人防护符合 WS 310.2—2016 附录 A 要求。

2）环境准备：在消毒供应中心清洁区，保持环境整洁、光线充足。

3）物品准备：干燥柜、操作台、转运车，器械清洗篮筐、清洗架等，标识等物品。

（2）操作步骤

1）操作前评估：①评估干燥方法是否适宜腔镜器械材质，有可遵循的技术操作规程；②评估器械是否经过清洗；③评估设备处于备用状态。

2）腔镜器械装载：使用篮筐装载器械。

3）程序选择：根据标准和材料的适宜性选择干燥温度、时间。

4）干燥结束：干燥后，卸载腔镜器械。

（3）操作注意事项

1）装载的器械不超出器械篮筐，以利于干燥彻底。

2）装载和卸载均要防止烫伤。

七、保养

（一）器械保养原则及用具

1. 器械保养原则

（1）装有铰链或移动元件的器械都必须在每次使用后进行保养。

（2）应使用医用润滑剂进行器械保养，可使器械的铰链和套接灵活，减少器械关节之间的金属摩擦，减少起斑，并帮助器械耐氧化。

（3）器械的润滑保养应在包装前进行。

2. 用具　润滑剂、装有润滑剂的设备、低纤维絮擦布。

（二）操作流程及注意事项

1. 润滑剂及使用方法　润滑剂应选择适用于不锈钢手术器械的，并与灭菌处理兼容的水溶性润滑剂，不应使用石蜡油等非水溶性的产品作为润滑剂。因为非水溶性的润滑剂可阻碍灭菌蒸汽充分接触器械表面，从而影响灭菌效果。不是所有的器械润滑剂都适用于蒸汽、等离子气体和环氧乙烷（EO）灭菌。在使用前一定要仔细阅读产品标签说明，并遵循厂家建议的浓度稀释，在有效期内使用。可采用机械润滑或手工润滑的方法。

2. 保养方法

（1）机械润滑

1）方法及原则：机械润滑是通过清洗消毒器完成器械润滑的方法。清洗消毒器在终末漂洗阶段中，由机械泵自动加入润滑剂。机械润滑的方法效率高，可以降低器械在润滑操作中的污染。须按照产品说明书的稀释比例，设定润滑剂用量。

2）机械润滑步骤：清洗消毒器→预洗→洗涤→漂洗→终末漂洗→消毒→润滑→干燥。

3）注意事项：①根据器械材质选用润滑剂，塑胶类（如呼吸管路、电源器械电线等）、玻璃类

（吸引瓶、湿化罐等）器械、物品及不锈钢容器（盘、盆、碗等）不需要使用润滑剂润滑；②特殊器械如牙钻等电动器械应遵循厂家建议的润滑方法并使用相应的润滑剂；③对经过机械润滑的器械，器械的关节、铰链，根据功能检查时的状况，酌情再进行手工润滑。

（2）手工润滑

1）方法及原则：采用手工进行器械润滑，可针对性地进行器械关节、铰链、移动部件的保养，如牙钻、手术电钻等手术器械。手工润滑可选用浸泡或喷涂的操作方法。①浸泡方法：清洗后的器械，使用有孔的容器装载浸泡于配制好的润滑剂中。浸泡时间根据润滑剂使用说明书的建议。应每天更换润滑剂。②手工喷涂方法：针对器械关节、铰链和移动部件等进行润滑。宜使用专用的气雾喷涂润滑剂，具有速干的效果。器械经手工润滑保养后，如果器械表面有过多的液体，需手工擦拭干燥。干燥时应注意使用清洁的、低棉絮的擦布。

2）操作步骤：包括在器械清洗、消毒、干燥之后进行手工润滑。一般步骤为：手工清洗→消毒→机械干燥（或手工干燥）→手工润滑。

3）注意事项：①应按照产品说明的稀释比例配置润滑剂，稀释剂应使用纯水或蒸馏水；②盛装润滑剂的容器必须是清洁的，防止润滑剂的污染；③容器装载器械，避免工作人员将手伸入溶液中摸索器械造成皮肤损伤。

八、新购器械的处理

新器械使用前应进行清洗和钝化处理。

工厂生产中沉积的工业污渍较难去除，清洗的方法是在自来水中加入碱性清洗剂，注意水温应符合清洗液使用说明书的要求，温度一般为 60～85 ℃，根据不锈钢的级别选择器械浸泡时间，一般 10～20 分钟，之后用自来水漂洗干净。采用机械清洗时，漂洗时间为 2 分钟。

对新器械进行表面钝化处理可以保护器械，防止器械腐蚀、生锈。方法是在去离子水中加入除锈除垢剂，水温应符合清洗液使用说明书的要求，一般为 60～85 ℃，根据不锈钢的级别，浸泡30 或 60 分钟，再经过 2 次去离子水漂洗，1 次 85 ℃水温的纯化水漂洗，每次漂洗时间为 2 分钟。最后进行器械干燥。

第四节　清洗效果质量监测

清洗是消毒灭菌的基础，没有良好的清洗就不可能实现有效的消毒和灭菌，清洗彻底是保证医疗器械消毒或灭菌成功的关键。经过清洗、消毒、干燥处理的器械物品，进行包装前，应检查清洗质量。为了更好地保证清洗质量，成功灭菌，清洗质量监测就是清洗过程中的最后一道防线。

一、清洗效果质量监测要求

应严格按照 WS 310.3—2016 清洗消毒及灭菌效果监测标准中 4.2.1 条关于对医疗器械物品清洗质量监测的要求内容进行监测。分析影响清洗效果的因素，进而采取相应的清洗效果质量的监测方法。

1. 水　水是影响器械清洗效果的关键因素,新规范要求消毒供应中心必须配置水处理设施,"清洗用水应有自来水、热水、软水、经纯化的水供应。自来水水质应符合 GB 5749 的规定"。自来水中的钙、镁离子等会影响清洗效果,也会导致管路积垢,甚至堵塞清洗消毒机的管路,影响清洗效果,使用中要注意避免。

2. 清洗机器　实现器械的集中处置离不开专业的清洗消毒设备,新规范要求消毒供应中心必须配置。清洗消毒机能清洗什么器械取决于机器配置的清洗支架、喷水的力度、覆盖的范围等。机械清洗要选择合适的清洗支架,正确、规范的器械装载非常重要,同时根据器械和使用的医用清洗剂来选择正确的清洗程序,确保器械每个部位都能被水冲洗到,同时让清洗程序中的温度和时间能实现最佳的清洗效果。

3. 其他因素　①物品结构的复杂性,如管腔和表面不光滑的物品很难清洗;②污染微生物的数量和类型,污染越重、黏附性越强的物品清洗难度越大;③物品上残留有机物的数量和状况,有机物越多、有机物干涸时间越久则越难清洗;④清洗的方式,应根据物品的材质结构选择合适的清洗方法和相适宜的清洗工具;⑤清洗剂选择,根据物品污染的种类选择适宜的清洗剂;⑥工作人员的规范操作和责任心。

二、清洗效果质量监测方法

(一)清洗机器的监测

每年采用清洗效果测试物对清洗消毒机进行效果监测,也可选择温度检测仪对清洗程序各阶段的温度、时间进行检测,应该和清洗程序设定的温度、时间一致。当清洗物品或清洗程序发生改变时,新规范建议可采用清洗效果测试指示物进行清洗效果监测。清洗消毒机新安装、更新、大修、更换清洗剂、改变消毒参数或装载方法等时,新规范要求遵循生产厂家的使用说明或指导手册进行检测,清洗消毒质量检测合格后,方可使用该清洗消毒机。

1. STF 指示卡　原理是将模拟的污染物(包括两种来源的蛋白质、脂肪和多聚酶)加载于乙烯材质上,经过整个清洗消毒程序后根据载体上模拟物颜色的残留判断清洗消毒效果。操作方法:将测试卡置于专用指示卡架子中,放入清洗机与器械一起清洗,执行日常使用程序,过程结束后目视检测结果,如果颜色全部清除则为清洗合格。STF 模拟污染测试物清洗测试操作简便,且网状结构模拟表面阻挡关节连接处和其他阻挡物,对清洗机来说是一种挑战,因为互相阻挡的表面比较难清洗。网状结构的卡架模拟了这一环境,从而可有效地检测清洗机的能力。

2. TOSI 卡　TOSI 清洗监测卡主要是由近似血液特性的人造污染物、模拟手术器械的不锈钢板及透明的塑料支架构成,其原理是将模拟污染物置于不锈钢载体上,经过清洗消毒程序后观察颜色的变化来判断清洗消毒效果。操作方法:将测试卡放置在器械篮上,放入清洗机与器械一起运行整个清洗消毒程序,过程结束后判断是否有残留印记,进行结果判断。TOSI 卡将模拟血液污染物涂抹在有刮痕凹槽的不锈钢片上,上端再覆盖透明塑料盖,并呈一边高一边低的斜面,使水和清洗液更难达到污染指示物上,从而有效地检测其清洗消毒的能力。

3. 生物膜测试法　模拟的人体体液、血液组成的生物膜测试片(块)与器械同时清洗,观察清洗后的生物膜残留情况,以判断清洗效果。

4. 物理监测　监测记录设备的程序参数及批次文件分析，是对清洗过程的监测。

（二）器械的监测

手术器械清洗质量已经引起高度重视。在医院消毒和医院感染管理的相关规范或标准中明确规定，使用后的医疗器械必须彻底清洗干净后再进行灭菌，任何残留在医疗器械上的有机物都会阻碍消毒灭菌因子的穿透，从而影响灭菌质量。定期检测器械清洗质量，可以反映清洗消毒机器的清洗效果。器械质量应达光洁、无残留物质和锈斑，生物负荷达到安全水平，不会对工作人员及环境造成危害。

1. 目测　是器械清洗效果评价的第一步。常光线下，肉眼直接观察。器械的表面及其关节、锯齿部、锁扣及管腔应光洁，无血渍、污渍、水垢等残留物质和锈斑；功能完好，无毛刺或缺口，无裂缝和损毁。清洗质量不合格的器械物品不得包装，须重新进行清洗。有锈迹器械应除锈，器械功能损毁或锈蚀严重者，应及时维修或报废。

2. 放大镜检查法　借助手持式放大镜或带光源放大镜进行质量检查。所有器械要求清洗后，正常或正常矫正视力下用 10 倍放大检查必须未见任何外部污染、污点或污膜，无明显的有机残留物。

3. 微生物学检测法　对清洗后的器械，将浸有无菌盐水采样液的棉拭子在被检器材各层面及轴节处反复涂抹，剪去手接触部位，将棉拭子放入装有 10 ml 采样液的试管内送细菌室检测。

4. ATP 生物荧光检测法　是利用荧光素酶在镁离子、ATP、氧的参与下，催化荧光素氧化脱羧，产生激活态的氧化荧光素，放出光子，产生 560 nm 的荧光。在裂解液的作用下，细菌裂解后释放的 ATP 参与上述酶促反应，用荧光检测仪可定量测定相对光单位值（RLU），从而获知 ATP 的含量，进而得知细菌含量。

第五节　清洗间耗材管理

医院医用耗材是指医院向患者提供医疗服务过程中，经一次使用价值即转化为费用的物资，是医院开展医疗、护理工作的物质基础，贯穿于整个医疗活动。医院以"账物相符，去向明确，对医用耗材实行实时控制"为原则，加强科室收入和成本核算的双向控制，保证医用耗材的精细化管理，从而降低成本，提高医院经济效益。

清洗类耗材是医疗器械管理系统目录中非特殊属性的耗材，可由消毒供应中心自行申领、使用。清洗类耗材主要用在清洗手术器械，以及清洁后器械的润滑、增亮等方面。在保证临床使用质量的前提下，必须本着节约医疗支出的原则，有必要对清洗类耗材进行成本控制。医院内不可单独收费耗材与可单独收费耗材比例已接近 3 : 7。其中清洗类耗材为完全不可收费耗材，即耗材本身不加成收费，也不纳入相关检查费用，是医院不可收费耗材中的一项重要支出。据统计，清洗类耗材用量随着手术量增加，器械周转使用加快，已经呈上升趋势，因此必须从采购成本上加以控制。

医院消毒供应中心清洗间使用的耗材应当遵循安全、有效、经济的原则，严格遵照产品使用说明书与技术操作规程开展医用耗材质量管理。制定消毒供应中心清洗间耗材使用监督与管理制度，并将制度落到实处；成立质量管理小组，定期对耗材的使用情况进行检查，同时进行不定期抽查。根据检查中发现的问题做好记录与分析,并告知清洗间相关工作人员加以改进。建立清洗间使用耗材评价体系,定期对清洗间使用耗材管理工作进行安全性、有效性、经济性、适宜性等综合评价分析。

一、耗材申领流程

医院建立统一的医用耗材申领管理平台和制度,指定专人负责医用耗材的申购、领用和管理工作,科学计划领用。清洗间工作人员需要耗材时要向医院的设备采购平台进行网上申请,网上填好请领耗材的名称、规格型号、数量等,填好之后提交并打印纸质申请单,由科室主任或护士长审核签字后才能到耗材库请领。医院设备科网上审核清洗间工作人员的申请,并通知相应供应商备货;为供应商打印供应清单,并验收货物后送往消毒供应中心。

二、耗材保管管理

医用耗材的质量标准是确保医疗安全的前提,耗材档案的建立对安全使用有着重要的作用。消毒供应中心耗材档案包括:使用申请审批表、产品"三证"、生产厂家与供货商资质证书、授权书、产品质量验收报告、耗材使用登记表(要求贴上带有条形码的标签),要求所有证件复印件都必须加盖供应商公司的公章,依托信息管理模块随时能检索到产品证件的信息,并设有预警提示,建立"有效期限"管理,定期检索,一旦发现过期证照则应尽快通知供应商提交新的证照。建立耗材入库的计算机管理系统,将耗材购入及使用的基本信息内容输入计算机,随时掌握耗材的使用情况。这样可对每个环节进行质量控制,保证临床使用安全有效。

医院消毒供应中心要制定严格的监督和惩罚措施,完善内部控制制度,落实关键环节分权及流程闭环管理。通过对物资采供管理人员的职业化培训,使其意识到自己所处岗位的特殊性,以此加强自己的责任感;随时都要以法律为准绳约束自己的行为,遵守职业道德规范,保证医院利益不受损害。

(1)做好验收管理工作:医用清洗间耗材进货时采购员和仓库管理员要及时共同验收,验收时按发票逐项进行,并认真核对品名、规格型号、数量、质量、厂商、单价、金额、产地、有效期等。

(2)做好效期管理工作:凡是有"有效期"的医用耗材,必须认真加强管理,防止过期失效,造成损失。接近有效期的尽量先用。

(3)做好分类摆放管理:严格分类储存,将无菌与清洁分开。无菌物品设专库独立存放,且按物品名称、规格型号的不同,生产日期、有效期的远近来摆放。对包装、有效期、数量、品种进行循环质量检查,发现产品积压、质量问题,应及时处理。

参照国家食品药品监督管理局《医疗器械分类目录》统一制定一次性医用耗材的分类,给每个材料定下统一的编码,将繁多的材料逐一编码登记,输入计算机生成结构完整的数据库,使产品在名称上统一、采购价格统一、收费项目统一等方面有更加完善的管理。

(4)医用清洗间耗材准入管理:从消毒供应中心主任或护士长申请环节(填写《新增医疗消耗品申请单》)开始,除在《新增医疗消耗品申请单》中需要填写新增耗材的基本信息外,还需要对原使用耗材的品牌、规格型号、收费标准、月使用量进行如实汇报,并告知新增耗材的预期人均使用量及每月总计使用量。

（5）医用清洗间耗材领用管理：加强临床申请使用管理，流程大致如下：临床申请→耗材组件申请→生成计划，申领单→使用确认，以及电子医嘱系统的使用。

（6）医用清洗间耗材库存管理：利用物资管理系统进行仓储管理，做好库存动态管理工作，建立规范的耗材库定期盘点制度，以及建立专项耗材库房。

三、耗材使用登记

制度化、信息化是清洗间耗材实施闭环管理的基础信息化管理，可进一步完善产品的生产、配送、使用、术后处理的追溯；闭环管理是管理创新与信息技术有机融合，使清洗间耗材的管理向上追溯至生产商、供应商、批号，向下追溯至患者，通过优化各环节的工作流程，使管理流程更趋精细化和规范化。清洗间耗材也要建立追溯制度，如处置日期、失效日期、每次处置流程、每次操作时耗材的用量、操作者记录等。

加强清洗间耗材条形码管理。通过条形码管理实现对清洗间耗材使用的全程跟踪，可真正实现清洗间耗材的"零库存"。所有清洗间耗材均可做到产品品名、规格、型号、批次、序列号、生产厂商等信息的可追溯性管理。实现办公自动化，减少了繁琐的核算过程，有力保证了医院成本核算的准确性。

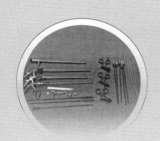

第三章

包装及灭菌

第一节　包装材料及仪器设备

中国国家标准 GB/T 4122.1—2008 中规定,包装是:"为在流通过程中保护产品,方便贮运,促进销售,按一定技术方法而采用的容器、材料及辅助物等的总体名称。也指为了达到上述目的而采用容器、材料和辅助物的过程中施加一定方法等的操作活动。"包装的目的在于建立无菌屏障,确保器械物品在灭菌后预期的使用、运输和贮存等条件中保持无菌性,提供物理保护,并能无菌取用。包装具体包括装配、包装、封包、注明标识等步骤。医疗器械的具体性、预期的灭菌方法、预期的使用、有效期限、运输和贮存都对包装方法和材料选择带来影响。

包装材料指用于制造或密封无菌屏障系统或初包装的任何材料,必须能保证灭菌剂接触到器械,可提供微生物屏障。任何待灭菌的器械物品必须加以包装,以保证器械在灭菌后至使用前的贮存期内保持无菌。包装材料性质对保持无菌期限有直接影响,应选择尺寸合适的包装材料,以能将器械物品完全包裹为度,不能包裹太紧,以免影响空气的排出和灭菌剂的渗透。

医用包装材料应符合 GB/T 19633—2015 或 YY/T 0698—2011 要求的相关技术指标。医院选择包装材料时,制造厂家应提供检测合格证书,医院感染管理部门和使用管理部门应进行审核。消毒供应中心对购进的每批包装材料,应在入库前进行检查,并索要产品检测报告。包装材料在功能性方面必须满足包装完整性、保护性便捷、洁净开启性 3 个条件,另外还要满足因灭菌方式不同的相适应性、材料的微生物阻隔性和无菌性的要求。

常用的包装材料有纺织材料、医用包装纸、无纺布、纸塑复合袋、硬质容器等。

一、纺织品/棉布

纺织布是最传统、最简单的包装材料,目前在我国主要是棉布。医院普遍用于使用频率高、周转快的手术器械的包装。多年来的标准灭菌棉布均为每平方英寸(6.45 cm²)140 根纱的、未漂白的、双层厚度的棉布。新棉布使用前应清洗。重复使用的纺织包装材料每次使用后应清洗、消毒,使用前应在有灯的桌上检查,有破损的包装应禁止使用,不可以缝补后使用;使用前应去除棉绒。国外有些棉布用特殊化学物来处理纤维,使之防水,这种多层组合、更紧密的纺织处理使得现代织物适用于无菌包装。在使用此类棉布时须注意厂家提示的化学涂层的使用次数,也就是通常所说的棉布使用次数。

纺织布有抗牵拉、利于穿透等优点,但同时因其结构疏松,反复洗涤、使用后其阻菌能力逐步降低,又无防水性,包装时释放棉尘造成空气污染,不利于医院感染的控制。纺织品灭菌保存时间对保存环境较敏感,《医院消毒供应中心管理规范》中要求:环境的温度、湿度达到 WS 310.1—2016 的规定要求时,使用纺织品材料包装的无菌物品有效期为 14 天;未达到环境标准时,有效期为 7 天。器械重复灭菌,增加器械的损耗和医疗成本,因此现在纺织布正逐渐地被其他的包装材料所替代。

二、无纺布

无纺布是一种新型的包装材料,又具有阻燃、无静电、无毒性、无刺激性等特点。无纺布的纤维间隙很小且随机排列,显著减少了微生物或尘粒被转移的可能性。灭菌包使用无纺布的标准应遵循 YY/T 0698 的行业标准。无纺布质量中最关键的是微生物屏障性能是否良好。使用无纺布包装时不是越厚越好,在保证阻菌性能和拉伸强度的前提下,透气性好的材料湿包少。

无纺布作为包装材料有以下优点:①因由特殊结构的多孔排列形成其独特隔离细菌屏障,灭菌后有效期长,有效为 180 天,减少反复灭菌对物品、器械的损害;其防水性强、耐磨、价格适宜,是目前较理想的包装材料之一。②包装器械时不会产生棉尘,故不造成环境污染。③疏水性好,灭菌时不易引起湿包,适合多种灭菌方式,如压力蒸汽灭菌、过氧化氢等离子灭菌、环氧乙烷灭菌。故无纺布比纺织布经济、实用,有利于控制医院感染,也减轻了工作人员的工作量。

三、纸塑复合袋

纸塑复合袋由一层纸和一层 PET 与 PP 塑料复合膜组合而成。形成预成型无菌屏障系统,有良好的阻菌性和防潮性,但需采用专用的封口机密封。目前医院广泛采用,但因其单面透气,一些金属类器械在灭菌过程中易产生冷凝水,须验证效果后使用,不能用于下排汽式灭菌器。

纸塑包装袋是由医学级纸与高分子塑料膜经热合作用而制成的专用包装袋,其密封性、阻菌性能好,有良好的穿透性、排水性、灭菌彻底的特点。纸塑袋包装灭菌有效期为 180 天,因而有效地减轻了护理工作量;另外,由于其有效期长,可有效地避免周转慢的器械反复灭菌,从而降低了器械耗损和医疗成本。塑料面可以直接观察包内器械、物品。但纸塑复合袋抗张力差,易被锐利器械刺破,常被用来包装重量轻的单个物品;纸塑袋不适用于重型或较大的物品,且容易产生湿包或破损。在包装锐利器械时套上保护套,轻拿轻放,放置时勿相互重叠受压,以防包装袋刺破,破坏灭菌包的无菌屏障。若物品需要双层包装,即物品在一个较小的包装袋中,然后再放入第二个较大的包装袋中,两个包装袋的尺寸应匹配;包装袋不能折叠,开口方向要一致,且必须是纸面对纸面、塑面对塑面,以便灭菌剂的渗透。

1. 类别

(1)纸塑卷袋:又分为平面卷袋和立体卷袋。平面卷袋一般用于厚度不大物品(建议),而立体卷袋可用于厚度大的物品。纸塑卷袋存储方便,规格齐全。

(2)纸塑单袋:只需一次封口,操作方便一些,且存储卫生性好,依长短不同分不同规格。可对长期大量灭菌的相同规格物品采用单袋。

（3）纸塑自封袋：自封袋是靠压敏胶密封的无菌屏障系统，不需配备封口机，因其在封口处自带粘胶条，密封时只需折叠袋子末端进行密封即可。封口时必须小心折叠粘贴，以免出现间隙或皱褶，避免微生物从间隙或皱褶处进入并污染其中物品。

2. **医用纸塑复合袋的质量检查要求**

（1）纸袋的结构质量：背面为有纵向接缝的一面，正面为无纵向接缝的一面。如无错边，两面的长度相同，正面有一个深 9±3 mm、宽≥15 mm 的拇指切；如有错边，背面比正面长 10～25 mm。

（2）底封结构：底部应折叠 2 次，每次折叠的整个范围内用"结构胶"粘接，或密封（宽度≥6.5 mm），然后再折叠一次或多次。

（3）背封结构：袋的背面采用两行纵向"结构胶"密封。采用染色的黏合剂，以便检查结构胶线的连续性。

（4）过程指示物：如纸袋上印有一个或多个一类指示物。指示物的性能应符合 GB 18282.1 的要求。

（5）密封条：采用密封胶的袋子，密封胶应连续施加在正面、背面和折边处（如果有）。袋宽≤200 mm 时，密封条的宽度宜是 25±3 mm；袋宽＞200 mm 时，密封条的宽度宜是 40±3 mm。密封条的上边缘宜离开下错边或拇指切口的底部≥2 mm，但不超过 10 mm。

（6）标志：纸袋应明显地标出"包装破损禁止使用"或其他等效文字、过程指示物、制造商（或供应商）的名称和商标、批号（用于追溯产品生产史的编号）、物品名称、有效期。

（7）制造商应向医院提供推荐的密封条的数据，这些参数包括温度范围、压力和时间等内容。

（8）一次性使用的包装材料出库时，应检查有效期，不应使用过期的材料。

四、特卫强(Tyvek)纸塑袋

特卫强纸塑袋是一种以 100％高密度聚乙烯为基材经纺织而成，为直径 0.5～10 μm 不等的超细纤维长丝蛛网结构，是高物理机械强度、耐化学稳定性的综合性能极佳的特殊材料，符合 YY/T 0698.9—2011 标准。它具有均衡的物理特性，高透气性、质薄、轻且不易变形；对比于医用纸有高至 8 倍的抗撕裂强度，又能防潮、抗污渍，表面光滑。它结合了纸、布和薄膜所具有的特点，阻菌性好，剥离时无尘屑或纤维脱落，降低灭菌包被二次污染的风险。主要用于过氧化氢低温等离子体灭菌器械的包装。须采用专用的封口机密封。

特卫强纸塑袋包装注意点：

（1）灭菌袋包装灭菌后有效期为 180 天。

（2）对于小型器械如螺帽及锐利器械建议双层包装，方便拿取及保护灭菌器械。

（3）包装密封宽度≥6 mm，包内器械距封口处≥2.5 cm。

五、硬质灭菌容器

硬质灭菌容器是可反复使用的钢性无菌屏障系统。硬质容器可重复使用 15～20 年，约合 5 000 次；在国外已经使用了将近 40 年，其安全性和有效性得到广泛的验证。

1. **硬质灭菌容器的组成**　硬质容器由盖子、底座、手柄、灭菌标识卡槽、垫圈和灭菌剂孔组成,盖子有双层的也有单层的。只能用于预真空蒸汽灭菌器。灭菌剂孔可以是阀门系统,也可以是过滤系统。每一种硬质容器都应有安全锁闭装置,以防意外打开而使包内无菌器械受污染。常见的锁闭装置有热敏锁或外加一次性安全锁扣等。硬质容器使用与操作,应遵循生产厂家的使用说明或指导手册。但由于硬质容器购置成本较高,国内在大医院使用较多。

灭菌盒本身作为密闭的硬质容器,具有良好的密闭性能,且双盖能够作为保护性包装对无菌屏障进行保护。根据标准 EN 868—8 对于硬质包装的要求,硬质包装需要良好的阻菌性能,甚至密闭,因此通过压力差打开进入蒸汽的不锈钢阀门比滤纸进入蒸汽的灭菌盒使用更为广泛。由于灭菌盒盒体重量偏重,故在使用过程中防止湿包的产生尤为重要,可以通过盒体底部的疏水装置将多余的冷凝水排出盒体外。

在使用过程中,灭菌盒的操作简便,节约了大量的人力和时间,对医院消毒灭菌工作的效率有很大的提高。使用灭菌盒进行包装的复用器械,可以保存较长时间,并可保证不被污染,保存时间远远长于其他闭合式包装,更适合不常用的手术器械。灭菌盒不会有任何耗材的产生,相比一次性用品更为环保,长远来看,能够大大节约医院的成本。由于盒体为长方形,尺寸更贴近标准灭菌单元,在灭菌时候能够更合理地利用灭菌器腔体的空间。

灭菌盒还可以配备相关的附件,例如篮筐可以盛放各类器械,方便在手术时铺台时的取用;也可以配备内镜支架等,可以保护内镜器械不被人为碰伤。

综合以上优点,灭菌盒硬质包装的概念已在各规范标准中被提到并有相应的规定,能够保证更好的无菌屏障系统。

2. 硬质容器的使用方法

(1)硬质容器清洗消毒应符合医院消毒供应中心清洗消毒及灭菌技术操作规范的流程。必须一用一洗,清洗方式与器械清洗相同。

(2)应检查盒盖、底座的边缘有无变形,闭锁装置等是否完好。

(3)检查垫圈平整、无脱落,若有破裂或不再柔软的话,应进行更换。

(4)若通气系统使用滤纸和固定架,应检查固定架的稳定性,以防止使用过程移动而影响灭菌效果;一次性滤纸应每次更换。

(5)若通气系统使用的是阀门,应检查阀门的开合功能。

(6)将准备好的器械放人与容器相匹配的网篮中。

(7)将网篮放在容器底部。

(8)盖上盒盖,并确保盒盖与底座没有错位,对合紧密妥帖。依据 EN 868—8 中硬质容器的装载量(标准容器 10 kg,3/4 容器 7 kg,1/2 容器 5 kg),进行装载包装。

(9)贴上灭菌标识和灭菌指示带,安装安全锁闭装置。

六、包装仪器设备工作原理、操作流程及注意事项

(一)医用封口机

医用封口机适用于密封包装,有脉冲型和连续型两种。医用封口机的关键功能标准是热密封温度、接触压力和时间。

医用封口机的基本结构包括加热元件、压力辊、传递滚轴等。有些封口机还有温度设定、打印、计数、密码、计算机连接互联网等功能。

1. 医用封口机包装操作方法

（1）脉冲型封口机的使用方法：将纸塑包装袋开口端放在密封机封口处，当密封口热了就压下去，然后放开，等封口冷却，使塑料粘在纸上。

（2）连续型封口机的使用方法

1）将纸塑包装袋开口端放入封口处，打印面朝下。

2）开启封口机设备，自动启动位于顶部和底部的加热装置，将封口接缝处的温度加热到预先设定的封口温度，封口温度是可调控的。

3）封口接缝处被加热后，通过封口滚轮压合两层密封材料，封口速度通常为 9.8 m/min。

4）有打印功能的将数据打印在密封包装袋上。

5）从另一端取出完成封口的纸塑包装袋。

（3）密封完成之后应进行检查，确保其完整（无皱折）且紧闭。整个密封条宽度≥6 mm，纸塑包装材料未受损，没有通道或者开口，没有刺破或者裂开，没有分层或材料分离。

2. 医用封口机包装注意事项

（1）封口温度：应根据每一种包装材料，设置正确密封温度。通常密封温度为 120～200 ℃，如果温度过低，封口会不完整或不牢固；如果温度过高，则将很难拆开包装甚至将塑料面融化导致无菌屏障破坏，纸纤维可能会散落污染灭菌物品。

（2）封口压力：压力辊压力设定不正确，封口就不能确保密封性。通常封口压力设置由设备工程师进行设定，设定后进行检测，检测合格了方可使用。

3. 设备维护

（1）医用封口机应根据厂商的说明书和指导手册使用和维护。

（2）在每日使用前应检查参数的准确性。

（3）使用时检查包装密封完好性，观察封口处是否平整、紧密和连续，封口处的密封宽度≥6 mm；包内器械距包装袋封口处≥2.5 cm，封口处与袋子的边缘应≥2 cm。若密封封口太近，袋子或封口在灭菌过程中可能会破裂。袋子太大可能会使其中的物品移动，导致器械损坏纸塑袋的纸面，破坏包装的无菌屏障。

（4）定期清洁热封部件，清除包装材料残留痕迹。

（二）放大镜

根据卫生部行业规范 WS 310.1.2.3—2016 中对放大镜的使用及配备要求，医院消毒供应中心应配有带光源放大镜的器械检查台，应采用目测或使用带光源放大镜对干燥后的每件器械、器具和物品进行检查。

1. 手持式放大镜　手持式放大镜种类多，从形状上分有圆形的、方形的；从结构上分有手柄式、折叠式和内置光源式等。

手持式放大镜主要特点：

（1）放大率有弹性，放大倍数可以根据读物与放大镜之间的距离改变而改变，使用者可以十分方便地随意地进行有限调节。

（2）放大镜的放大倍数越高，能看清的范围就越小。为了获得更大的视野，眼睛与镜片的距离就要靠得越近。

（3）手持式放大镜小巧轻便、价格便宜、携带方便、适用性强。

2. 带光源放大镜　用于器械检查，固定于消毒供应中心检查包装区器械打包台使用。将放大镜上体末端插入产品自带的另一部件(夹式底座)中,将夹式底座夹在指定的桌子上,插上电源,打开开关即可使用。其特点:三节式机械臂,坚固耐用,可自由伸展,带环状检查灯,放大倍数为 5～10 倍。

第二节　包装技术的应用

包装技术包括装配、摆放、装量、核对、包装、注明标识等步骤。器械经过清洗、消毒和检查保养处理后可遵循包装操作规程进行打包。

一、包装技术操作流程

(一) 装配

灭菌包内器械的组合应由使用部门决定,每套器械都应规范统一且均应建立器械配置单,每次器械组合时都应严格按照器械单配置器械的种类、规格和数量,已拆卸的器械应按操作技术规程或图示进行组装,以确保其完整性。

(二) 摆放

(1) 手术器械应放置在篮筐或有孔的托盘中进行配套包装,器械的摆放应平整有序,通常按照使用的先后顺序摆放,有助于使用人员操作。

(2) 盘、盆、碗等器皿,宜单独包装,有盖的器皿应开盖,摆放器皿时小器皿摆放在大器皿里面。嵌套摆放的器皿尺寸应至少相差 3 cm 左右,同尺寸器皿重叠负压时会使两个平面吸附,影响蒸汽渗透。所有的器皿都应朝同一个方向,用吸水布或吸水纸隔开。

(3) 同类的器械放在一起;剪刀和血管钳等轴节类器械不宜完全闭合,锁扣处应打开,使蒸汽可以穿透;可以使用 U 型器械整理架。

(4) 多元件组合器械应进行组装,小零件应妥善保存以免丢失;带阀门的器械应将阀门打开;管腔类物品应盘绕放置,保持管腔通畅,有利于灭菌介质充分接触器械的所有表面包括管腔内面;较重器械应放置于篮筐底部或一端,以免损坏其他器械。摆放器械,符合先用后放的顺序,利于无菌操作。

(5) 器械的尖锐点比较脆弱,应使用保护套,防止搬动过程中损伤器械的锐尖或锐利处损坏包装屏障。器械保护套应能够使器械充分接触灭菌介质,利于灭菌。专用纸夹、套管、泡沫、器械袋等都可以使用,根据器械的尺寸进行选择。

(6) 精细器械应使用有固定架的特殊托盘,在灭菌和搬运过程中不致损坏。

(7) 放置包内化学指示卡。

(三) 重量与体积

灭菌包重量要求:器械包重量不宜超过 7 kg,敷料包重量不宜超过 5 kg。灭菌包体积要求:下排气压力蒸汽灭菌器不宜超过 30 cm×30 cm×25 cm;脉动预真空压力蒸汽灭菌器不宜超过 30 cm×30 cm×50 cm。

灭菌包体积过大会影响蒸汽的穿透和包内冷空气的排出,器械摆放较密集则需要更长的灭菌周期和干燥时间。器械间应留有空隙,以防止器械间碰撞损坏,延长灭菌时间将会缩短器械的使用寿命。因此,规范灭菌包装的体积和重量非常重要。如果灭菌包过大、过重,如骨科外来器械超重,灭菌包须拆分,同时厂家必须提供灭菌参数,消毒供应中心对外来器械的灭菌参数进行检验,以确保灭菌质量的安全和有效。

（四）核对

器械配置的正确性与完整性直接影响临床和手术的顺利进行,因此器械配置准备者应在器械清单上签名,然后再由另一人核对器械的种类、规格和数量,再次确认化学指示卡,签全名。

（五）包装

包装操作前应检查包装材料的完好性以及包装材料的尺寸与被包装物的匹配度。灭菌物品包装分为闭合式包装和密封式包装。手术器械通常采用闭合式包装方法。密闭式包装如使用纸袋、纸塑袋等材料,可使用一层,适用于单独包装重量较轻的器械。

所有包装材料,无论是纺织布还是纸塑复合袋等,每次都应检查是否有缺损和异物。包装材料在使用前,应将其置于 20～23 ℃下、相对湿度为 30%～60% 的环境中至少放置 2 小时,以达到温度和湿度平衡,灭菌时才能有足够蒸汽渗透率并避免过热。经验表明,如果包装材料及物品太干,会导致灭菌失败和生物监测阳性等问题出现。

二、包装方法及要求

（一）包装分类

灭菌物品包装方式分为闭合式包装和密封式包装。使用棉布、无纺布、皱纹纸包装材料时采用闭合式包装,使用预成型的纸袋、纸塑复合袋包装材料时采用密封式包装。

1. 闭合式包装 闭合式包装方法通常是将器械物品包好之后,将开口反复折叠以形成一弯曲路径,并采用专用配件封闭。封闭包装的配件推荐使用灭菌指示带,不但可以安全地使包装闭合,而且通过颜色变化提供可见的外部灭菌指示。封包胶带的长度应与灭菌包体积、重量适宜。胶带封包应松紧适度,封包应严密,保持闭合完好性,可采用两条平行、"井"字形或"十"字形封包方式。

2. 密封式包装 密封封包法通常采用热封的方法。应使用医用封口机,使用前应检查温度是否适当(温度设置参照厂商的建议),密封后应检查封口处,确认密封是均匀完整(无皱折)且紧闭,以确保完全密封。封口处的密封宽度≥6 mm;封口处与袋子的边缘应≥2 cm,方便使用者撕开包装。应选择合适的包装材料尺寸,使包内器械距包装袋封口处≥2.5 cm。若物品离封口太近,袋子或封口在灭菌过程中可能会破裂。袋子太大可能会使其中的物品移动而造成包装破裂。袋子常被用来包装重量轻的单个物品,袋子不得用于重型或大件物品,因容易产生湿包或破损。物品放入袋内,使器械的指环一端朝包装开启方向,在使用打开时,使其可抓握住的一端(如器械的指环)首先露出来。

使用硬质灭菌容器包装时,将准备好的放在网篮中的成套器械放入容器底部,盖上盖子,检查盖子与底是否吻合紧密妥帖。依据硬质容器的装载量标准装载物品。每一种硬质容器都应有安全锁闭装置。硬质容器具体使用与操作,应遵循生产厂家的使用说明或指导手册。开放式的储槽不属于硬质容器,不能作为灭菌物品的包装。

通常情况下密闭包装方法的闭合完好性优于闭合包装方式,具有更好的无菌屏障作用。

（二）常用包装方法

棉布、无纺布、皱纹纸作为包装材料通常使用闭合式包装,用于配套器械与敷料的包装,方法有两种：信封折叠、方形折叠。手术器械通常采用闭合式包装方法,应由两层包装材料分二次连续包装,包装时两次包装可使用相同的包装方法,也可以将两种包装方法混合使用,如第一层采用方形折叠法,第二层采用信封折叠法包装。若使用两层无纺布边缘粘合在一起的方法包装时,也可采用两层同时包装法,这种方法常用于常规诊疗包的包装,如静脉切开穿刺包等。

纸袋、纸塑袋包装材料主要用于重量较轻的单件器械包装。包装操作前应检查包装材料的完好性以及包装材料的尺寸与被包装物的匹配性。手术器械物品包装需要创造一个无菌区(用于放置手术器械的铺台)时,包装材料尺寸至少要超过操作台边 30 cm。

1. 信封折叠包装法　将方形包装材料按对角线放在操作台上,使其一角指向操作台前方。将被包装的物品放在包装材料的中央,将底角顺时针向前折盖住物品,然后折回形成一个折翼;将包装的左角向右折盖住物品,然后折回形成一个折翼;再将包装的右角向左折盖住物品,与先前的折叠交错,然后折回形成一个折翼。将包装的顶角逆时针向后折盖住物品,将折翼卷进先前的左右折缝里,留下一个可见的小折翼,以便在无菌环境中打开使用。以同样的方式包装第二层,用两条灭菌指示带封住包裹。

2. 方形折叠包装法　将包装材料按长方形放于操作台上。将要包装的物品正放于包装材料的中心,将底部的包装边折上,盖住物品后折回形成折翼;将顶部的包装材料边折下,盖住物品后折回形成一个折翼,与先前的折翼重叠。将左边包装平整地折盖过包裹,然后折回形成折翼;再将右边包装折盖住包裹,与先前的折叠重合,形成一个平整的包裹。以同样的方式包装第二层,用灭菌指示带封住包裹。

包外应设有灭菌化学指示物,高度危险性物品灭菌包内还应放置包内化学指示物;如果透过包装可直接观察包内灭菌化学指示物的颜色变化,则不放置包外灭菌化学指示物。

3. 密封式包装　见本章第一节中"医用封口机包装操作方法"。

4. 纸塑自封袋　因其在封口处自带粘胶条,密封时只需折叠袋子末端,将粘胶条盖住开口进行密封即可。封口时必须小心折叠粘贴,以免出现间隙或皱褶,避免微生物从间隙或皱褶处进入并污染其中物品。

5. 硬质容器　通常应用于成套手术器械的包装。硬质容器应根据生产厂家的操作说明,只能用于预真空蒸汽灭菌器。具体使用方法见本章第一节中"硬质灭菌容器"。

闭合式包装封包应选择专用胶带,不能使用别针、绳子封包。使用专用胶带封包符合 WS 310.2 相关规定,包外具有可见的指示是否灭菌的化学指示胶带,而且通过颜色变化提供可见的外部灭菌指示。封包胶带的长度应与灭菌包体积、重量相适宜;胶带封包应松紧适度,封包应严密,保持闭合完好性,可采用两条平行、"井"字形或"十"字形方式。

包装完成后应在器械包醒目部位贴上包装标识,灭菌物品包装的标识内容应包括：物品名称、包装者、灭菌器编号、灭菌批次、日期、失效日期。标识应具有追溯性。

（三）包装效果的评定及关键要求

（1）必须利于灭菌因子(如蒸汽、环氧乙烷、过氧化氢等)的穿透,以保证达到灭菌效果。

（2）必须与灭菌过程中参数(如温度、压力等)相适应。

（3）必须能阻隔细菌等微生物,具有无菌屏障作用。

（4）维持物品无菌状态。包装不能够增加被空气污染、纤维破损、灰尘、薄片侵入的机会,这些会再度污染器械。

（6）洁净的剥离效果。打开包装时,应具有连续、均匀的特性,不能产生影响无菌打开的材料分层或撕屑。

（7）必须保持封口的完整性，必须保证无空白处和无缝隙。

（8）包装易开封，必须有开启的证明。

（四）包装的注意事项

（1）工作人员应着清洁区工作服、戴圆帽（须遮盖全部头发）、清洁双手。环境应清洁、无尘、光线明亮。物品准备如包装材料、封包胶带、包内化学指示卡、包装标识、器械、器械网篮、器械清单等要备齐。

（2）器械与敷料应分室包装，容器宜单个包装。

（3）无纺布、纸塑复合袋是一次性使用的包装材料，不得重复使用。

（4）根据器械、物品的特点及周转快慢来选择适宜包装材料，既达到节约成本，又满足临床工作的需要，提高临床满意度。

（5）开放式的储槽不属于硬质容器，不能作为灭菌物品的包装。

（6）带电源器械应进行绝缘性能等安全性检查。

（7）应使用润滑剂进行器械保养。不应使用石蜡油等非水溶性的产品作为润滑剂。

三、器械检查

（一）常规器械构造及功能

常见的器械类型是各种手持式器械如手术剪、止血钳、持针器和手术镊，基本的构造包括颚部、套接部、柄、锁扣部及指环。这几项结构决定器械的功能性，因此是功能检查的重要部分。颚表面光滑，咬合面有锯齿形设计，或为沿着颚交叉、纵长、小"十"字形的沟槽；颚的长度不同，各种长度和设计有助于其功能及专名。由于锯齿或沟槽的存在，器械的咬合面较难进行清洁。套接的关节是器械最难清洁的地方，也是器械最脆弱的部分，容易在此处积聚碎屑与污垢；固定栓周围的接头容易产生裂纹甚至裂缝，发生这种情况时，器械无法修理必须废弃。柄为颚提供闭合力。锁扣可将器械锁定在关闭的位置，器械的这部分也很难清洁，清洗、检查和保养时必须要解除锁定状态。指环通常是一个完整的椭圆圈，表面光滑，使用者通过指环控制颚的活动。

"组织"或"敷料"镊，其齿可以在远端打开。这类器械是通过手指的压力来打开和关闭的，前端和指压的部分是检查的重点部位。通过区分器械颚的形状、咬合面齿纹以及长度，可以识别不同功能的器械及型号。测定器械长度的方法是从颚的顶端到指环的底部。

手术器械的贵重等级取决于所用材质和设计的精细程度。大部分的器械为不锈钢材质，不锈钢抗锈，但不完全耐腐蚀。器械制造中，对表面要进行"钝化"处理以提高器械的耐腐性。若使用研磨剂类清洁用品，或使用破坏性化学品都会损伤钝化层导致器械被腐蚀。碳化钨是一种非常硬的金属，一些手术器械由碳化钨制成刀刃，锋利耐磨。而有些镀银器械在使用中容易被刮伤或产生缺口。为此，手术器械只能用于其预期的用途。不要用止血钳抓握布类材料或硬物。若用器械的颚来撬物品更会使器械产生裂缝，或影响颚的闭合。要防止器械掉落，若发生掉落必须仔细检查看其是否有毛刺、闭合不准、裂缝和弯曲等问题。若为电子、光学器械如内镜等器械掉落损坏，必须由合格的维修人员对其进行维修检查。

（二）检查原则与质量要求

（1）包装前必须仔细检查每件器械的功能性。

（2）检查止血钳类器械的颚。齿端咬合位置应适当，且闭合不错位；闭合止血钳尖端时，器械的整个颚应对合完全。持针器颚的设计易磨损，检查时若磨损明显，需厂商修理或报废。在指环上用最小的相对压力时，锁扣应顺畅打开。测试锁扣是否保持适当的张力，方法是扣上第一个锁止扣，在手掌心或桌面上轻敲，观察器械能否"自动打开"锁扣，若锁扣打开，说明器城功能失灵，应停止使用。心血管持针器可能需要经常去磁，避免器械磁化影响手术操作。判定方法是将针头放在持针器颚部，若器械磁化了，会将针头吸过去。器械检查处宜备有去磁器。

（3）多个元件组成的器械，确保其所有元件各就其位。滑动元件必须移动顺畅，锁扣上的零部件完整。

（4）剪刀关节不能僵硬，打开和闭合顺畅，保持适当的张力。测试检查刀刃锋利度，剪刀应能从顶端完全剪开测试物，且剪刀的开合顺畅。可用医用橡胶带测试。精密五官科剪刀、显微手术剪刀等可观察其功能部位的完好性。

（5）检查器皿表面及容器边缘的卷边，结构无缺损。

（6）检查管腔器械如套管针和针头是否有弯曲。针体及针栓部位应连接紧密无裂痕，针尖无钩；针套与针芯配套，结构完好无裂缝、变形。一旦针尖有毛刺或钩，可通过打磨处理修复。针套与枕芯不配套时应报废。

（7）绝缘器械需要进行仔细的检查，以确保其绝缘性。应配有专门的绝缘测试器，可在每次处理器械后使用以鉴别器械绝缘体的完好性。

（8）内镜器械应检查窥镜，看视野是否清楚。若视野不清楚，应再次对窥镜进行清洗、干燥，然后复查。若依然存在斑点，可使用放大镜检查工作端上的玻片，看是否有裂痕或碎屑。有"弧影"但视野清楚，表明窥镜外鞘上有凹痕。若盖玻片上有"雾"，表明密封端有泄漏，或镜片上有洗涤剂中的表面活化剂残留。若是表面活化剂引起的，用酒精擦拭镜头能解决这个问题。

（9）导光束即光缆是由数以百计的、导光性非常好的极细特殊玻璃丝成束组成的。应每次检查光缆。若有大量黑点表明很多纤维都破碎了，透光就会减少。若透光已经减少到妨碍医师查看内部结构时，就必须进行维修或更换。

（三）常见问题

（1）器械点蚀，即不锈钢器械上的腐蚀小孔，四周有红褐色或其他颜色锈迹，是器械已出现腐蚀的表现，可引起微生物滋生产生生物膜，腐蚀严重的器械应停止使用。氯化物等离子的污染、有机物污渍残留是造成点蚀的主要原因。可根据厂家建议使用酸性清洁剂溶解锈蚀。严重锈蚀的器械需更换。

（2）表面摩擦腐蚀可以削弱或影响器械功能。其原因可能是关节处润滑不足；湿气和残留污染对器械的腐蚀。因此，器械关节处应确保干燥，必要时关节处采用人工润滑法，摩擦腐蚀严重的器械应废弃，贵重手术器械酌情交由有资质的厂商修理。

（3）不锈钢器械表面有锈色斑点，无腐蚀孔，表面仍然光滑。其原因可能是与有大面积锈迹的器械接触；或不锈钢器械和有色金属器械如铜质材料器械等混合清洗、灭菌；器械相互碰撞、摩擦可引起表面保护层损坏。对于有锈色斑点的器械应重新清洗并除锈，锈蚀严重的器械应废弃。

（4）橡胶老化可影响器械使用功能。橡胶老化包括膨胀、橡胶表面硬化、有黏性、脆性增强或软化等现象，发生以上变化应停止使用。造成变化的原因可能是清洗去污温度过高、干热，紫外线照射，氧化或臭氧的影响，使用石蜡油或不适合的消毒剂等。

第三节　包装间工作程序

一、手术室常规器械的包装操作

（一）要求

1. 环境要求　检查包装及灭菌区内按照规范要求保持相对正压，数值为 5~10 Pa，温度保持在 20~23 ℃，湿度为 30%~60%，换气次数≥10 次/小时，照明为 750~1 500 lx。工作台面、地面、物品柜、设备等每日在工作前后进行湿式擦拭，室内玻璃墙体每周进行擦拭，空气过滤网每月通知技术人员进行清洁，天花板每季度进行清洁。

2. 人员要求　操作人员着装应符合规范要求，穿工作服、专用鞋、戴圆帽；操作前需进行洗手，符合手卫生要求。

3. 包装材料要求　包装材料分为无纺布、硬质容器、纸塑包装袋等，需要根据器械种类、重量、大小选择合适的包装材料。无论选择哪种包装材料在包装前都应检查是否破损、清洁、在有效期内。一次性的包装材料禁止重复使用。包装材料在使用前，需要将其放于符合规范要求的室内中大于 2 小时，目的是使其达到温度与湿度的平衡，有利于提高器械灭菌的合格率。

4. 包装方法要求　根据包装材料的不同选择不同的包装方法。

5. 器械要求

（1）用目测的方法检查手术器械外观是否清洁，对清洗质量不合格的器械应重新进行处理；有锈迹的器械应按规定进行除锈；器械功能损毁或锈蚀严重的，应及时联系厂家进行维修，不能维修的做报废处理。

（2）所有的手术器械包装前应保持干燥，带管腔的器械应用高压气枪进行干燥处理。

（二）用具

1. 设备　检查、包装区域内应按规范配备器械检查台、包装台、器械柜、辅料柜、包装材料切割机、医用热封机、清洁物品装载设备、带光源的放大镜、压力气枪、绝缘监测仪等。

2. 辅助材料　纱布、低纤维絮擦布、棉签、特殊器械保护材料、各种型号软垫、器械固定架等。

3. 包装材料　纺织材料、无纺布、纸塑包装袋、硬质容器。

4. 化学指示物　包外化学指示物、包内化学指示物。

5. 可追溯系统　随着信息化的发展，追溯系统生成的条码记录逐渐取代手工记录，不仅只有条码上涵盖的信息，而且电脑上也会备份相关信息，减少信息的丢失及错误的发生。标识的信息包括物品名称、包装者、灭菌器编号、灭菌批次、灭菌日期、失效日期。

（三）操作流程

1. 准备工作

（1）将手术器械包装台擦拭干净，检查放大镜、卸载车功能完好，处于备用状态。

（2）干燥柜、封口机处于备用状态。

（3）备齐各种包装所需物品：包装材料、吸水巾、包内指示卡（在有效期内）、包外指示胶带（在有效期内）。

2. 接收清洁物品

(1) 手洗器械：将干燥柜内器械移至工作台,检查其清洁度、完整性及功能状态是否完好。

(2) 机洗器械

1) 将机械清洗消毒的物品从卸载车移至工作台。如未烘干应进入干燥柜烘干后使用。

2) 检查物品的清洁度、完整性以及功能状态。

3. 质量检查　用带光源的放大镜进行各类物品的质量检查,尤其是吸引器等带管腔的器械,物品必须是清洁干燥的,完整无裂缝,无锈迹,功能良好。

4. 器械包的配置　由专人对手术器械配置。

(1) 放入相应的器械清点单、包内化学指示卡。

(2) 按器械清点单顺序检查器械的质量,完整性、功能性完好者放在"U"形架上。

(3) 尖锐器械如尖头镊子、剪刀等器械使用保护套。

(4) 带螺丝的器械检查螺丝是否齐全,是否旋紧。拆分的组合器械配置时需重新组合,注意正确组合,旋紧螺丝。

(5) 剥离子、刀柄等小而易落的物品应单独包裹后放入包内。

(6) 包的大小、重量应符合标准需求。

5. 器械的包装　由专人负责器械的打包工作。

(1) 根据不同物品选择不同的包装材料、包装方法。

(2) 无纺布包装,有效期为 180 天。棉布包装,包装前先检查下包布是否有破损,有效期为 14 天,梅雨季节为 7 天。硬质容器包装,有效期为 180 天。

(3) 不管选用何种包装材料,打包人员需对包内器械进行常规检查。

(4) 包装松紧适宜,用化学指示胶带封包后,贴上相应的外标签等待灭菌。

不耐高温、高压的器械及精密器械应选择纸塑包装,进行低温灭菌：①包装前应充分了解该物品能否用低温灭菌；②根据物品的大小、重量选择大小、厚薄适宜的纸塑袋；③包内放入相应的化学指示卡(指示卡在有效期内)；④检查包装物品的质量；⑤检查封口打印机打印的灭菌日期、失效日期是否正确；⑥确认无误后将包装后的物品放入专用筐内等待灭菌。

6. 封包要求

(1) 包外应设有灭菌化学指示物。高度危险性物品灭菌包内还应放置包内化学指示物；如果透过包装材料可直接观察包内灭菌化学指示物的颜色变化,则不放置包外灭菌化学指示物。

(2) 闭合式包装应使用专用胶带,胶带长度应与灭菌包体积、重量相适宜,松紧适度。封包应严密,保持闭合完好性。

(3) 纸塑袋、纸袋等密封包装者其密封宽度应≥6 mm,包内器械距包装袋封口处≥2.5 cm。

(4) 医用热封机在每日使用前应检查参数的准确性和闭合完好性。

(5) 硬质容器应设置安全闭锁装置,无菌屏障完整性破坏时应可识别。

(6) 灭菌物品包装的标识应注明物品名称、包装者、灭菌器编号、灭菌批次、灭菌日期和失效日期。标识应具有追溯性。

(四) 注意事项

(1) 包装前应依据器械包内清单或图示,核对器械的种类、规格和数量,拆卸的器械应进行组装。

(2) 手术器械应摆放在篮筐或有孔的盘中进行配套包装。

（3）盘、盆、碗等器皿，宜单独包装。

（4）剪刀和血管钳等轴节类器械不应完全锁扣。

（5）有盖的器皿应开盖，摆放的器皿间应用吸湿布、纱布或医用吸水纸隔开。

（6）管腔类物品应盘绕放置，保持管腔通畅。

（7）精细器械、锐器等应采取保护措施。

（8）灭菌包重量与体积符合要求。

（9）包装方法及材料：

1）灭菌包装材料应符合 GB/T 19633 的要求。开放式的储槽不应用于灭菌物品的包装。纺织品包装材料应一用一清洗，无污渍，灯光检查无破损。

2）硬质容器的使用与操作，应遵循生产厂家的使用说明或指导手册。

3）灭菌物品包装分为闭合式包装和密封式包装。手术器械采用闭合式包装方法，应由 2 层包装材料分 2 次包装。

4）密闭式包装如使用纸袋、纸塑袋等材料，可使用一层，适用于单独包装的器械。

二、常用器械的包装操作

（一）手术器械、精密器械

1. 操作准备

（1）人员准备：操作人员着装应符合规范要求，穿工作服、专用鞋，戴圆帽；操作前需进行洗手，符合手卫生要求。

（2）环境准备：检查包装及灭菌区内按照规范要求保持相对正压，数值为 5～10 Pa，温度保持在 20～23 ℃，湿度为 30%～60%，换气次数≥10 次/小时，照明为 750～1 500 lx。工作台面、地面、物品柜、设备等每日在工作前后进行湿式擦拭。

（3）用物准备：包装材料、封包胶带、包内化学指示卡、无菌标识、手术器械、器械网篮、灭菌篮筐等。

2. 操作步骤

（1）评估方法及要求：器械经过清洗、消毒和检查保养处理，有可遵循的操作规程。

（2）按照器械配置单或卡片摆放器械，符合先用后放的顺序，利于无菌操作。精密器械放置在设有固定保护装置的专用托盘或容器内，摆放整齐；器械间应留有空隙，装放量不应超过容器的高度，以防止器械间碰撞损坏，放置包内化学指示卡。操作符合 WS 310.3—2016 相关规定。

（3）器械核对：核对器械的名称、规格、数量等。

（4）器械包装：器械放置在包装的中心位置，使用两层包装材料；选择采用信封折叠法或方形折叠法，符合 WS 310.2—2016 相关规定。

（5）使用专用胶带封包，符合 WS 310.2—2016 相关规定。在器械包醒目部位贴上包装标识，内容包括器械包名称、包装者、灭菌日期、失效日期、灭菌器编号、灭菌批次，符合 WS 310.2—2016 相关规定。

（6）整理用物：清洁工作环境及杂物，地面及物体表面进行湿式清洁，工作台用清水擦拭；未包装的物品根据管理要求分类储存。

（7）记录：使用器械配置单，进行手术器械交接、清点、核查。

3. 操作注意事项

（1）应根据手术器械的数量与重量选择合适的包装材料。

（2）不能使用别针、绳子封包。

（3）封包方式可采用两条平行、"井"字形或"十"字形。

（4）手术器械、精密锐利器械要采取保护措施，要使用专用的器械盒，垫上硅胶垫，配上卡槽，防止损坏。剪刀、血管钳等有轴节的器械不完全锁扣，在包装时，应根据器械装配的技术规程和图示，核对器械的种类、规格和数量。

（二）腔镜器械

1. 操作准备

（1）人员准备：操作人员着装应符合规范要求，穿工作服、专用鞋，戴圆帽；操作前需进行洗手，符合手卫生要求。

（2）环境准备：检查包装及灭菌区内按照规范要求保持相对正压，数值为 5～10 Pa，温度保持在 20～23 ℃，湿度为 30％～60％，换气次数≥10 次/小时，照明为 750～1 500 lx。工作台面、地面、物品柜、设备等每日在工作前后进行湿式擦拭。

（3）用物准备：包装材料、封包胶带、包内化学指示卡、无菌标识、手术器械、器械网篮、灭菌篮筐等。

2. 操作步骤

（1）评估方法及要求：器械经过清洗、消毒和检查保养处理，有可遵循的操作规程。

（2）按照器械配置单或卡片摆放器械，符合先用后放的顺序，利于无菌操作。精密器械部件放置在设有固定保护装置的专用托盘或容器内，摆放整齐；器械间应留有空隙，装放量不应超过容器的高度，以防止器械间碰撞损坏，放置包内化学指示卡。操作符合 WS 310.3—2016 相关规定。

（3）核对器械：包括名称、规格、数量等。

（4）器械包装：器械放置在包装的中心位置，使用两层包装材料；选择采用信封折叠法或方形折叠法，符合 WS 310.2—2016 相关规定。

（5）使用专用胶带封包，符合 WS 310.2—2016 相关规定。在器械包醒目部位贴上包装标识，内容包括器械包名称、包装者、灭菌日期、失效日期、灭菌器编号、灭菌批次，符合 WS 310.2—2016 相关规定。

（6）整理用物：清洁工作环境及杂物，地面及物体表面进行湿式清洁，工作台用清水擦拭，未包装的物品根据管理要求分类储存。

（7）记录：使用器械配置单，进行手术器械交接、清点、核查。

3. 操作注意事项

（1）应根据手术器械的数量与重量选择合适的包装材料。

（2）不能使用别针、绳子封包。

（3）封包方式可采用两条平行、"井"字形或"十"字形。

（4）操作人员依据器械装配的技术规程或者图谱，核对器械的种类、规格与数量。

（5）根据腔镜器械清单进行双人复核，应依据包装规程，检查器械清洁度和功能性状，核对腔镜器械的种类、规格、数量，拆卸的器械应进行组装。一人组装，一人复核，双人核对后方可包装，并签字确认，达到准确无误。

（三）外来器械及植入物

1. 操作准备

（1）人员准备：操作人员着装应符合规范要求，穿工作服、专用鞋，戴圆帽；操作前需进行洗手，符合手卫生指针要求。

（2）环境准备：检查包装及灭菌区内按照规范要求保持相对正压，数值为 5～10 Pa，温度保持在 20～23 ℃，湿度为 30%～60%，换气次数≥10 次/小时，照明为 750～1 500 lx。工作台面、地面、物品柜、设备等每日在工作前后进行湿式擦拭。

（3）用物准备：包装材料、封包胶带、包内化学指示卡、无菌标识、手术器械、器械网篮、灭菌篮筐、硬质器械盒等。

2. 操作步骤

（1）评估方法及要求：器械经过清洗、消毒和检查保养处理，有可遵循的操作规程。

（2）按照器械配置单或卡片摆放器械，符合先用后放的顺序，利于无菌操作。精密器械放置在设有固定保护装置的专用托盘或容器内，摆放整齐；器械间应留有空隙，装放量不应超过容器的高度，以防止器械间碰撞损坏，放置包内化学指示卡。操作符合 WS 310.3—2016 相关规定。

（3）器械核对：核对器械的名称、规格、数量等。

（4）器械包装：器械放置在包装的中心位置，使用两层包装材料；选择采用信封折叠法或方形折叠法，符合 WS 310.2—2016 相关规定。

（5）使用专用胶带封包，符合 WS 310.2—2016 相关规定。在器械包醒目部位贴上包装标识，内容包括器械包名称、包装者、灭菌日期、失效日期、灭菌器编号、灭菌批次，符合 WS 310.2—2016 相关规定。

（6）整理用物：清洁工作环境及杂物，地面及物体表面进行湿式清洁，工作台用清水擦拭，未包装的物品根据管理要求分类储存。

（7）记录：使用器械配置单，进行手术器械交接、清点、核查。

3. 操作注意事项

（1）应根据手术器械的数量与重量选择合适的包装材料。

（2）不能使用别针、绳子封包。

（3）封包方式可采用两条平行、"井"字形或"十"字形。

（4）操作人员依据器械对照外来医疗器械及植入物清点签收单进行配包，核对器械的种类、规格与数量。

（5）核对外来器械包公司名称、手术患者的姓名、住院病区、住院床号、使用日期、主刀医生、包装者、核对者、灭菌日期、失效期、锅号、锅次。一人组装，一人复核，双人核对后方可包装，并签字确认，达到准确无误。

（四）科室常规器械

1. 操作准备

（1）人员准备：操作人员着装应符合规范要求，穿工作服、专用鞋，戴圆帽；操作前需进行洗手，符合手卫生要求。

（2）环境准备：检查包装及灭菌区内按照规范要求保持相对正压，数值为 5～10 Pa，温度保持在 20～23 ℃，湿度为 30%～60%，换气次数≥10 次/小时，照明为 750～1 500 lx。工作台面、地面、物品柜、设备等每日在工作前后进行湿式擦拭。

（3）用物准备：包装材料、封包胶带、包内化学指示卡、无菌标识、手术器械、器械网篮、灭菌篮筐、硬质器械盒等。

2. 操作步骤

（1）评估方法及要求：器械经过清洗、消毒和检查保养处理，有可遵循的操作规程。

（2）按照器械配置单或卡片摆放器械，符合先用后放的顺序，利于无菌操作。

（3）核对器械的名称、规格、数量等，放置包内化学指示卡。

（4）器械放置在包装材料的中心位置，用两层包装材料；选择采用信封折叠法或方形折叠法，符合 WS 310.2—2016 相关规定。

（5）使用专用胶带封包。包装符合 WS 310.2—2016 相关规定。

（6）在器械包醒目部位贴上包装标识，内容包括物品名称、包装者、灭菌日期、失效日期、灭菌器编号、灭菌批次，符合 WS 310.2—2016 相关规定。

（7）整理用物：清洁工作环境及杂物，地面及物体表面进行湿式清洁，工作台用清水擦拭，未包装的物品根据管理要求分类储存。

（8）记录：可使用器械配置单进行核对并签名。

3. 操作注意事项

（1）应根据手术器械的数量与重量选择合适的包装材料。

（2）成套器械应选择棉布、无纺布、皱纹纸或硬质容器，单件器械可选择纸塑袋或纸袋。

（3）包装松紧适当，大小规格及重量不应超过标准要求。

（4）不能使用别针、绳子封包。

（5）密封包装时应使用医用封口机。

（五）敷料

1. 操作准备

（1）人员准备：操作人员着装应符合规范要求，穿工作服、专用鞋，戴圆帽；操作前需进行洗手，符合手卫生要求。

（2）环境准备：检查包装及灭菌区内按照规范要求保持相对正压，数值为 5～10 Pa，温度保持在 20～23 ℃，湿度为 30％～60％，换气次数≥10 次/小时，照明为 750～1 500 lx。工作台面、地面、物品柜、设备等每日在工作前后进行湿式擦拭。

（3）用物准备：包装材料、封包胶带、包内化学指示卡、无菌标识、手术器械等。

2. 操作步骤

（1）评估方法及要求：器械经过清洗、消毒和检查保养处理，有可遵循的操作规程。

（2）器械包装：器械放置在包装的中心位置，可使用两层包装材料。选择采用信封折叠法或方形折叠法，符合 WS 310.2—2016 相关规定。包装时应打开容器盖子。盆包装时盆与盆之间应垫布巾，避免产生湿包。包内放化学指示卡。

（3）使用专用胶带封包，符合 WS 310.2—2016 相关规定。

（4）在敷料包醒目部位贴上包装标识，内容包括名称、包装者、灭菌日期、失效日期、灭菌器编号、灭菌批次，符合 WS 310.2—2016 相关规定。

（5）整理用物：清洁工作环境及杂物，地面及物体表面进行湿式清洁，工作台用清水擦拭，未包装的物品根据管理要求分类储存。

（6）记录：记录包装物品名称、数量。

3. 操作注意事项

（1）容器宜单个包装。

（2）根据被包装容器的大小选择包装材料的尺寸。

（3）封包应选择专用胶带，不能使用别针、绳子封包。

（六）个人补充器械

1. 操作准备

（1）人员准备：操作人员着装应符合规范要求，穿工作服、专用鞋，戴圆帽；操作前需进行洗手，符合手卫生要求。

（2）环境准备：检查包装及灭菌区内按照规范要求保持相对正压，数值为 5～10 Pa，温度保持在 20～23 ℃，湿度为 30%～60%，换气次数≥10 次/小时，照明为 750～1 500 lx。工作台面、地面、物品柜、设备等每日在工作前后进行湿式擦拭。

（3）用物准备：包装材料、封包胶带、包内化学指示卡、无菌标识、手术器械、器械网篮、灭菌篮筐、硬质器械盒等。

2. 操作步骤

（1）评估方法及要求：器械经过清洗、消毒和检查保养处理，有可遵循的操作规程。

（2）按照器械配置单或卡片摆放器械，符合先用后放的顺序，利于无菌操作。精密器械放置在设有固定保护装置的专用托盘或容器内，摆放整齐；器械间应留有空隙，装放量不应超过容器的高度，以防止器械间碰撞损坏，放置包内化学指示卡。操作符合 WS 310.3—2016 相关规定。

（3）器械核对：根据个人补充器械清单核对器械的名称、规格、数量等。

（4）器械包装：器械放置在包装的中心位置，使用两层包装材料；选择采用信封折叠法或方形折叠法，符合 WS 310.2—2016 相关规定。

（5）使用专用胶带封包，符合 WS 310.2—2016 相关规定。在器械包醒目部位贴上包装标识，内容包括器械包名称、包装者、灭菌日期、失效日期、灭菌器编号、灭菌批次，符合 WS 310.2—2016 相关规定。

（6）整理用物：清洁工作环境及杂物，地面及物体表面进行湿式清洁，工作台用清水擦拭，未包装的物品根据管理要求分类储存。

（7）记录：使用器械配置单，进行手术器械交接、清点、核查。

3. 操作注意事项

（1）应根据手术器械的数量与重量选择合适的包装材料。

（2）不能使用别针、绳子封包。

（3）封包方式可采用两条平行、"井"字形或"十"字形。

（4）操作人员依据器械清单对个人补充医疗器械签收、进行配包，核对器械的种类、规格与数量。

（5）核对个人补充医疗器械名称，一人组装，一人复核，双人核对后方可包装，并签字确认，达到准确无误。

（6）个人补充医疗器械经上级部门审批后方能进入消毒供应中心。

第四节 常用灭菌方法介绍

灭菌是指杀灭或清除传播媒介上的所有微生物(包括芽胞),使之达到无菌程度。经过灭菌的物品称"无菌物品"。需进入人体内部,包括进入血液、组织、体腔的医用器材,如手术器械、注射用具、一切置入体腔的引流管等,要求绝对无菌。灭菌的方法包括物理灭菌和化学灭菌两类。消毒供应中心使用的灭菌设备主要为压力蒸汽灭菌器、环氧乙烷灭菌器、过氧化氢低温等离子灭菌器等。

一、高温高压蒸汽灭菌

湿热灭菌法是指用饱和蒸汽、过热水或流通蒸汽进行灭菌的方法。由于蒸汽潜热大,穿透力强,容易使蛋白质变性或凝固,所以该法的灭菌效率比干热灭菌法高,是药物制剂生产过程中最常用的灭菌方法。湿热灭菌法可分为:煮沸灭菌法、巴氏消毒法、高压蒸汽灭菌法、流通蒸汽灭菌法、间歇蒸汽灭菌法。

湿热灭菌法比干热灭菌法优越得多,因而使用更为广泛,效果更为可靠。湿热杀菌作用强,主要是因为水分有利于蛋白质凝固,水分越多,凝固蛋白质所需温度越低。蛋白质含水率在25%时,凝固蛋白质所需温度仅为80 ℃,而不含水的蛋白质需在170 ℃才能凝固。另外,湿热的穿透性比干热强,因为水或蒸汽传导热能的效率比空气高;其次,蒸汽中含有大量潜伏热,冷凝时即可将其放出使物体迅速加热。所以,用湿热灭菌不仅能缩短时间,而且降低了温度。

随着压力蒸汽灭菌的发展,目前最普及、最有效的压力蒸汽灭菌为脉动预真空饱和蒸汽灭菌。

压力蒸汽灭菌法的应用已有100多年历史,因其是将蒸汽输入到专用灭菌器内并处于很高的压力之下,所以可使蒸汽穿透力增强、温度提高,极大地提高了杀菌效果。到目前为止,尚无任何一种灭菌方法能完全代替压力蒸汽灭菌方法。

压力蒸汽杀菌的基本要素是作用时间、作用温度及蒸汽质量等。饱和蒸汽必须满足干燥(含湿气<10%)和纯净(含不可冷凝气体<3.5%)、不可过热。压力蒸汽之所以有强大的杀菌作用,主要是蒸汽处于一定压力之下和冷凝成水时体积缩小至原体积的1/1 673,使其能迅速穿透到物品内部;另外,蒸汽冷凝成水时能释放潜伏热。常压下把1 g水从0 ℃加热到100 ℃需消耗418.68 J热能,而再把1 g的100 ℃水继续加热成蒸汽则需要消耗2 250 J热能,这种用温度计测不出的热能称作潜伏热。这种潜伏热在蒸汽接触冷的物体时冷凝成水时就释放热量传递给物体,使物体温度迅速升高。其主要优点是无毒、无害、无污染,投资少,效果可靠;缺点是不适合不耐高温物品的灭菌。

(一)压力蒸汽灭菌器的基础结构

灭菌器一般分为3个部分:材料部分、控制部分、电气和机械控制部分。

1. 材料部分 含压力容器、配套部件、配套管线。压力容器是指腔体、夹套、门构成的一个整体,一般由304不锈钢和316 L不锈钢制成。使用316 L的灭菌器,寿命更长,更耐腐蚀,不易生锈。配套管线一般应为304或316 L不锈钢材质。腔体表面经过抛光处理,不残留污迹,防止有死角。

无夹套型灭菌器，一般为小型、简易的灭菌器；卧式灭菌器一般都有夹套，用以避免腔体内出现温度不均匀的情况。

最早的卧式灭菌器是采用内胆式夹套，但是由于焊接点多、进汽口少，会出现焊接点过多后的焊接变形、耐压性能下降、夹套加热不均匀等。腰带式夹套，是目前使用最多、最新式的设计。其特点是进汽点多，热分布均匀。

门是灭菌器上的重要部件。灭菌器出现爆炸事故，一般都是门最先被炸飞出来。其原因是，相比腔体，门是活动部件，需要经常打开和关闭，比如，在 121 ℃时，每平方米承受的压力为 10 t；在 134 ℃时，每平方米承受的压力为 20 t，而这些力量都由榫头来支撑，强度相对薄弱。

同时由于门的内侧属于腔体的一部分，所以门的内侧是很烫的，设计时门内侧应该一直朝内，避免操作人员触碰到，以防烫伤。

2. 控制器部分　包括主控制硬件、显示屏、软件等。

灭菌器的控制器应该为工业上的可编程逻辑控制器（PLC），能够实现对灭菌器的自动化控制。灭菌程序和控制方式更是不同灭菌器厂家的核心部分。不同厂家使用的软件控制原理和灭菌程序不尽相同，如不同的脉冲方式就各有优缺点。

3. 电气和机械控制部分　一般包含以下部件：

（1）水环式真空泵：利用机械原理，抽取腔体内的空气和蒸汽。需要使用软化水，同时水温尽量不大于 15 ℃，水温越低，冷却效果越好，则真空度越高。

（2）热交换器：用于冷却夹套和腔体内排出的蒸汽。一是大幅缩短抽真空时间，也保护真空泵；二是让灭菌器排出的为水而不是直接排出蒸汽，这也是目前脉动预真空灭菌器安装不再受限制的原因。目前最先进的热交换器为板式热交换器，特点是体积小、换热快、寿命长，但是由于是波纹式换热，所以对水质要求高，至少应为软化水。

（3）温度传感器：用来控制夹套温度、腔体温度。

（4）压力传感器：用来控制腔体压力。

（5）运行数据记录器：用来记录运行数据。这个记录器的压力传感器和温度传感器应该是采用独立的传感器，不能使用控制系统的压力和温度传感器。

（6）电磁阀：控制器直接用来自动控制注入蒸汽。但是由于电磁阀的口径小、易发热、易被杂质造成泄漏，故灭菌器一般是使用电磁阀来控制气动阀，以间接控制蒸汽。

（7）气动阀：由电磁阀自动控制压缩空气，再由压缩空气控制气动阀，其内部为气动活塞执行机构。由于为机械结构，所以其耐热好、口径大、密封性好、灵敏度高、寿命长。

（8）疏水器：负责蒸汽进灭菌器前、夹套蒸汽的冷凝水的排放。

（9）无菌空气过滤器：在压力平衡阶段，空气必须经过无菌级空气过滤器才能进入腔体，以保证灭菌有效性。其对直径 0.3 μm 以上颗粒的滤除效率应不低于 99.5%。

（10）快开门的压力连锁装置：保证压力容器的安全。

（11）门关闭保护装置：防止门关闭时，遇到人员或者物品时，即能停止，防止夹伤。

（12）蒸汽发生器：必要时，会有蒸汽发生器，用来给灭菌器提供蒸汽。为了保证蒸汽品质，蒸汽发生器、关联管路、关联阀门都为 316 L 不锈钢材质。同时需要保证蒸汽供应量与灭菌器耗汽量相匹配。

（13）其他：有门驱动的马达或者活塞汽缸、压力表、安全阀、各类行程开关等。

(二)压力灭菌器灭菌适用对象

从广义上讲,压力蒸汽灭菌器中处理物品必须在灭菌后不会改变其化学和物理特性,同时不影响其安全性和功能性。

压力蒸汽灭菌器广泛适用于医疗卫生事业、科研、食品等单位,对医疗器械、敷料、玻璃器皿、溶液培养基等进行灭菌。

对于医疗领域,压力蒸汽灭菌器可以处理固体的、复用的耐热器材,如不锈钢手术器械、其他适合的医疗器械、耐热塑料制品、棉布敷料等;水基液体,如开口的、闭口的液体药品或者培养基。

处理固定和液体物品时,注意选择合适的灭菌温度和对应的灭菌程序。

(三)压力蒸汽灭菌器的种类

1. **按照排除空气的方式区分**　根据冷空气排放方式的不同,压力蒸汽灭菌器分为下排气式压力蒸汽灭菌器和预真空压力蒸汽灭菌器两大类。

(1)下排气式压力蒸汽灭菌器:也称为重力置换式压力蒸汽灭菌器,其灭菌是利用重力置换的原理,使热蒸汽在灭菌器中从上而下,将冷空气由下排气孔排出,排出的冷空气由饱和蒸汽取代,利用蒸汽释放的潜热使物品达到灭菌。

(2)预真空压力蒸汽灭菌器:其灭菌原理是利用机械抽真空的方法,使灭菌柜室内形成负压,蒸汽得以迅速穿透到物品内部进行灭菌。抽真空方式最早为射流阀,后由于耗水量大、效率低,逐渐被水环式机械真空泵替代。

根据抽真空次数的多少,分为预真空和脉动预真空两种。①预真空,是指先抽真空,然后注入蒸汽,再开始灭菌。②脉动预真空,是指先抽真空,注入蒸汽,然后重复上述过程3次或多次。脉动预真空好处就在于通过这样反复抽真空、反复注入蒸汽的过程,使残余空气和蒸汽反复混合,逐渐增加真空度,一般真空度达到99.9%,从而使灭菌器内的残留空气最少化,从而充分保证灭菌效果。

目前使用最广泛、最主流的压力蒸汽灭菌器为脉动预真空蒸汽灭菌器,其结构也最为复杂。

2. **按照腔体体积区分**　1个灭菌单元为300 mm×300 mm×600 mm,容积为60 L。

(1)小型灭菌器:是指灭菌器腔体容积<60 L,装载量不大于1个灭菌单元。

(2)大型灭菌器:是指灭菌器腔体容积≥60 L,能装载1个或者多个灭菌单元。

3. **按照控制方式区分**　采用手动方式设定与调节灭菌参数变量以及进行灭菌周期的运行,以实现灭菌的灭菌器,为手动控制型灭菌器,包括纯手动控制型、半自动控制型。带有自动控制器,根据预设定的参数,按照程序自动运行的灭菌器,为自动控制型灭菌器。

4. **按照外形区分**　分为台式、立式和卧式。

5. **按照门的特点区分**

(1)根据门的数量,分为单门式、双门式。传统的压力蒸汽灭菌器为单门。随着对无菌操作的要求越来越严,双侧开门的压力蒸汽灭菌器越来越多。医院、药厂的一些灭菌物品在生产过程中也常使用双门压力蒸汽灭菌器。

(2)根据门的开门方向,分为上开门、侧开门、垂直升降门、侧移门。考虑到安全因素、避免烫伤工作人员,欧洲普遍采用的原则是:1 m³以下灭菌器采用垂直升降门,再大型的灭菌器采用侧移门。

(3)根据门的固定方式,分为合页式和榫头式。

(4)根据门的开启方式,分为手轮式和自动式。

6. **按照移动性区分** 分为手提式、固定式。

7. **按照灭菌物品区分** 分为固体灭菌、液体灭菌。

(1) 固定物品灭菌：根据物品的气动流程速度限制，控制空气排除、蒸汽注入的速率。如用纸塑袋包装灭菌，如果空气排除速度太快，会造成纸塑袋的封口处破裂；如用过滤器灭菌，如果空气排除、蒸汽注入时不考虑过滤器的特点，会造成过滤器被击穿。

(2) 液体灭菌：有专门的程序和硬件支持，同时还分为开口容器液体灭菌和闭口容器液体灭菌，即使用不同的灭菌程序。液体容器需要耐温和耐压。液体灭菌时，必须将专门的负载温度传感器放置在液体内，而且应该放在最大的容器内。温度传感器温感部分应该摆放在液体的冷点，即近底部或者中心，不能触碰到容器壁。

8. **按照蒸汽供应方式区分** 分为外供蒸汽型、自带电加热蒸汽发生器型、自带工业蒸汽换清洁蒸汽发生器型。

外供蒸汽型，即由外部提供蒸汽。按照最新国家标准，医院内、实验室内灭菌器需要提供清洁蒸汽。药厂内，部分特定要求时，需要供应纯蒸汽。

9. **按照夹套特点区分** 分为无夹套型、内胆式夹套型、腰带式夹套型。

10. **按照腔体形状区分** 分为圆形腔体、椭圆形腔体、方形腔体。方形腔体由于装载时利用率高，故为主流产品。

11. **按照物品的用途区别** 分为无菌物品生产用、垃圾物品用。

无菌物品生产，是指灭菌完的物品需要再次使用。垃圾物品灭菌，是指保护环境的需要，一些特殊医疗垃圾，在抛弃前，需要做灭菌的无害化处理。

12. **按照装载式腔体的高低区分** 部分腔体大于 1 m^3 的灭菌器，由于腔体太大，如果地面有条件做下沉处理，考虑到装载的便捷性，会有地坑安装式，即灭菌器腔体跟装载区和卸载区的水平一致，这样操作人员可以将装载车直接推进腔体，避免了二次搬运。

直接安装在地面上，腔体最低端比装载区高的，为地面安装式。

13. **按照灭菌程序的特点区分** 分为普通下排气、下排气正压脉冲、负压脉冲、跨压脉冲、正负压脉冲。随着对灭菌有效性的重视，正负压脉冲正成为主流。

（四）压力蒸汽灭菌器操作方法

(1) 检查冷水阀（软化水），确保打开，正常压力在 300 kPa 以上，水温尽量低。如果自带蒸汽发生器，应检查纯水阀门，确保打开，正常压力在 300 kPa 以上。

(2) 检查压缩空气压力，正常压力范围为 600～800 kPa。

(3) 打开电源箱上开关，并且把灭菌器的电源开关由"0"旋至"1"的位置。

将待灭菌的物品装进灭菌器腔内，关上前门。等关门指示灯亮后，按 ◇ 键，即自动运行。

(4) 前处理：含有多次预真空和多次正脉冲，反复排出空气（包括腔体、包裹间隙、器械腔孔），多次注入蒸汽，保证空气排除充分，同时充分加热、加湿物品。加热阶段，蒸汽持续缓慢进入，蒸汽冷凝成水，释放热量，温度上升到灭菌温度。要保证腔体内蒸汽冷凝水排出通畅。

(5) 灭菌：注意观察压力、温度，需要同时维持在合理范围内。对于 134 ℃，灭菌时间保持 4 分钟以上；对于 121 ℃，灭菌时间保持 16 分钟以上。具体灭菌器温度和时间取决于物品的产品说明书。

(6) 选择程序时，一定要跟物品对应，既要保证灭菌效果，又要防止温度太高，损坏物品。

（7）干燥处理：缓慢抽真空，排空蒸汽，腔体内水挥发成蒸汽排出，使物品干燥。

对于不同物品，为了保证良好的干燥效果，可以选择延长干燥时间、增加特定的蒸汽干燥脉冲或者特定的空气干燥脉冲。

（8）程序完成后，后门会自动打开，应立即卸载无菌物品，并关上后门（无菌区）。由于灭菌器夹套持续高温，所以应避免无菌物品长时间摆放在灭菌器腔体内，以防止无菌物品的高温氧化和物品温度升高后的二次吸湿。

（五）压力蒸汽灭菌注意事项

（1）每天使用前需对灭菌设备进行安全检查及清洁记录，检查内容包括：①灭菌器压力表处在"零"位；②记录打印装置处于备用状态；③灭菌器柜门密封圈平整无损坏，灭菌器柜门安全锁扣灵活，安全有效；④灭菌器冷凝水排出口通畅；⑤柜内壁清洁；⑥压缩空气符合设备运行要求。

（2）早晨缓慢打开蒸汽总阀门，再手动打开排冷凝水阀门，尽量排除冷凝水。每天早上第一锅做 B-D 测试，定期更换门封圈和无菌空气过滤器，定期校验压力表和安全阀，每年校准一次压力传感器和温度传感器；液体灭菌，必须有专门的程序。

（3）在操作前认真阅读使用手册，并接受正规的使用培训。必需持有上岗证方可进行操作。

（4）根据灭菌器的产品说明书熟知它有哪些禁忌证。脉动真空压力蒸汽灭菌器正常灭菌程序，只针对固体、耐温、非密闭物品；所有粉状、膏状、油状东西不能在此灭菌。

（5）在维修前，请认真阅读维修手册，同时需要接受维修培训，经过授权的人员才能维修灭菌器。

（6）使用或维修时，注意相关的安全事项，如电气安全、介质安全、机械安全、感染防护、操作安全等。

（7）灭菌器新安装、移位和大修后的监测应进行物理监测、化学监测和生物监测。物理监测、化学监测通过后，生物监测应空载连续监测 3 次，合格后灭菌器方可使用。监测方法应符合 GB/T 20367 的有关要求。对于小型压力蒸汽灭菌器，生物监测应满载连续监测 3 次，合格后灭菌器方可使用。预真空（包括脉动真空）压力蒸汽灭菌器应进行 B-D 测试并重复 3 次，连续监测合格后，灭菌器方可使用。

（8）开口液体灭菌前，液体温度尽量为室温，或者说小于 40 ℃。所有过程中防止液体爆沸。液体灭菌，整个运行时间会很长，2～5 小时不等；必须使用液体专用程序。液体容器需要耐高温和耐压；建议为水基溶液。不能灭菌易燃和易挥发液体。开口液体只能使用开口液体程序，哪怕有盖子，亦应尽量打开多点，防止盖子粘连。

（9）闭口液体只能使用闭口液体程序，每锅次灭菌，应该尽量是同一类型的液体，同样体积、同样形状的容器。容器体积越小，整个运行时间越短；尽量使用更小容量的容器，液体量为容器容积一半。

（10）玻璃瓶比塑料瓶传导快；瓶子放在不锈钢装载架上比放在塑料托盘上升温快。液体灭菌时一定要放置 LOAD 温度传感器（负载传感器），且一定要放在液体内，应该放在最大的容器内，温感部分应该摆放在液体的冷点——底部或者中心，不能触碰到容器壁；日常工作注意保护探头。

（11）液体灭菌结束开门时，一定要站在门的侧面，防止蒸汽和水雾烫伤，同时防止液体沸腾、容器炸裂；出现问题，千万不能强制开门，只能等待冷却结束，或者隔天处理。任何情况下，需要开门时，一定要确认液体内部的腔体压力表、压力传感器和负载温度传感器在安全值之内。

(12) 产品灭菌和垃圾灭菌,必须使用不同的灭菌器。

(六) 压力蒸汽灭菌器的常见故障与处理

1. 维修灭菌器须注意的原则

(1) 首先要接受培训。

(2) 遇到问题,先断电、关闭蒸汽总阀门、关闭压缩空气阀门、断水。

(3) 灭菌器冷却后再维修,避免烫伤。

(4) 不能随意修改参数。

(5) 不要尝试强制开门。

(6) 做维修工作前,应该了解和学习灭菌器的结构。

2. 压力蒸汽灭菌器常见故障处理

(1) 漏蒸汽、漏水:断水、断电、断蒸汽,寻找泄漏点,紧固管线或者更换部件。

(2) 泄漏测试不合格:寻找泄漏点,常见的是门封问题、管线松动、阀门泄漏。

(3) B-D测试不合格:①做泄漏测试,判断是否有泄漏;②更换另外一个批次B-D包。

(4) 灭菌器抽真空达不到设定值:管线漏气、热交换器泄漏、水压不足或者过热、真空泵故障、压力传感器不准。

(5) 生物监测阳性:①首先确认泄漏测试结果、B-D测试结果;②确认是否是假阳性;③阅读器误判。

(6) 湿包:①包裹是否过大;②器械是否使用了吸水巾;③器械是否过多;④是否为蒸汽含水量过大;⑤是否为水倒灌。

(7) 打印记录压力温度超出范围:①主要检查压力传感器、温度传感器是否不准确;②蒸汽质量不达标。

(七) 压力蒸汽灭菌器的日常维护

(1) 每次程序结束,检查有无物品掉到腔体内,如有须及时取走。

(2) 每周一次清洁灭菌器腔体内过滤器。

(3) 每周一次移开导轨,清洁腔体内部,用不含氯的清洁剂,不能用铁丝刷。

(4) 每周一次用不含腐蚀剂的不锈钢清洁剂或石蜡油清洁外部的不锈钢。

(5) 每周一次对蒸汽发生器进行手动排污,为间歇打开,持续时间1~2分钟。

(6) 每周一次检查门在关门时遇阻力后停止关门的功能。

(7) 每周一次检查空气过滤器是否连接可靠。

(8) 注意定期更换无菌空气过滤器。建议在1年内。

(9) 定期润滑门封,必要时更换门封。建议在1年内。

(10) 注意定期校验和维修保养。

(11) 注意压力容器、压力表、安全阀的报验。

(12) 详细的维修及保养说明参阅说明书。

二、环氧乙烷灭菌

医疗机构中最常用的环氧乙烷(EO)灭菌器通常是100%环氧乙烷"单次剂量"药筒的灭菌器和混合环氧乙烷罐或缸的灭菌器。环氧乙烷灭菌器最好安装在单独房间。隔离灭菌器的目的是尽量减少人员暴露的风险。

（一）基础知识

（1）环氧乙烷在常温下是无色气体，气味与乙醚相似，但低浓度时无味。在室温条件下很容易挥发成气体。当空气中环氧乙烷含量在 3％～100％时，遇明火可发生爆炸。

（2）环氧乙烷可以杀灭微生物，包括细菌繁殖体、芽孢、病毒和真菌孢子，是一种广谱灭菌剂。

（3）环氧乙烷具有穿透力强，对灭菌物品损害小，可低温下灭菌等特点，广泛应用于不耐热、不耐湿的物品灭菌。

（4）环氧乙烷能与微生物的蛋白质、DNA、RNA 等产生非特异性烷基化作用，使微生物这些大分子失去活性，从而杀灭微生物。环氧乙烷能抑制微生物各种酶的活性，阻碍微生物正常新陈代谢过程，导致其死亡。

（5）目前国内外医院使用的设备基本上是纯环氧乙烷灭菌设备。纯环氧乙烷灭菌设备在整个灭菌过程中灭菌舱内为负压，故万一发生泄露，环氧乙烷气体也不会外泄；添加的方式由外置气体钢瓶改为内置一次性气罐，刺破气罐后，门自动锁死，不能打开，提高了安全性。

（6）环氧乙烷的优点：①能杀死所有微生物，包括细菌芽孢；②灭菌物品可以被包裹，确保至包裹使用前呈无菌状态；③不腐蚀塑料、金属和橡胶，不会造成物品损坏；④环氧乙烷渗透性强，能穿透形状不规则的物品，较细、较长的导管，结构复杂且带管腔的器械；⑤有成熟的灭菌监测体系，包括物理、化学、生物监测，用于证实灭菌是否有效。

（7）环氧乙烷的缺点：①通风时间长，需要 10～12 小时，整个循环时间约 15 小时；②环氧乙烷是可疑的致癌物，必须控制室内空气中环氧乙烷的浓度低于国家规定的标准；③环氧乙烷易燃易爆，储存和灭菌时不能泄露；④环氧乙烷灭菌成本比压力蒸汽灭菌成本高。

（二）环氧乙烷灭菌适用范围

环氧乙烷灭菌适用于不耐热、不耐湿的诊疗器械、器具和物品的灭菌，环氧乙烷不损害灭菌的物品且穿透力很强，故多数不宜用一般方法灭菌的物品均可用环氧乙烷消毒和灭菌，如电子仪器、光学仪器、医疗器械、书籍、文件、皮毛、棉、化纤、塑料制品、木制品、陶瓷及金属制品；不适用于食品、液体、油脂类、滑石粉等的灭菌。环氧乙烷是目前最主要的低温灭菌方法之一。

（三）环氧乙烷灭菌器的主要结构

环氧乙烷灭菌器主要分为 A 类和 B 类两种类型，A 类用于医疗器械生产灭菌，B 类用于临床器械灭菌。灭菌器内腔尺寸有一定限定，通常灭菌室容积≤1 m^3。

（1）灭菌室：灭菌室的最高工作压力小于 0.1 MPa。

（2）门控制系统：①门锁可根据灭菌器的工作状态锁紧、锁松。环氧乙烷气体释放后，门锁紧，无法打开。如需强行中止循环，必须等环氧乙烷气体排出后，灭菌室门方可打开。②门密封良好，能保证正压灭菌时，环氧乙烷气体不易外泄。③凹槽垫圈物，既保证门开启或关闭时不易受损，其特殊的封闭性能又能保证密封完整。

（3）真空泵：从灭菌周期开始到结束为止，真空泵一直持续工作，最后低于大气压下的空气洗涤及通气，保证安全条件下有效去除环氧乙烷残留。

（4）安全阀：当灭菌器内工作压力超过最高工作压力、断电和出现其他故障时，安全阀自动打开，将环氧乙烷气体安全排放。

（5）报警装置：机器一旦出现故障包括环氧乙烷气体的泄露，机器能及时响亮地报警。如温度、压力超高温、高压时，环氧乙烷气体温度超低时，气化装置温度超高温时，均报警。

(6)面板：面板上有操作键和显示屏,操作键有温度选择键、增加/减少通气键、开始键和停止键,显示屏可以显示门锁状态、温度、湿度、压力、时间等。

(四)环氧乙烷灭菌操作方法

环氧乙烷灭菌操作包括灭菌前检查、灭菌物品装载检查、灭菌器运行程序、灭菌物品卸载。

1. 灭菌前检查

(1)检查灭菌设备是否处于通电状态,水、电等参数符合设备要求。

(2)每日清洁灭菌室内腔,用清水擦拭内腔壁,注意检查气瓶安装槽、出气孔、炉门、密封圈等的清洁度。气瓶安装槽的局部易出现油性污物和色泽沉着,应及时擦拭,必要时使用金属清洁剂。检查纯水缩水器的水量是否在水位线上。

(3)打开压缩空气机观察压缩机空气压力表,压力范围:600~800 kPa。

(4)打开压缩空气阀门,接通压缩空气,观察压力表的压力(350~1 000 kPa),开启组合式空气过滤器下部的排放阀,排净压缩空气管道内的积水,关闭排放阀。

(5)打开环氧乙烷灭菌器的电源,电脑显示屏亮,并出现灭菌周期设置功能画面。

(6)打开打印机,将打印机开关置于"开启"挡位。

2. 灭菌物品装载

(1)灭菌物品需彻底清洗和漂洗,清除黏膜、血渍和其他有机物,去除水滴并烘干。选择合适的包装材料对灭菌物品进行打包。

(2)灭菌物品的装载必须利于环氧乙烷气体的穿透和排出,确保灭菌效果。对聚氯乙烯(PVC)等塑料类、橡胶类物品灭菌时,其数量不能超过灭菌器装载量的50%,以免吸附环氧乙烷过多,导致灭菌失败。

(3)灭菌物品应合理放置,不可太多。装载量越大,环氧乙烷气体越难排出,可能造成环氧乙烷残留。

(4)物品装放不能贴靠门和内壁,防止吸入冷凝水。

(5)纸塑包装器械可用支架分隔放置,如果没有分隔,可用纸塑面材料相靠,以免影响环氧乙烷气体的穿透。

(6)灭菌物品应放于专用灭菌筐内,如果使用两层灭菌筐,之间应有间隔;物品间放置要有间隙,不能高出灭菌筐;物品不能堆积,避免影响环氧乙烷气体的穿透及释放。

(7)每批次灭菌物品应装载生物测试包,并放置于灭菌器最难灭菌的部位,一般在整个装载的中心部位;两层灭菌筐时应放在上层,监测灭菌效果。

(8)装入气罐,逆时针旋转舱门手柄,打开灭菌器门,将环氧乙烷灭菌器配套的气罐插入气罐槽的挡圈内,往下压入,同时向里轻推,使气罐被搭扣扣住。放置环氧乙烷气罐后观察屏幕气瓶放置代码的消失。

(9)将已装入物品的篮筐放入舱内,关上门,顺时针旋转手柄至手柄垂直。

3. 选择灭菌参数

(1)设置灭菌温度。按温度选择键,依据待灭菌物品生产厂家推荐的灭菌温度选择所需的灭菌温度。目前医院常用的有37 ℃和55 ℃,建议常规首选55 ℃。

(2)设置通气时间。按照待灭菌物品生产厂家推荐的通气时间,设定环氧乙烷灭菌器的通气时间参数。一般情况下,温度37 ℃灭菌循环需要通气12 小时以上,温度55 ℃灭菌循环需要通气10 小时。

（3）参数确认后，按下"开始"键，显示"START"，灭菌/通气循环开始，整个过程自动运行直至结束。

4. 灭菌过程观察　环氧乙烷灭菌过程关键参数的控制是达到灭菌质量的保证。气体浓度、相对湿度、灭菌温度与时间等这些关键因素直接影响灭菌的效果。环氧乙烷灭菌器的灭菌周期由以下阶段组成：准备阶段（预热、预真空、预湿），灭菌阶段（刺破气罐、灭菌、排气），通气阶段，灭菌过程完成。

（1）准备阶段

1）真空：在短时间内抽部分真空，从腔内和装填物品包装内去除大部分残留空气；达到真空时，将水蒸气注入腔内，扩散到整个装填物中。开始一段时间为调节期，此期间装填物达到相对湿度和预设温度。

2）充气：环氧乙烷气体或气体混合物作为灭菌剂进入腔内，并达到灭菌浓度等条件。

（2）灭菌阶段：灭菌器维持预定时间的暴露期。在此期间，腔内装填物保持灭菌浓度、相对湿度、温度及适当压力。暴露期结束后，进行最终的抽真空，从腔内去除气体或气体混合物，并将其排到外部大气中，或排到设备中将环氧乙烷转化为无毒性化学品。

（3）通气阶段：环氧乙烷排空后，灭菌器将新鲜空气经可滤除细菌的空气滤器抽入灭菌室内，置换环氧乙烷的残留气体并重复进行。空气置换持续至少 10 分钟。这时一些机器开始腔内通风换气阶段，不用移动灭菌包到单独的通风腔就可完成通风。

（4）运行结束：在空气清洗或腔内通风期结束时，机器内压回到大气压，可听见或可看见指示物发出周期结束的信号。有些灭菌器会在门打开之前一直继续过滤空气清除的过程。

5. 卸载

（1）灭菌循环过程结束后，必须检查灭菌运行打印记录中的温度、湿度、通风时间、压力等参数，确认正常后即可卸载。

（2）环氧乙烷灭菌的物品都必须经通风解析后使用。通风时间 50 ℃时 12 小时、55 ℃时 10 小时、60 ℃时 8 小时。大部分环氧乙烷灭菌的物品都会不同程度地吸收环氧乙烷气体，有些物品会比其他物品吸收和残留更多的环氧乙烷。通风时间是根据最难通风的物品及包装材料来设定的。即使金属和玻璃材质的器械本身不吸收环氧乙烷，但其包装会有残留的环氧乙烷，所以也需要通风一定时间。在紧急状态下，金属和玻璃材质的器械可采用设备厂商推荐的最短通风时间和程序，经通风排残后即可使用。若灭菌失败时必须对器械重新灭菌，要等通风后重新包装再灭菌。

（3）对于使用 100% 环氧乙烷气筒的灭菌器，每周期用过的空气筒都必须从灭菌器中取出并在处理前通风。若灭菌物品是在灭菌器室内通风的，可将其留在腔中。灭菌结束后取下气罐，按医疗废物处理。

（4）取出灭菌物品后，可以结束此次灭菌循环过程。在舱门处开启状态，按下"停止"键，灭菌器即处于待机状态，等待下次灭菌。

（5）使用通风设备不要超载，物品和物品之间、物品与内壁之间都要留出 2.5 cm 的空间，利于空气自由循环。

（6）全部卸载工作完成后，操作人员应洗手去除可能残留的环氧乙烷。

6. 表格设计与记录　环氧乙烷灭菌监测记录主要包括灭菌器设定温度和灭菌时间，生物监测（标准测试包）包内卡监测结果，灭菌结束后记录仪打印结果中复合灭菌开始时间和灭菌结束时间(表 3-1)。记录内容和监测结果存档。

表 3-1　环氧乙烷灭菌物品记录单

灭菌日期：	灭菌设备号：		操作人/复检人：		
	灭菌程序：		灭菌器运行序号：		
灭菌参数设定：温度　　　时间　　　湿度			包内卡监测结果：		
打印记录： 灭菌开始、结束时间：			生物监测结果：		
物品名称/编号	数量	物品名称/编号	数量	物品名称/编号	数量

7. 注意事项

(1) 金属和玻璃材质的器械,灭菌后可立即使用。

(2) 环氧乙烷灭菌器及环氧乙烷气罐应远离火源并防止静电。气罐也不应存放冰箱内。

(3) 环氧乙烷空气罐的存放处理应按照国家有关易燃易爆物品储存要求。

(4) 定期对环氧乙烷灭菌设备进行清洁保养和维修调试。

(5) 生物指示剂应放在待灭菌物品最难灭菌的位置。

(6) 环氧乙烷残留量浓度在灭菌物品中应低于 $15.2\ mg/m^3$,在灭菌环境中应低于 $1.82\ mg/m^3$。每年应对灭菌环境中环氧乙烷气体残留浓度进行监测。

(7) 环氧乙烷灭菌器排放应遵循生产厂家的使用说明或指导手册,设置专用的排气系统,并保证足够的时间进行灭菌后的通风换气。

(8) 环氧乙烷灭菌设备应安装排气管道系统。灭菌器必须连接在独立的排气管路上,排气管材料应为环氧乙烷不能通透的材质如铜管等。排气管应连接室外,并于出口处反转向下,距排气口 7.6 m 范围内不应有任何易燃易爆物和建筑物的入风口如门或窗,排气管的垂直部分长度超过 3 m 时应装辅助排气设施。

(9) 操作者吸入环氧乙烷气体超过暴露时间和浓度会有导致健康危害的风险,其中包括可能致癌、致畸、致突变。急性过度暴露可导致眩晕、呼吸窘迫、恶心、呕吐及头痛。

(10) 严格掌握环氧乙烷的通风要求,聚乙烯材料物品解析 60% 时需 8 小时,50% 时需 12 小时。

(11) 灭菌器须取得卫生部门卫生许可批件,应符合 WS 310 和《医院消毒技术规范》等规定。

(12) 设备安装及设计必须有专业工程师等人员承担,须对环氧乙烷工作人员进行专业知识和紧急事故处理的培训。

(五) 设备维护与故障排除

对环氧乙烷灭菌器进行定期保养,是保证该灭菌系统始终处于良好状态必不可少的工作。日常保养必须由经过厂家培训的工作人员来进行。每天进行灭菌室内壁、灭菌室出口处边缘、灭菌器门内面、灭菌器外面、门封条的清洁擦拭和清理。每天开始工作之前,排去积存在压缩空气管道过滤器集液瓶中的水和油。根据厂商建议更换油水分离器的粗滤芯和细滤芯。至少每 6 个月更换一次有水分离器的粗滤芯,至少每 12 个月更换一次有水分离器的细滤芯。不洁净的压缩空气会导致过滤器的滤芯早期失效并有可能导致灭菌器出故障,严重的可能会造成环氧乙烷泄漏,使操作人员接触到环氧乙烷气体。

100%环氧乙烷气体的新型灭菌器使用一套报警故障显示系统和代码检索表,为操作人员提供灭菌器的状态信息。如果出现报警代码,灭菌器不会中断运行,只是警示操作人员灭菌器处于特殊的状态。如果出现故障代码,灭菌器将中断灭菌过程。

根据设备厂家说明书提供的各阶段故障代码(表 3-2)掌握故障代码识别与处理。当机器出现预备阶段故障代码、灭菌阶段故障代码、自行阶段故障代码时,机器将中断运行,消毒员及时和工程师联系处理设备故障。机器出现锁定炉腔的故障代码时,操作人员或维修人员必须重新开关电源,启动运行。

表 3-2　环氧乙烷灭菌器常见"报警代码"的意义与处理

代码	含义	可能的故障	处理方法
C2	待机情况下无水	储水器缺水	加蒸馏水
C3	电源中断	供电电源中断	电源接通后机器自动恢复
C4	无压缩空气	压缩空气中断	检查空压机和供气管道
C6	出货门打开	出货门未关闭	关闭出货门
C7	炉门被锁定	压缩空气中断	检查空压机和供气管道
		炉门开关故障	联系工程师
C8	打印纸出错	打印纸缺失	重装打印纸
C9	打印机出错	打印机故障或电路出错	联系工程师
C10	解毒器报警	排气时解毒器故障	查阅解毒器显示的故障信号
C11	需更换气瓶	气瓶已用过或无气瓶	装入新气瓶
C12	传感器需重新校准	传感器超出标准范围	联系工程师

(六)气罐存储和处置

灭菌器使用环氧乙烷气罐灭菌,气罐为一次性使用,寿命为 5 年。使用后的环氧乙烷气罐,可按照常规非可燃性废物处置。未使用的环氧乙烷气罐,存储应注意:①环氧乙烷灭菌器及气罐应远离火源;②环氧乙烷气罐应于室温下(温度 15～30 ℃)直立放置;③环氧乙烷灭菌器附近仅存放当日使用的气罐,最大存放数量不超过 12 个气罐,屋内换气次数不低于 10 次/小时;④环氧乙烷气罐应置于专用的可燃性液体存储柜内,存储柜应与外界空气相通。

三、过氧化氢低温等离子灭菌

(一)灭菌原理

过氧化氢低温等离子灭菌器使用的是 55%～60%的高浓度过氧化氢,后者是一种强氧化剂。过氧化氢气体在特定的条件下发生电离反应,构成了过氧化氢等离子。过氧化氢低温等离子灭菌器在一定温度、真空条件下在灭菌舱内气化、穿透、扩散到整个灭菌舱体和灭菌物品的内外表面,并在过氧化氢等离子体协同下实现对舱内物品的灭菌和残留过氧化氢的解离。

过氧化氢浓度的高低决定杀菌能力。注入过氧化氢的浓度和剂量未达到要求,装载超负荷、包装材料不正确等,都能影响过氧化氢的浓度。低浓度的过氧化氢注入后会造成过多水分进入灭菌舱,并降低灭菌舱温度,影响灭菌效果。过氧化氢注入量过多可能造成不能完全气化,影响过氧化氢的充分扩散和穿透,未气化的过氧化氢容易在灭菌物品表面和包装材料上残留,可致后期使用时发生职业伤害。

临床上使用的有两种不同的过氧化氢灭菌剂,一种是卡匣式过氧化氢,一种是瓶装过氧化氢,两者的特点与操作不同(表 3 - 3)。

表 3 - 3　卡匣式过氧化氢与瓶装过氧化氢比较

	卡匣式过氧化氢	瓶装过氧化氢
药剂注入	固定剂量包装,每次定量注入	每次电子或机械定量从瓶中抽取
密封状态	单胶囊独立密封设计,包外有过氧化氢泄露指示条	使用中为闭合、非密封状态,存在浓度下降的隐患
使用前注意	使用前注意检查观察卡匣外包装的指示条颜色是否正常,当出现红色指示条时,不能使用该卡匣	每次使用时检查是否在安全剩余剂量内,并确保每瓶过氧化氢溶液在 14 天的有效使用期限内,保证安全有效性

目前临床常用的过氧化氢低温等离子灭菌器,工作温度为 45～55 ℃,灭菌周期为 28～75 分钟,灭菌后产物为水和氧气,灭菌后物品可以直接卸载使用。

(二)适用范围

遵循过氧化氢低温等离子灭菌器生产厂家的使用说明书进行操作。过氧化氢低温等离子灭菌器可用于金属和非金属器械的灭菌处理,包括内镜、某些陶瓷和玻璃制品及其他不耐热、不耐湿的手术器械,如腔镜手术器械、电子仪器、光学仪器、精密显微手术器械等。

过氧化氢低温等离子灭菌器灭菌管腔器械时,要求:单通道不锈钢管腔,内径≥0.7 mm 和长度≤500 mm;管腔器械(不包括软式内镜),内径≥1 mm 和长度≤1 000 mm。

过氧化氢低温等离子灭菌器不能用于处理植物纤维类制品,如棉布、亚麻布、纸张等;不能处理粉类(如滑石粉)和液体类(如水、液体石蜡等);不能用于一端闭塞的管腔类器械、不能耐受真空的器械和过于细长的管腔。

不同生产厂家、不同型号的灭菌器对不同材质的管腔均有不同的灭菌适用范围,应遵照生产厂家说明书执行。

过氧化氢低温等离子灭菌器不能灭菌布类、纸类的物品,所以在包装待过氧化氢低温等离子灭菌的物品时,不能选择棉布、皱纹纸、纸塑袋作为包装材料,应选择兼容的灭菌包装袋、无纺布进行器械及物品的包装。

(三)灭菌器结构及部件

1. 灭菌室　有圆形和矩形,室内工作温度最高不高于 60 ℃,波动范围不超过±5 ℃。灭菌室内还包括等离子电极网和过氧化氢浓度传感器等特殊结构。

2. 门系统　包括灭菌室的门和联动装置。门的密封用硅胶,保证运行过程不发生泄漏。在灭菌舱门未完全关闭的情况下,不能运行灭菌周期,屏幕上提示关闭门信息。在灭菌周期的进行过程中,不能打开灭菌舱的门。电动门在关门的过程中,如遇到障碍自动停止关门并报警或提示。

3. **面板** 包括显示系统、开门键、关门键、灭菌周期选择键等。显示系统有灭菌信息显示、记录及存储功能。①灭菌信息显示包括灭菌室压力、灭菌器处于待机状态、灭菌器门的锁定状态、灭菌器能选择的灭菌循环、灭菌器正在工作的显示和灭菌器正处在哪个循环步骤及所运行的时间,发生错误时能显示错误类型,显示循环完成和提示灭菌室门是否可以打开;②信息记录包括选择的灭菌循环、灭菌日期和时间,每个循环步骤的阶段名称、压力以及时间,灭菌过程所用的总时间,循环完成结果和故障信息;③信息存储,品牌不同存储时间不同。

4. **报警装置** 在灭菌过程中舱内过氧化氢浓度、压力、温度等超出正常范围,设备报警装置会发出报警音并指示设备处于异常工作状态。当灭菌器械没有彻底干燥时,灭菌器会自动报警并终止灭菌过程。

（四）灭菌操作

1. **灭菌前准备** 供电,电压 220 V 或 380 V;辅助设施(水、气)无特别要求。

2. **灭菌器运行前检查**

(1)电气检查:灭菌器处于通电状态,切勿使过氧化氢低温等离子灭菌器装置拔下插头或关闭的时间超过 24 小时,或按照厂商要求执行。如果关闭消毒灭菌装置长达 24 小时以上,应致电厂家获取指导。

(2)过氧化氢卡匣或罐装液体检查:在启动循环前应按照消毒灭菌装置显示器上的信息更换空的或过期的卡匣。如果过氧化氢外包装上的化学监测指示条是红色的,切勿拆除卡匣包装的塑料外壳包装。红色表示卡匣可能已损坏,为了确信卡匣的质量应致电厂家。切勿从卡匣收集箱上取出用过的卡匣,须根据当地废物处理法规弃置密封的卡匣收集箱。未使用过的过氧化氢卡匣也是危险物,应依法规弃置。如果需要操作使用过的卡匣,应戴乳胶手套、乙烯基或腈纶手套。切勿使手套接触脸或眼睛。罐装的过氧化氢液体,要保证过氧化氢储存在合适的环境条件下(有些需冷藏保存),并有足够的过氧化氢量来保证灭菌成功。

(3)灭菌舱检查:切勿用磨料擦拭灭菌舱门。灭菌柜密封圈是保持灭菌舱处于真空状态的关键部件,切勿在门座或灭菌舱组件上使用粗糙的清洁工具如线刷或钢制毛刷等,否则会损坏密封圈。

3. **灭菌物品的装载**

(1)装载前检查:检查物品是否可通过过氧化氢低温等离子灭菌装置进行灭菌。因不同厂家、不同型号的灭菌器对管腔器械的要求有所差异,故在管腔器械灭菌前还应对管腔器械的材质、管径及长度进行判断,看是否符合过氧化氢低温等离子灭菌器的要求。检查灭菌舱是否清洁干燥;对于含有真空排水泵的灭菌器,应先进行排水检查。潮湿会减弱和影响电子和自由基杀灭微生物的作用,装载潮湿的物件可导致灭菌失败或循环取消。检查是否采用特卫强(Tyvek)专用灭菌袋和无纺布作为包装材料,按照要求规范包装。器械盒内不能使用泡沫垫,泡沫垫会吸收过氧化氢而影响灭菌过程。

(2)装载:待灭菌物品不得超出器械架范围,以免发生挡灯(遮挡过氧化氢监测灯),导致灭菌器报警。不能触碰舱门、舱底部、等离子电极网。等离子电极网是灭菌舱内的一层网状结构,装载物品不要与它太靠近,应保持 2.5 cm 的空间距离。器械或物品应有序、单层放置在载物架上,器械盒或贵重器械应平放在灭菌架上,不堆叠、不挤压,保证各物品间留有缝隙,便于过氧化氢低温等离子均匀扩散和注入。装载量以 60%～70% 为宜,无最小灭菌容积限制,最大灭菌容积量应低于 80%。

(3) 生物监测灭菌装载:生物监测包或 PCD(灭菌过程验证装置,process challenge device)应放置于灭菌舱内远离过氧化氢注入口的部位,如下层器械搁架、卸载侧门(非过氧化氢注入口)附近,或生产厂家使用说明书建议的灭菌器最难灭菌的部位,并且灭菌器应处于满载状态。

4. 灭菌周期的选择

(1) 灭菌周期:依据 GB 27955—2011 要求,过氧化氢低温等离子体灭菌器的灭菌过程一次循环分 5 个阶段:真空期、注射期、扩散期、等离子期和通风期。

1) 真空期,灭菌舱内压力由正压下降至负压。

2) 注射期,定量的 55% 以上浓度的过氧化氢液体注入灭菌舱内。

3) 扩散期,定量注入的过氧化氢溶液在一定的温度和负压下汽化,迅速均匀地扩散。

4) 等离子期,启动等离子发生器,汽化的过氧化氢进入等离子态。等离子化过程结束,等离子物质重新组合成氧分子、水分子。

5) 通风期,外部气体经过过滤后进入舱内,使得舱内外压力平衡,恢复为大气压。

上述 5 个阶段根据程序设计可以重复和交叉,完成双循环的灭菌周期。

(2) 选择灭菌周期:过氧化氢低温等离子灭菌器有短循环和长循环灭菌周期(表 3-4),根据灭菌物品选择不同的灭菌周期(表 3-5)。不同品牌的灭菌周期设计及应用范围不同,按过氧化氢低温等离子体灭菌器生产厂家的使用说明书执行。

表 3-4　短循环、长循环灭菌时间对比表

灭菌循环阶段	短循环(分钟)	长循环(分钟)
真空期	18～23	20～25
注射期	5～7	5～7
扩散期	1～3	9～11
等离子期	5～7	5～7
注射期(2)	5～7	5～7
扩散期(2)	1～3	9～11
等离子期(2)	5～7	5～7
通风期	≥1	≥1

表 3-5　灭菌周期选择

管腔类型	规格	短循环	长循环
不锈钢管腔	直径≥1 mm,长度≤50 cm	√	
普通医用管路	直径≥1 mm,长度≤1 mm	√	
	直径≥1 mm,长度为 1～2 m		√
软式内镜	直径≥1 mm,长度≤2 m		√

5. 灭菌后卸载　灭菌循环完成后即可打开舱门,灭菌后的物品不要求通风。确认灭菌监测

合格后,即可使用灭菌物品。取出物品后关闭舱门,以利于保持灭菌舱内的操作温度并使灭菌舱保持清洁。

6. 确认与放行 物理监测、化学监测(包外化学指示物监测)、生物监测合格,双人复核准确无误后,物品放行,记录并签名。

(五)注意事项

(1)灭菌前物品必须清洗彻底,充分干燥。

(2)管腔器械的灭菌应该选择与该灭菌器兼容的管腔器械材质和规格。不同型号、不同厂家、不同规格的灭菌器对管腔要求均有差异,严格按照厂家说明指导进行操作,确保灭菌成功。

(3)装载时,灭菌物品塑面须朝一个方向,灭菌物品不得接触灭菌腔内壁。

(4)灭菌物品不能叠放。

(5)过氧化氢本身具有较大刺激性,尤其在浓度较高时。按照美国职业健康协会(OSHA)的规定:过氧化氢 8 小时时间加权平均暴露浓度≤1 ppm。灭菌后过氧化氢如果没有很彻底地分解和排除而仍然残留在包裹外甚至是器械上,将对医务工作者和患者造成职业暴露,直接危害健康。

(6)过氧化氢直接接触眼睛可能会造成无法治愈的组织损伤。如不慎入眼,要用大量的水至少冲洗 15~20 分钟;如戴角膜接触镜(隐形眼镜),应先取下,然后继续冲洗眼睛。冲洗眼睛后应立即就医。

(7)吸入过氧化氢可能使肺、咽喉和鼻受到严重刺激。如不慎吸入,应将吸入者移到空气新鲜的地方。

(8)过氧化氢直接接触皮肤可能造成严重刺激。完成循环后发现物品带有水分或液体时,应戴上耐化学药品腐蚀的乳胶、乙烯基或腈纶手套。如衣物沾染过氧化氢,应立即脱下并用水彻底冲洗。

(六)设备维护及故障排除

(1)根据设备厂商提供的操作手册和规章制度进行设备维护和故障排除。

(2)每天使用清水或中性清洁剂进行灭菌器门、仪表的表面擦拭,勿使用研磨剂或粗糙的清洁工具,也勿使用酒精或其他高强度的清洁剂;每天清理灭菌器柜室内杂质;每天至少一次进行灭菌器设备间的台面、地面等环境清洁。

(3)每月一次进行灭菌设备柜体的清洁,避免积尘。应避免元器件与连线和水接触,一旦湿水应擦干后方可接触电源。根据厂商建议,检查各连线插座、接头是否松动,松动的应插紧。

(4)根据厂商的建议制订相应的元器件更换或再生制度,进行设备的定期维护保养。

(5)使用灭菌系统信息解决消毒灭菌装置故障。通常系统会提供不同的错误信息代码提示,根据代码可了解到错误信息的大致情况,并根据故障处理权限要求,由专职操作人员、专业工程技术人员或厂家的技术人员来解决故障。

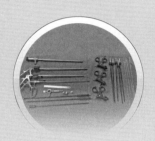

第四章

灭菌质量监测及无菌物品储存与发放

第一节　灭菌质量监测

一、原则与要求

(1) 对灭菌质量采用物理监测法、化学监测法和生物监测法进行,监测结果应符合本标准的要求。

(2) 物理监测不合格的灭菌物品不得发放,并应分析原因进行改进,直至监测结果符合要求。

(3) 包外化学监测不合格的灭菌物品不得发放,包内化学监测不合格的灭菌物品和湿包不得使用。并应分析原因进行改进,直至监测结果符合要求。

(4) 生物监测不合格时,应尽快召回上次生物监测合格以来所有尚未使用的灭菌物品,重新处理;并应分析不合格的原因,改进后,生物监测连续 3 次合格后方可使用。

(5) 植入物的灭菌应每批次进行生物监测,生物监测合格后,方可发放。

(6) 使用特定的灭菌程序灭菌时,应使用相应的指示物进行监测。

(7) 按照灭菌装载物品的种类,可选择具有代表性的 PCD 进行灭菌效果的监测。

(8) 灭菌外来医疗器械、植入物、硬质容器、超大超重包,应遵循厂家提供的灭菌参数,首次灭菌时对灭菌参数和有效性进行测试,并进行湿包检查。

预真空高压蒸汽灭菌是利用机械抽真空的方法,使灭菌器室内形成负压,抽出冷空气,使蒸汽得以迅速穿透物品内部进行灭菌。但在使用过程中,由于其工作程序较复杂,常受到温度、高压等受多种因素的影响,必须严格质量管理,才能确保灭菌效果。

二、高温高压蒸汽灭菌监测

通过压力蒸汽灭菌质量监测操作实践,要求掌握物理、化学、生物等评价方法的器材要求、具体操作方法、监测频率、结果判定、所代表的意义以及注意事项等。

(一) B-D 测试

预真空(包括脉动真空)压力蒸汽灭菌器每日开始灭菌运行前空载进行 B-D 测试,B-D 测试合格后,灭菌器方可使用。B-D 测试失败,应及时查找原因进行改进,监测合格后,灭菌器方可使用。小型灭菌器一般无需进行B-D测试。

1. 操作方法　灭菌器每天开始运行前,在空载的情况下,将一次性或自制的B-D测试包水平放于柜内灭菌车前底层,靠近腔体排气口正上方(图4-1)。

2. 结果判定　灭菌过程结束后取出B-D测试包,打开包装取出B-D测试纸,按照产品说明书观察其变色情况,并与标准色块进行比较(图4-2),如达到标准色且变色均匀一致,表明冷空气排除效果良好。

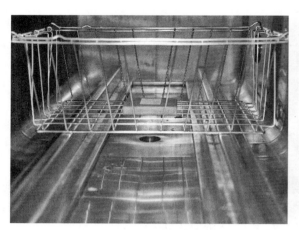

图4-1　B-D测试包放置位置

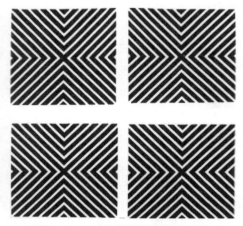

图4-2　B-D测试纸与标准对比

(二) 物理监测法

1. 日常监测

(1) 操作方法:每批次灭菌应连续监测并记录灭菌时的温度、压力和时间等灭菌参数。

(2) 结果判定:灭菌温度波动范围在+3℃以内,时间满足最低灭菌时间的要求,同时记录所有临界点的时间、温度与压力值(图4-3),结果应符合灭菌的要求。

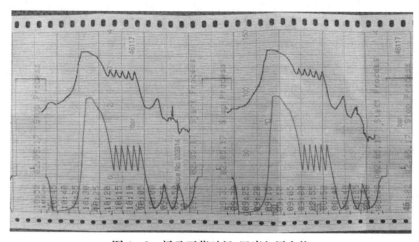

图4-3　记录灭菌时间、温度与压力值

2. 定期监测　每年用温度压力检测仪监测温度、压力和时间等参数,检测仪探头放置于最难灭菌部位。

(三) 化学监测法

1. 包外化学指示物监测

(1) 操作方法:将包外化学指示标签或胶带挂于或贴于每一个待灭菌包装外(图4-4)。

(2) 结果判定:灭菌过程结束后,根据化学指示物颜色或形态等变化,判断是否达到灭菌合格要求。

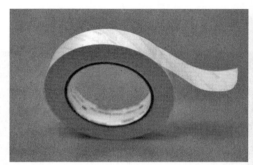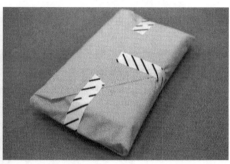

图4-4　包外化学指示胶带及其应用

2. 包内化学指示物

(1) 操作方法:将包内化学指示物置于高度危险性物品包最难灭菌的部位(图4-5A);采用快速灭菌程序时,直接将包内化学指示物置于待灭菌物品旁边。

(2) 结果判定:灭菌过程结束后,使用无菌包的操作人员打开包装后首先查看包内化学指示物,根据化学指示物颜色或形态等变化(图4-5B),判断是否达到灭菌合格要求。如未达标,即使包外化学指示物合格,该包也被判断为不合格包。

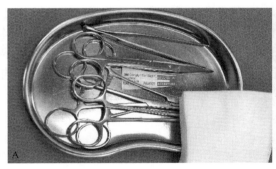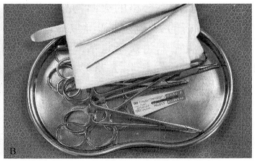

图4-5　包内化学指示物的使用

(四) 生物监测

1. 操作方法　用标准生物测试包或生物PCD(含一次性标准生物测试包)对满载灭菌器的灭菌质量进行生物监测。标准生物测试包或生物PCD置于灭菌器排气口的上方或生产厂家建议的灭菌器内最难灭菌的部位,经过一个灭菌周期后,自含式生物指示物遵循产品说明书进行培养,如使用芽孢菌片,应在无菌条件下将芽孢菌片接种到含10 ml溴甲酚紫葡萄蛋白胨水培养基的无菌试管中,经56±2℃培养7天,检测时以培养基作为阴性对照(自含式生物指示物不用设阴性对照),以加入芽孢菌片的培养基作为阳性对照,观察培养结果。如果一天内进行多次生物监测,且生物指示物为同一批号,则只需设一次阳性对照。小型压力蒸汽灭菌器应选择灭菌器常用的、有代表性的灭菌物品制作生物测试包或生物PCD,置于灭菌器最难灭菌部位,且灭菌器应处于满载状态。生物测试包或生物PCD应侧放,体积大时可平放。快速灭菌时,直接将一支生物指示物置于空载的灭菌器内,经过一个灭菌周期后取出,规定条件下培养,观察结果。

2. 结果判定 阳性对照组培养阳性,阴性对照组培养阴性,试验组培养阴性,判定为灭菌合格。阳性对照组培养阳性,阴性对照组培养阴性,试验组培养阳性,则灭菌不合格;同时应进一步鉴定试验组阳性的细菌是否为指示菌或是污染所致(图4-6)。

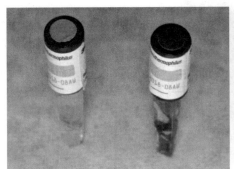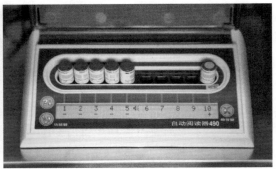

图4-6 生物监测自动阅读培养器

(五) 注意事项

(1) 灭菌包外应有标识,内容包括物品名称、检查打包者姓名或代号、灭菌器编号、批次号、灭菌日期和失效日期;或含有上述内容的信息标识。

(2) 物理、化学、生物监测前必须先确定监测指示物在有效期内,是经过卫生部门批准的。

(3) 物理监测不合格的灭菌物品不得发放,包外化学监测不合格的灭菌物品不得发放,包内化学监测不合格的灭菌物品和湿包不得使用,并应分析原因进行改进,直至监测结果符合要求。

(4) 记录灭菌器每次运行情况,包括灭菌日期、灭菌器编号、批次号、装载的主要物品、灭菌序号、主要运行参数、操作人员签名或代号,以及灭菌质量的监测结果等,并存档保留3年及以上。

三、环氧乙烷灭菌监测

1. 物理监测结果判断 环氧乙烷灭菌周期的气体浓度、相对湿度、灭菌温度与时间等4个关键参数合格,压力变化合格。若不满足以下情况判定为不合格:

(1) 气体浓度:气体浓度通过压力变化来观察,保证气体浓度满足灭菌所需。

(2) 相对湿度:灭菌舱内湿度应达到60%~90%。

(3) 灭菌温度:整个灭菌周期温度变化符合设置要求,温度为37℃或55℃。

(4) 灭菌时间:当气体浓度、相对湿度和灭菌温度被确定之后,灭菌时间符合设置要求。如设定的灭菌温度为55℃,气体暴露过程持续1小时;如设定的灭菌温度为37℃,则气体暴露过程将持续 3 小时,否则判断不合格。

2. 化学监测结果判断　使用环氧乙烷灭菌专用的化学指示胶带进行监测,包括包内指示卡及包外指示胶带。环氧乙烷的常用包装袋为纸塑包装袋,其中含有环氧乙烷灭菌过程监测变色染料块,可用作包外化学监测,也可直接将指示胶带贴于外包装上。根据指示胶带和指示卡的颜色变化情况,判断灭菌包是否可以放行。包外化学指示胶带灭菌前黄色、灭菌后橘红色,包内化学指示卡灭菌前红褐色、灭菌后绿色。

3. 生物监测结果判断　环氧乙烷灭菌的生物监测应每灭菌批次进行。环氧乙烷灭菌测试包分挑战性生物测试包和常规性生物测试包,前者主要对灭菌器的厂家验证,后者作为平时的常规生物监测。

常规生物测试包制作方法:①将一支生物指示剂放入大小规格合适的注射器(20 ml 注射器),去掉针头,拔出针栓,将生物指示剂放入针筒内,带孔的塑料帽应该朝向针头处,再将注射器的针栓插回针筒(注意不要碰及生物指示物)。②装载好生物指示剂的注射器和环氧乙烷灭菌包内卡,应置于干净、新洗出来、经预处理的手术巾中(100% 全棉,大小为 46 cm×76 cm),长边折三折,短边再折三折,打成一个 9 层结构的包。将注射器和包内卡放入第 4、5 层之间。③将以上物件装入一个大小合适的纸塑袋中,或者棉布/无纺布中,模拟医院最常用的包装方式。

挑战性生物测试包的制作方法:①将一生物指示剂放于一个 20 ml 注射器内,去掉针头和针头套,生物指示剂带孔的塑料帽应朝注射器针头处,再将注射器芯放在原位(注意不要碰及生物指示剂)。②另选一成人型气管插管或一个塑料注射器(内含化学指示卡),一个琥珀色乳胶管(长度 25.4 cm,内径为 0.76 cm,管壁厚 1.6 mm)和 4 条全棉清洁手术巾(46 cm×76 cm),每条巾单先折叠成 3 层,再对折,即每条巾单形成 6 层,然后将叠好的巾单从下至上重叠在一起,再将上述物品放于巾单中间层,最后选 2 条清洁布或无纺布包裹,用化学指示胶带封扎成一个测试包。

医院常用的常规生物测试包为自含式生物指示剂,又分为普通型和快速型,目前以快速型生物指示剂使用范围更广。①快速型生物监测结果判断:阳性对照管应在 37±2℃ 条件下培养 1 小时左右报读阳性结果,此时“＋”红灯亮起并发出报警声,表示菌管内监测到活的枯草杆菌黑色变种芽孢。灭菌测试管应在 37±2℃ 条件下培养 4 小时后报读阴性结果,此时“－”绿灯亮起,提示没有检测到活枯草杆菌黑色变种芽孢,灭菌合格。②普通型生物监测结果判断:阳性对照应在 37±2℃ 条件下培养 48 小时后,菌管变色(呈黄色),表示菌管内有可存活的枯草杆菌黑色变种芽孢。灭菌测试管在 37±2℃ 条件下培养 48 小时后,菌管不变色(呈绿色),提示没有活的枯草杆菌黑色变种芽孢,灭菌合格。

四、过氧化氢低温等离子灭菌监测

1. 物理监测　过氧化氢低温等离子灭菌器周期结束后,判断灭菌是否正常的第一步就是物理监测结果的判断。物理监测判断关键步骤是:确认灭菌器屏幕显示信息(屏幕信息显示灭菌器“过程完成”或“循环完成”)和确认打印记录各参数符合要求。目前医院常用的过氧化氢低温等离子灭菌器按照灭菌器的设计不同,显示信息可以为中文或英文显示,如“过程成功完成”“循环完成”或“Process Complete”,说明灭菌器已经正常完成全部灭菌过程。当出现“循环取消”或“Cycle Canceled”的提示,说明灭菌器自动报警,物理监测失败。

2. 化学监测　结果判断包括对灭菌包外化学指示物及可视的包内化学指示物的判断,当发现化学监测结果不合格时,该灭菌包不能发放。

如某品牌化学指示物灭菌前为红色,经过灭菌过程后,化学指示物在一定的温度条件下接触过氧化氢发生变色,由红色变成黄色。可以参照化学指示物上提供的对比色进行对比。当出现变色不均匀、变色较对比色更深的情况,该灭菌包应视为不合格,不能发放。

3. 生物监测 过氧化氢低温等离子体灭菌器生物监测选用嗜热脂肪杆菌芽孢。灭菌管腔器械时可使用管腔 PCD 进行监测。监测应每天至少进行一次。

(1) 监测方法:使用自含式生物指示剂进行监测,是目前医院使用较多的方法。操作方法按照生产厂家说明书进行。

灭菌管腔器械可选择使用管腔 PCD 进行生物监测。管腔 PCD 的制备是将嗜热脂肪杆菌芽孢放置在长度 2 cm、内径 1 mm 的聚氯乙烯管腔(管腔长度按照生产厂家说明书确定)。

(2) 监测结果判断,在完成培养后,灭菌监测组由于无细菌生长,培养液紫色保持不变色;阳性对照组由于有细菌生长,培养液颜色由紫色变为黄色或浑浊,则监测结果合格(阴性)。

如出现灭菌监测组和阳性对照组的培养液颜色均为黄色或浑浊,则监测结果不合格(阳性)。当出现监测结果不合格时,应立即执行生物监测阳性的处理流程(图 4-7)。

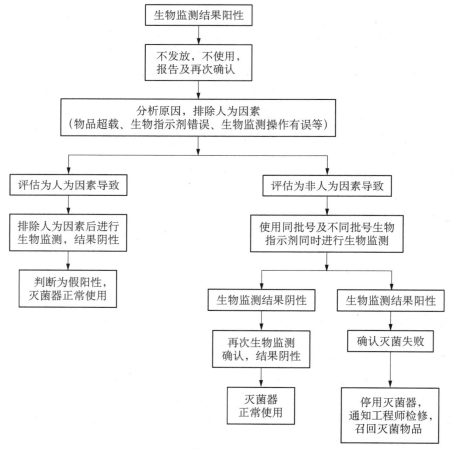

图 4-7 生物监测阳性后的处理流程

第二节　无菌物品储存

储存是指将备用的无菌物品存放、保管于一定的特殊环境中,以保证其不受任何损害的过程。无菌质量的特性决定了无菌物品储存及保管有其特殊的管理要求和控制感染的措施。

一、无菌物品储存原则

(1) 无菌物品储存区为清洁区域,是存放、保管、发放无菌物品的区域。

(2) 灭菌后物品应分类、分架存放在无菌物品存放区。

(3) 各类无菌物品应每日清点、及时补充,保证储备充足,设立一定的基数。

(4) 一次性使用无菌物品应去除外包装后进入无菌物品存放区。

(5) 根据备用物品用途进行位置的规划,货架可设柜架号、层次号、位置号等标识,物品放置位置固定化、规格化,能够存取方便。

(6) 消毒后直接使用的物品应干燥、包装后专架存放,并设置标识。标识应醒目清楚,避免细菌繁殖或受到真菌污染。

(7) 无菌物品储存应遵循先进先出的原则,严格按照日期的先后顺序摆放。

(8) 安全管理,认真按照灭菌物品的卸载、存放的操作流程执行;储存过程中应保护无菌物品不受污染和损坏。

(9) 搬运无菌物品须使用专用的转运篮筐和转运车。

(10)无菌物品放在不洁的位置或掉落地上应视为污染包,不得使用。

二、无菌物品储存要求

(一) 环境要求

无菌物品存放间空气流向必须是由洁到污,采用机械通风。根据 WS 310.1—2016 规定,工作区域温度必须低于 24 ℃,相对湿度低于 70%,换气次数达到每小时 4～10 次,最低照度达到 200 lx,平均照度达到 300 lx,最高照度达到 500 lx;天花板及墙壁应无裂缝、不落尘,便于清洗与消毒;地面应防滑、易清洗、耐腐蚀,与墙面踢脚及所有阴角均应为弧形设计;电源插座必须具有防水安全性。

无菌间货架应采用敞开式货物架,一般为 3～4 层。货物架可选择耐腐蚀、表面光滑、耐磨的材质,比如不锈钢材质的产品。货物架必须距地面≥20 cm,距天花板≥50 cm,距墙壁≥5 cm,主要是为了减少地面、天花板、墙壁对无菌物品的污染。使用封闭的柜子或容器,用于储存周转较慢的无菌物品。无论采用以上哪种方式储存物品,都必须关注储存期间影响无菌有效期的相关因素,避免无菌包被环境中水、潮气、尘粒污染,以及不恰当的搬运方法造成包装破损所致的污染。

货物架应该根据无菌物品的科室、类别、数量、体积、灭菌方式设置标识,符合无菌物品分类、固定放置的管理要求,并且要做到字迹清晰、标识醒目,便于快速、准确拿取无菌物品。

无菌间工作人员按照所规定的标识放置无菌物品,摆放时需按照灭菌日期的先后顺序摆放,遵循先进先出的原则。

手术室、病房治疗室、病房换药室等应采用自然通风,当通风不良时可使用排风扇强制换气。

无菌物品存放环境应该每日清洁,物体表面、地面及排风口进行湿式擦拭,避免扬尘。

(二)人员要求

无菌物品存放区为独立的区域,由专人负责无菌物品存放区的工作,严格执行消毒隔离制度,做好无菌物品管理,控制人员的流动量,并仅限于发放无菌物品的护士及消毒员。无菌间工作人员在接触无菌物品前应洗手或进行手消毒。

(三)检查核对要求

无菌间工作人员卸载无菌物品时应确认监测结果(物理监测、化学监测、生物监测)符合 WS 310.3—2016 灭菌质量要求,并对之进行包装完好性、湿包等质量检查。不符合标准的无菌物品应分析原因,重新处理和灭菌。无菌物品卸载后需要冷却 30 分钟后再进行货架装载。一旦无菌物品出现潮湿、包外指示变色不合格,或者掉落在地时一律视为不合格包,需要重新包装灭菌。无菌物品质量检查主要包括以下方面:

1. 确认灭菌质量监测应合格　物理监测质量不合格的,同批次灭菌的物品不得储存和发放。包外化学监测变色不合格的灭菌物品,不得储存和发放。灭菌植入物及手术器械应每批次进行生物监测,生物监测合格后,无菌物品方可储存或发放;紧急情况时,可在生物 PCD 中加用 5 类化学指示物,5 类化学指示物合格可作为提前放行的标志;生物监测的结果应及时通报使用部门。

2. 确认无菌物品包装应合格　外包装清洁,无污渍;包装完好,无破损;闭合完好,包装松紧适宜,封包的胶带长度应与灭菌包体积、重量相适宜,闭合完整性好;密封包装的物品其密封宽度应 ≥6 mm,包内器械距包装袋封口处应 ≥2.5 cm;硬质容器应设置安全闭锁装置,无菌屏障完整性破坏后应可识别。

3. 确认无菌物品标签合格　无菌物品包有无菌物品标签,且粘贴牢固;标签项目完整。灭菌物品的标识应注明物品名称、包装者、核对者、灭菌器编号、灭菌批次、灭菌日期和失效日期等相关信息,并且具有可追溯性。

4. 确认无菌物品没有湿包问题　湿包不能作为无菌包储存。

(四)无菌物品有效期

根据 WS 310.2—2016 中无菌物品储存效期的规定执行。

(1)环境温度、湿度达到 WS 310.1—2016 的规定时,使用普通棉包布包装的无菌物品有效期为 14 天;未达到环境标准时,使用普通棉包布包装的无菌物品有效期宜为 7 天。

(2)医用一次性纸袋包装的无菌物品,有效期宜为 30 天。

(3)一次性医用皱纹纸和医用无纺布包装的无菌物品有效期为 180 天。

(4)使用一次性纸塑袋包装的无菌物品有效期宜为 180 天。

(5)使用硬质容器盒包装的无菌物品有效期宜为 180 天。

无菌物品储存的数量应该设有相对固定的基数,储存数量不宜过多,避免无菌物品失效。

(五)低温灭菌物品存放要求

过氧化氢等离子灭菌物品禁止与高压蒸汽灭菌物品混放;环氧乙烷灭菌物品必须放在通风良好处,一次性无菌物品储存必须以利于环氧乙烷的挥发。贵重的精密器械要做好保护措施,可以选择靠边的货架存放,防止掉落损坏。

（六）消毒后直接使用物品要求

消毒后直接使用的消毒物品可置于无菌物品存放区或置于检查包装及灭菌区储存。该类物品应保持干燥，并且包装后分区、专架存放，标有明显的标志，禁止与其他无菌物品混放。

（七）一次性无菌物品的入库要求

一次性无菌物品先拆外包装后方可进入无菌间，未拆封的应储存于消毒供应中心仓库。一次性无菌物品每批次进入消毒供应中心仓库时，仓库管理人员必须确定一次性无菌物品的有效性，主要包括检查以下项目：产品检验报告，产品名称、规格、生产批号、灭菌批号，每箱外包装是否完整、严密，无破损、无潮湿，《医疗器械生产企业许可证》《医疗器械产品注册证》等信息是否齐全，外包装上的化学指示物变色是否合格。拆外包装的无菌物品进入无菌间时，要检查包装的完好性，核对生产厂家、生产批号、灭菌日期等信息与外包装信息内容是否一致。

三、无菌物品储存注意事项

（1）接触无菌物品前应洗手或手消毒，禁止佩戴首饰，防止划破外包装纸。

（2）保证足够的冷却时间，防止产生湿包。

（3）无菌包潮湿、包装破损、标签字迹不清、误放不洁处或掉落地面，应视为污染包，须重新处理和灭菌。

（4）发现灭菌质量问题及时反馈灭菌人员和相关负责人。

（5）手术器械、辅料包的搬运应使用器械车。器械篮筐或手术器械箱搬运中应平移，防止器械碰撞和磨损。

（6）一次性物品入库前需确认产品验证是否具备省级以上卫生或药监部门颁发的《医疗器械生产企业许可证》《工业产品生产许可证》《医疗器械产品注册证》《医疗器械经营许可证》等，进口产品还要有国务院（卫生部）监督管理部门颁发的《医疗器械产品注册证》。

属于三类医疗器械的一次性无菌物品应有热原和细菌监测报告，妥善保留资料以备查证。库房有专职人员检查每箱产品的检验合格证、灭菌标识、产品标识和失效期。认真检查每批产品外包装，外包装应包装严密、清洁，无破损、变形、污渍、霉变、潮湿等质量问题。登记每批到货时间、批号、失效期、数量、品名、规格、厂家及送货人签名等。

第三节　无菌物品发放

无菌物品发放是指将储存的无菌物品发放至各个使用部门时进行的无菌物品质量确认检查、配装、运送等过程。

一、无菌物品发放原则

（1）无菌物品发放时，应遵循先进先出的原则。

（2）建立无菌物品质量问题的反馈制度，持续改进工作质量。

（3）发放时要确认无菌物品的有效性和包装完好性。

（4）发放植入物时应在生物监测合格后方可发放。

（5）运送无菌物品的器具使用后，应清洁处理，干燥存放。

（6）建立发放记录并具有可追溯性。

（7）建立无菌物品下送服务制度，及时供应无菌物品。

（8）通过预约申请单、紧急请领单、网络申请、污染回收清点单等方式，准备临床需要的无菌物品。

二、无菌物品发放形式

无菌物品发放、运输应采用封闭方式。消毒供应中心和手术部门可使用专用电梯发放、运输无菌物品，也可以使用转运车或转运箱。临时或特殊情况下，可在无菌物品储存区传递窗口直接发放无菌物品。无菌物品应放入大小适宜的转运箱中，封闭后传送。传递窗应每日擦拭消毒一次。

1. **转运箱**　发放前认真检查盛装无菌物品的转运箱是否严密、清洁，有无破损、污渍、霉变、潮湿。严禁将无菌物品和非无菌物品混放。封闭箱应标明接受物品的部门等，防止错发。运送中转运箱应保持关闭状态，防止受污染。盛装无菌物品的容器每天清洗一次，干燥备用；视污染情况进行消毒，可选用物理消毒或化学消毒。

2. **转运车**　无菌物品可直接装入专用转运车，也可以将无菌物品装放在转运箱中，再放入转运车内发放运送。转运车应有编号等标示。转运中车门应保持关闭。转运车每天彻底清洗一次，干燥备用；视污染情况进行消毒，可选用物理消毒或化学消毒。

三、无菌物品供应方式

消毒供应中心无菌物品供应方式主要有两种，即按需要分配方式、按基数标准分配方式。无论是何种方式，消毒供应中心都应将无菌物品送至临床。

1. **按需要分配方式**　主要根据临床使用后器械回收的量进行供应。

（1）根据回收物品记录或污染区器械回收清点核查，产生无菌物品申请单，然后传至无菌发放区的人员进行分配、发放。

（2）根据使用部门临时预约申请单分配和发放无菌物品。主要是无菌物品的借用或急救物资的供应，也可以通过网络传送申请表，或由使用部门直接到消毒供应中心领取。

（3）根据手术室手术通知单制定无菌手术器械、敷料等器材的申请单。通常申请单在使用的前一天提交到消毒供应中心。消毒供应中心可采用个案车准备物品，即每台手术需要的器械、敷料等无菌器材集中装放在一个车上，通过专用电梯或物梯运送到手术室。

2. **按基数标准分配**　适用于网络化无菌物品供应及管理。在使用部门建立无菌物品基数，通过网络消毒供应中心可查询手术室等使用部门基数的变化，及时进行物品的补充。

四、无菌物品发放要求

发放无菌物品前，发放台、传递窗保持清洁、干燥，无杂物；发放人员着装符合要求，手消毒或洗手。始终遵循先进先出的原则。发放时需要再次核对检查。检查时应注意以下质量要求：

（1）物品名称：核对无菌物品的名称，标签字迹清楚、简单易懂。

（2）核对包装质量：检查纺织物、无纺布及一次性医用皱纹纸的包装封口胶带长度、变色情况、闭合的良好性；纸塑包装的封口处是否平整，压封是否紧密和连续，化学指示剂变色情况；硬质容器的锁扣是否联接紧密，有无断裂，化学指示变色情况等。

（3）数量：根据发放清单检查所发物品的数量是否准确，发放前、中、后均需查对，发放后基数是否足够。

（4）外来器械发放前应检查公司名称和器械名称是否吻合，发放的使用部门及地点是否正确，运送要求及方式等。

（5）无菌效期：核对灭菌日期和失效日期。

（6）包装人员：主要包括包装者和核对者等签名。

（7）填写发放记录单：填写项目完整，主要包括日期、灭菌器编号、批次号、物品名称、灭菌效期、主要操作员（包装、灭菌、发放等岗位人员）签名、数量、接收物品科室等。

五、无菌物品发放注意事项

（1）每日实行专人专车负责制，发放时应确认无菌物品的灭菌质量和有效期。

（2）严格按照消毒隔离技术操作原则执行，凡发出的无菌物品，如手术器械、辅料包等，即使未使用过，也不能再返回无菌物品存放区储存。

（3）装载、搬运手术器械时应轻拿轻放，保持平稳，防止器械损坏；手术器械包搬运时应双手托住器械两端的底部移动和搬运，或借助车移动。禁止用推、拉、托、丢的方式移动无菌包，造成包装破损，尤其防止一次性无菌包装材料的破损。

（4）当无菌物品与消毒后使用物品一同发放时，应有明确的标识，利于使用者辨识。

（5）消毒物品发放和分装时注意检查消毒日期。

（6）发放人员注意手卫生，禁止佩戴首饰，取放无菌物品前后应洗手。

（7）信息化管理的无菌物品发放时，必须要通过消毒供应中心信息管理系统接收各科室无菌物品需要或科室回收物品名称、数量及规格，并打印发放单，然后将无菌物品分科室进行装载，与下送人员复核后装入下送车。发放时的记录具有可追溯性，发放至科室的无菌物品记录应妥善保管。发放记录包括：发放日期与时间、物品名称、发放科室、数量、灭菌器编号及批次、灭菌日期、失效日期等。

无信息化管理的无菌物品发放时，发放人员根据每天科室回收物品或科室上报的物品名称、数量及规格请领单，进行核对后发放。

植入性手术器械应该在生物监测合格后方可发放。紧急情况需用灭菌植入物时，使用含第5类化学指示物的生物PCD进行监测，化学指示物合格可提前放行，生物监测的结果应及时通报使用部门并且还需记录生物监测结果。

发放纸塑包装贵重器械时，如腔镜器械的镜头、光缆线之类，必须先用带有软垫的转运箱装载，然后再将转运箱放置至转运车内。

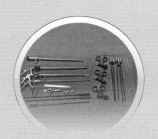

第五章

医院感染防控及污染器械处理流程

第一节　医院感染防控要求

医院感染管理是医院管理工作中不可缺少的一部分，医院感染关系到医疗护理工作的质量，已越来越受到各级医院的重视。医院感染不可消灭，但可以通过有效的预防和控制来降低院内感染的发生率。医院感染防控措施体现在清洗消毒供应中心的方方面面。

一、医院感染概述

医院感染指患者在医院内获得的感染，包括在住院期间发生的感染和在医院内获得、出院后发生的感染，但不包括入院前已开始或者入院时已处于潜伏期的感染。医院工作人员在医院内获得的感染也属于医院感染。

根据感染来源不同，医院感染分为内源性感染和外源性感染。

1. 内源性感染（自身感染）　指免疫功能低下患者由自身正常菌群引起的感染。即患者在发生医院感染之前已是病原携带者，当机体抵抗力降低时引起自身感染。

2. 外源性感染　指从环境或他人处带来的外袭菌群引起的感染。外源性感染又包括交叉感染和环境感染。①交叉感染，是指在医院内或他人处（患者、带菌者、工作人员、探视者、陪护者）获得而引起的直接感染。②环境感染，是指由污染的环境（空气、水、医疗用具及其他物品）造成的感染。如由于手术室、空气污染造成患者术后切口感染，注射器灭菌不严格引起的乙型肝炎流行等。

二、医院感染防控对消毒供应中心的要求

（一）管理要求

（1）消毒供应中心应在院长或相关职能部门的直接领导下开展工作。将消毒供应中心工作管理纳入医院医疗质量管理体系，保障医疗安全，防止发生院内感染。

（2）医院应对所有需要消毒或灭菌后重复使用的诊疗器械、器具和物品由消毒供应中心采取集中管理的方式进行回收，集中清洗、消毒、灭菌和供应。

（3）内镜、口腔诊疗器械的清洗消毒，可以依据有关的规定进行处理，也可集中由消毒供应

中心统一清洗、消毒。外来医疗器械应按照 WS 310.2—2016 的规定由消毒供应中心统一进行清洗、消毒、灭菌。

（4）清洗间应建立健全消毒隔离、质量管理、监测、职业安全防护等管理制度和突发医院感染事件的应急预案。推荐建立质量管理追溯制度，保存质量控制过程的相关记录。追溯记录至少保存 3 年，可及时追溯各个医疗器械的处理过程。

（5）定期进行医院感染相关知识的培训，了解常见的医院感染及原因，掌握使用后器械处理要点，如遇特殊感染器械应按各操作流程进行处理，防止发生院内感染暴发。

（6）质量持续改进。每月召开科室质量管理会议，对存在的问题进行原因分析，制定整改措施，并定期检查改进效果，不断提高清洗质量，以达到质量持续改进目的。

（二）人员要求

（1）医院管理部门会同人事管理部门，根据消毒供应中心的工作量合理调配工作人员。

（2）消毒供应中心应建立并落实对科室人员的岗位培训制度，将消毒供应专业知识、医院感染相关预防与控制知识及相关的法律、法规纳入消毒供应中心人员的继续教育计划，并为其学习、交流创造条件。工作人员应正确掌握以下知识与技能：

1）各类诊疗器械、器具和物品的清洗、消毒的知识与技能。

2）职业安全防护原则和方法。

3）医院感染预防与控制的相关知识。

（三）工作区域要求

（1）空气流向由洁到污；采用机械通风的，去污区保持相对负压。

（2）环境保持干燥、通风，工作环境每日进行清洁、消毒。

（3）工作区域中化学物质浓度应符合 GBZ 2.1 的要求（工作场所有害因素职业接触限制，第 1 部分：化学有害因素）。工作中使用的消毒剂应符合国家相关标准和规定，并对器械腐蚀性较低，使用有卫生部门颁发卫生许可批件的安全、低毒、高效的消毒剂。

（四）清洗间操作要求

（1）消毒供应中心清洗、消毒及检测工作应符合消毒供应中心管理规范的规定。

（2）被朊毒体或气性坏疽及突发原因不明的传染病病原体污染的诊疗器械、器具和物品，应执行消毒供应中心规范 WS 310.2—2016 中规定。

第二节　个人职业防护

一、防护用品

根据工作岗位的不同需要，应配备相应的个人防护用品，包括圆帽、口罩、隔离衣或防水围裙、手套、专用鞋、护目镜、面罩等，去污区应配置洗眼装置。

（一）帽子

1. 作用

（1）预防医务人员受到感染性物质的污染。

（2）预防微生物经头发上的灰尘、头皮屑等途径污染环境和物体表面。

2. 应用指征

(1) 进入污染区或清洁区。

(2) 进行无菌操作时。

3. 注意事项

(1) 带帽子应遮住全部头发。女性应把头发束好，以免头发散落滑出帽子外。

(2) 布制帽子应保持清洁，定期更换和清洗。

(3) 如被污染应立即更换。

(4) 一次性帽子不得重复使用。

(二) 护目镜、面罩

1. 用法与作用　选择合适的护目镜、面罩，佩带时应遮住双眼与面部紧贴，从而保护双眼以及两侧，可有效防止患者的血液、体液等污染物溅入医务人员的眼睛、面部皮肤。

2. 注意事项

(1) 在佩戴护目镜或面罩时应检查有无破损，佩戴装置有无松懈。

(2) 护目镜或面罩使用后应及时清洁与消毒。

(三) 口罩

1. 作用　选择的口罩应符合我国医药行业标准医用外科口罩(YY 0469—2011)的要求。标准医用外科口罩分为 3 层，外层有阻水作用；中层有过滤作用，可阻隔空气中大于 90% 的 5 μm 颗粒；近口鼻的内层有吸湿作用。

2. 使用方法

(1) 口罩有颜色的一面朝外，或按口罩包装上的佩戴方法进行佩戴。

(2) 如果口鼻罩上有小铁条，将小铁条朝外并压向鼻梁，使口鼻罩的边缘与面部紧贴密封，然后将口鼻罩调整到舒适的位置。如果没有小铁条，戴上后要调整使其能盖住口和鼻。

(3) 拉下口鼻罩下部遮盖住口鼻和下巴。

3. 注意事项

(1) 口鼻罩变得潮湿、难呼吸和有破损时要更换。

(2) 接触或摘下口鼻罩前要先洗手。将用过的口罩丢弃在医用垃圾桶内。

(3) 口罩应为一次性使用。

(四) 手套

1. 作用

(1) 减少病原体迁移到手上或从手上迁移出来的最好方法。

(2) 如果规范地戴手套及更换，成本效果好。

(3) 降低病原体双向传播的危险。

(4) 明显减少被针头刺破皮肤的概率，保护不受血液性传染病的感染。

2. 指征　接触带患者的血液和体液、黏膜、破损的皮肤，处理和清洁带血液或体液的物品和表面时。

3. 注意事项

(1) 手套被撕裂或刺破时要立即更换。

(2) 接触带血液、体液污染的物品或器械后要立即更换新手套。

(3) 脱手套后应洗手。

4．类型与用途　根据操作目的不同,可将手套分为清洁手套和无菌手套。去污区可选用清洁手套,进行无菌操作时可使用无菌手套,在包装高水平消毒物品时应选用灭菌手套。选择手套时应符合 GB 10213—2006《一次性使用医用橡胶检查手套》和 GB 7543—2006《一次性使用灭菌橡胶外科手套》的标准。

(五) 隔离衣或防水围裙

应根据诊疗工作的需要穿隔离衣。隔离衣开口向后,经清洗、消毒后可重复使用。隔离衣或防水围裙应具有良好的防水性、抗静电性、过滤效率和皮肤无刺激性等特点,穿脱方便。

1．作用　防止器械上的血液、体液、分泌物及其他污染物浸湿、污染工作服。

2．应用指征

(1) 清洗复用医疗器械时。

(2) 当可能被含有污染的血液、体液及其他污染物喷溅时。

3．注意事项

(1) 一次性防水围裙、隔离衣应一次性使用,受到明显污染时应及时更换。

(2) 重复使用的围裙和隔离衣应及时清洗和消毒。

(3) 如有破损或渗透应及时更换。

(六) 洗眼装置

1．使用方法

(1) 取下防尘罩、打开阀门,示指及中指将眼睑翻开并固定,将头向前,按压手柄让清水冲洗眼睛。

(2) 使用后清洁、干燥备用。

2．日常维护　定期擦拭,去除表面污物及灰尘;每日检查装置功能,使装置处于备用状态。

二、标准预防

(一) 定义

接触患者的血液、体液、分泌物、排泄物等时均应视其具有传染性,须进行隔离,不论是否有明显的血迹污染或是否接触非完整的皮肤与黏膜,接触上述物质者,必须采取标准水平的消毒、隔离等防护措施。

(二) 安全操作

(1) 加强工作人员的培训和教育,培训防护用品的使用范围及方法。

(2) 利器盒应以方便丢弃为原则。禁止将锐利器具直接传递给他人,禁止回套使用过的注射器针头,禁止折毁锐利器具等。

(3) 处理接触过患者的血液、体液、分泌物、排泄物等器械时须戴手套;可能有喷溅者应戴防护眼镜或防护面罩,穿隔离衣或防水围裙。

(4) 接触性传染的防护:了解洗手指征,掌握洗手的规范方法。

(5) 对空气污染的自身防护:戴好口罩,须注意的是正确使用和保存口罩。

(6) 长时间在紫外线照射的环境下工作,需要注意保护眼睛,避免对人体直接照射,必要时带护目镜及穿防护服进行保护。

(7) 液体化学消毒时,应防止过敏及对皮肤、黏膜的损伤。

（8）进入去污区按规范着装：进行污染器械的分类、核对、装载时必须戴圆帽、口罩,穿隔离衣或防水围裙,穿专用鞋,戴手套,手工清洗器械或用具时必须戴防护面罩或护目镜。

（9）加强免疫预防接种：每年进行体检。乙肝免疫检测列入医务人员常规健康体检项目;对于抗体阴性人员,免疫接种乙肝疫苗。

（10）注意饮食结构,保持乐观情绪,加强锻炼,增强自身抵抗力。

三、手卫生

（一）术语和定义

1. 手卫生　医务人员洗手、卫生手消毒和外科手消毒的总称。

2. 洗手　医务人员用肥皂(皂液)和流动水洗手,去除手部皮肤污垢和暂居菌的过程。

3. 卫生手消毒　医务人员使用速干手消毒剂揉搓双手,以减少手部暂居菌的过程。

4. 外科手消毒　外科手术前医务人员用肥皂(皂液)和流动水洗手,再使用外科手消毒剂清除或者杀灭手部暂居菌和减少常居菌的过程。

5. 手消毒剂　指用于手部皮肤以减少手部皮肤细菌包括暂居菌和部分常居菌数量的抗微生物物质,如乙醇、洗必泰、碘伏等。

6. 速干手消毒剂　指含有乙醇和护肤成分,并应用于手部,以减少手部细菌的消毒剂。

（二）手卫生规范总则

（1）对医院职工开展全员性手卫生培训,每年 1～2 次,定期对科室进行指导和督察。

（2）配备安装非手触式水龙头开关、液体皂液和干手设施(擦手纸)、洗手图、废纸桶。

（3）保持液体皂液、速干手消毒剂容器表面与皂液口的清洁。

（4）每月开展手卫生消毒效果和洗手依从性调查监测;怀疑流行爆发时,及时进行监测,查找原因。

（5）戴手套前后应当洗手。

（三）手卫生操作规范

1. 洗手适应证

（1）直接接触患者前后,接触不同患者之间,从同一患者身体的污染部位移动到清洁部位时,接触特殊易感患者前后。

（2）接触患者黏膜、破损皮肤或伤口前后,接触患者的血液、体液、分泌物、排泄物、伤口敷料之后。

（3）穿脱隔离衣前后,摘手套后。

（4）进行无菌操作前后,处理清洁、无菌物品之前,处理污染物品之后。

（5）当医务人员的手有可见的污染物或者被患者的血液、体液污染后。

2. 洗手方法　采用流动水使双手充分浸湿,取适量肥皂或者皂液,均匀涂抹至整个手,认真揉搓双手至少 15 秒。具体揉搓步骤为:

（1）掌心相对,手指并拢,相互揉搓。

（2）手心对手背沿指缝相互揉搓,交换进行。

（3）掌心相对,双手交叉指缝相互揉搓。

（4）右手握住左手大拇指旋转揉搓,交换进行。

（5）弯曲手指使关节在另一手掌心旋转揉搓，交换进行。

（6）将五个手指尖并拢放在另一手掌心旋转揉搓，交换进行。

（7）必要时增加对手腕的清洗。

3. 手消毒适应证

（1）检查、治疗、护理免疫功能低下的患者之前。

（2）出入隔离病房、重症监护病房、烧伤病房、新生儿重症病房和传染病病房等医院感染重点部门前后。

（3）接触具有传染性的血液、体液和分泌物以及被传染性致病微生物污染的物品后。

（4）双手直接为传染病患者进行检查、治疗、护理或处理传染患者污物之后。

（5）需双手保持较长时间抗菌活性时。

4. 手消毒方法

（1）取适量的速干手消毒剂于掌心。

（2）严格按照洗手的揉搓步骤进行揉搓。

（3）揉搓时保证手消毒剂完全覆盖手部皮肤，直至手部干燥，使双手达到消毒目的。

5. 手卫生注意事项　医务人员手被感染性物质污染以及直接为传染病患者进行检查、治疗、护理或处理传染病患者污染物之后，应当先用流动水冲净，然后使用手消毒剂消毒双手。快速手消毒剂建议使用时间不超过 2 周。

6. 外科手卫生规范

（1）外科洗手目的：①清除指甲、手、前臂的污物和暂居菌；②将常居菌减少到最低程度；③抑制微生物的快速再生。

（2）外科手消毒方法：清洗双手、前臂及上臂下 1/3。

1）洗手之前应当先摘除手部饰物，并按要求修剪指甲。

2）取适量的肥皂或者皂液刷洗双手、前臂和上臂下 1/3；清洁双手时，应清洁指甲下的污垢。

3）流动水冲洗双手、前臂和上臂下 1/3。

4）使用清洁毛巾彻底擦干双手、前臂和上臂下 1/3。

5）如果使用免洗手消毒剂，则充分揉搓至消毒剂干燥，即完成外科手消毒。

（四）液体皂液使用管理规定

（1）医院各诊疗部门建议使用液体皂液，取消固体肥皂。

（2）建议使用一次性包装的液体皂液。

（3）盛放容器应保持清洁、干燥。

（4）盛放容器消毒方法：500 mg/L 有效氯制剂浸泡 30 分钟，清洗、晾干备用。

（5）如需添加皂液，禁止直接添加到未使用完的盛放皂液容器中。手卫生缓冲间（带）应设洗手设施，采用非手触式水龙头开关。

（五）洗手注意事项

应注意清洗指甲、指尖、指甲缝和指关节等部位；注意彻底清洗戴戒指等饰物的部位；洗手时间 15 秒。

四、职业暴露防护

(一)概述

(1)职业暴露是指医务人员在从事医疗、护理及科学实验等活动过程中,通过眼、鼻及其他黏膜或破损皮肤接触含有血源性病原体的血液或其他潜在传染性物质状态。

(2)职业暴露常发生的类型为针刺伤、皮肤或黏膜暴露。处理职业暴露应遵循及时处理原则、报告原则、保密原则和知情同意原则。

(3)职业暴露防护适用对象:适用于可能接触各类感染性患者以及各种感染性物质的所有人员,包括临床医生、护士、技师、药师等科室工作人员,以及在进修学习的学员和保洁员等。

(二)预防控制原则

坚持标准预防和安全操作是避免职业暴露医院感染的基本保证,诊疗操作前明确自身免疫状况和暴露源感染情况,并有针对性地采取及时、有效的防护措施,是避免职业暴露和锐器损伤的主要基础,防护重点是避免与患者或携带者的血液、体液等直接接触。

(三)职业暴露后处理

职业暴露发生后,当事人应立即对暴露伤口进行局部处理。

1. 锐器伤

(1)依靠重力作用尽可能使损伤处的血液流出,禁止进行伤口处的局部挤压。

(2)用肥皂水和流动水进行冲洗。

(3)用消毒液,如75%的乙醇或者0.5%碘伏进行消毒。

2. 黏膜暴露 用生理盐水反复冲洗污染的黏膜,直至冲洗干净。

3. 发生职业暴露的处理程序

(1)报告:紧急局部处理完成后,当事人应立即报告科室主任。填写"医务人员锐器伤登记表",部门负责人签字后送交预防保健科。

(2)评估与预防:预防保健科接到报告后应尽快评估职业暴露情况,并在24小时内采取预防措施。车、专线运送职业暴露者。正确选择、合理使用清洁设备。

1)根据暴露情况,结合医务人员和患者的检验报告结果给发生职业暴露的医务人员选择开具 HBsAg、抗- HBs、ALT、抗- HCV、抗- HIV、TPHA 检查单。

2)若患者 HBsAg、抗- HCV、抗- HIV、TPHA 检测结果未知。主管医生应立即给患者开具这些项目的检查单。

3)患者 HbsAg(+):①医务人员抗- HBs<10 U/L 或抗- HBs 水平不详,应立即注射乙型肝炎免疫球蛋白(HBIg)200~400 U,并同时在不同部位接种一针乙型肝炎疫苗(20 μg),于1个月和6个月后分别接种第二针和第三针乙型肝炎疫苗(各20 μg);②医务人员抗- HBs≥10 U/L者,可不进行特殊处理;③暴露后3、6个月应检查 HBsAg、抗- HBs、ALT。

4)患者抗- HCV(+):发生职业暴露的医务人员抗- HCV(-),暴露后3、6个月应检查抗-HCV、ALT,并根据复查结果进行相应抗病毒治疗。

5)患者抗- HIV(+):应立即向分管院长及当地疾病预防控制中心报告。由公共卫生中心专业医师实施评估,决定预防程序,根据暴露级别和暴露源病毒载量水平决定是否实施预防性用药方案。根据专家意见实施预防性用药方案,4小时内实施,不超过24小时。暴露后1、2、3、6

个月应检查抗-HIV随访和咨询。评估暴露级别：一级暴露且暴露源病毒载量水平为轻度，可不使用预防性用药；一级暴露且暴露源病毒载量水平为重度，或二级暴露且病毒载量水平为轻度，使用基本用药程序；二级暴露且暴露源病毒载量水平为重度，或三级暴露不论暴露源水平为轻度或重度，强化用药程序。

6）患者TPHA（＋）：①推荐方案为苄星青霉素24万U，单次肌注；②青霉素过敏者，予多西环素（强力霉素）100 mg，2次/天，连用14天；或四环素500 mg，4次/天，口服，连用14天；或头孢曲松，最佳剂量和疗程尚未确定，推荐1克/天，肌注，连用8～10天；或阿奇霉素2 g，单次口服，但已有耐药报道。

4. 随访和咨询

（1）预防保健科负责督促职业暴露当事人按时进行疫苗接种和检验，并负责追踪确认检验结果和服用药物，配合医生进行定期监测随访。

（2）在处理过程中，应为职业暴露当事人提供咨询，必要时请心理医生帮助减轻其紧张恐慌心理，稳定情绪。

（3）医院和有关知情人应为职业暴露当事人严格保密，不得向无关人员泄露职业暴露当事人的情况。

（4）所有发生利器伤和职业暴露的医务人员，都要对其进行跟踪、随访。

（5）HIV暴露者应暂时脱离工作岗位。对暴露者提供的各项应急处理措施应征得暴露者的同意。

（6）锐器伤处理过程中，医院感染管理科为职业暴露当事人提供咨询，减轻其紧张恐慌心理，稳定情绪。

（7）暴露事故发生单位应及时查找事故原因，制定改进措施。

5. 职业暴露防护处置等相关费用管理规定

（1）医务人员在工作期间严格遵守职业暴露基本预防控制措施，导致的职业暴露防护处置等相关费用由医院承担。

（2）医务人员在工作期间违反诊疗技术操作常规和职业暴露基本预防控制措施，导致的职业暴露防护处置等相关费用由职业暴露当事人承担20％、医院承担80％。

第三节 日常预防医院感染控制实践

医院感染的控制在消毒供应中心每个工作环节都非常重要，工作中的方方面面都需要时刻注意，每项工作都会影响工作质量。

一、环境要求

工作区域的天花板、墙壁应无裂隙，不落尘，便于清洗和消毒；地面与墙面踢脚及所有阴角均应为弧形设计；电源插座应采用防水安全型；地面应防滑、易清洗、耐腐蚀；地漏应采用防返溢式；污水应集中至医院污水处理系统。

二、人员流向与物品流向

人员流向是从清洁到污染，工作人员进入去污区要执行标准预防的防护措施，各工作区域限制非工作人员进入。

物品流向是从污到洁，不交叉、不逆流。下收、下送车辆必须洁污分开，每日清洁。下收、下送过程中应做到定人收发，采用专车、专线运送。

各区清洁工具分区使用，污洁分开。使用后彻底清洗后干燥放置。

三、地面和物体表面的清洁和消毒

（一）含氯消毒剂擦拭消毒

1. 地面的清洁和消毒　地面无明显污染时采用湿式清洁。当地面受到患者血液、体液等明显污染时，先用吸湿材料去除可见的污物，再进行清洁和消毒。

2. 物体表面的清洁和消毒　室内用品如桌子、椅子、凳子等表面无明显污染时采用湿式清洁。当物体表面受到患者血液、体液等明显污染时，先用吸湿材料去除可见的污物，再进行清洁和消毒。

3. 消毒供应中心去污区清洁和消毒　消毒供应中心去污区属于感染高风险区域，该地区地面及物体表面应保持清洁干燥，每天进行消毒，遇到明显污染时随时去污、清洁和消毒。地面消毒采用 $400\sim700$ mg/L 有效氯的含氯消毒液擦拭，作用 30 分钟；物体表面消毒方法同地面或采用 $1\,000\sim2\,000$ mg/L 季铵盐类消毒液擦拭。室内每天用含氯消毒液拖地一次，一切物品表面用含氯消毒液擦拭两次。

（二）紫外线消毒

紫外线消毒适用于室内空气和物体表面的消毒。

紫外线消毒灯在电压为 220 V、环境相对湿度为 60%、温度为 20 ℃时，辐射的 253.7 nm 紫外线强度应不低于 70 μW/cm^2。紫外线灯的使用寿命由新灯的强度降低到 70 μW/cm^2 的时间（功率≥30 W），或降低到新灯的 70%（功率<30 W）的时间，应不低于 1 000 小时。紫外线生产单位应提供实际使用寿命。采用化学指示卡，半年监测一次。新灯管启用时必须监测强度后再使用，结果留存备查。

1. 方法　在室内无人状态下，采用紫外线灯悬吊式或移动式直接照射消毒。灯管吊装高度距离地面 $1.8\sim2.2$ m，安装紫外线灯的数量以达到平均≥1.5 W/m^3，照射时间大于 30 分钟。

2. 使用注意事项

（1）采用紫外线消毒器对空气及物体表面进行消毒时，其消毒方法和注意事项应遵循生产厂家的使用说明。

（2）紫外线直接照射消毒空气时，关闭门窗，保持消毒空间内环境清洁、干燥，室内温度 $20\sim40$ ℃，相对湿度低于 80%。

（3）应保持紫外线灯表面清洁，每周用 95% 酒精布巾擦拭，发现灯管表面灰尘、油污等应随时擦拭。紫外线照射每日 2 次，每次 30 分钟（预热 5 分钟除外）并记录。

（4）采用紫外线灯消毒物体表面时，应使消毒物品表面充分暴露于紫外线照射范围内。

（5）不应在易燃易爆的环境中使用，不应使紫外线直接照射到人。

（6）紫外线强度计每年至少审定一次并登记。

四、清洁用具的消毒

（1）手工清洗与消毒：

1）擦拭布巾清洗干净后在 250 mg/L 有效氯（或其他有效消毒剂）中浸泡 30 分钟，后冲洗消毒液，干燥备用。

2）地巾清洗干净后在 500 mg/L 有效氯消毒剂中浸泡 30 分钟，后冲洗消毒液，干燥备用。

（2）使用后的布巾、地巾等物品放入清洗机内，按照清洗机的使用说明进行清洗和消毒，一般程序包括水洗、洗涤剂洗、清洗、消毒、烘干，取出备用。

（3）布巾、地巾应分区使用，并做好标识。

五、含氯消毒剂的使用

凡是能溶于水，产生次氯酸的消毒剂统称为含氯消毒剂。通常所说的含氯消毒剂中的有效氯，并非指氯的含量，而是消毒剂的氧化能力，相当于多少氯的氧化能力。该消毒剂分为以氯胺类为主的有机氯和以次氯酸为主的无机氯。前者杀菌作用慢，但性能稳定，后者杀菌作用快速，但性能不稳定。适用于物品、物体表面、分泌物、排泄物等的消毒。

（一）常见的含氯消毒剂剂型

液氯，含氯量大于 99.5%（V/V）；漂白粉，含有效氯 25%（W/W）；漂白粉精，含有效氯 80%（W/W）；三合二，含有效氯 56%（W/W）；次氯酸钠，工业制备的含有效氯 10%（W/W）；二氯异氰尿酸钠，含有效氯 60%（W/W）；三氯异氰尿酸，含有效氯 85%~90%（W/W）；氯化磷酸三钠，含有效氯 2.6%（W/W）。

（二）含氯消毒剂杀菌机制

1. 次氯酸的氧化作用　次氯酸为很小的中性分子，它能通过扩散到带负电荷的菌体表面，并通过细胞壁穿透到菌体内部起氧化作用，破坏细菌的磷酸脱氢酶，使糖代谢失衡而致细菌死亡。

2. 新生态氧的作用　由次氯酸分解形成新生态氧，将菌体蛋白质氧化。

3. 氯化作用　氯通过与细胞膜蛋白质结合，形成氮氯化合物，从而干扰细胞的代谢，最后引起细菌的死亡。

（三）含氯消毒剂作用特点

（1）含氯消毒剂杀菌谱广、作用迅速、杀菌效果可靠，毒性低，使用方便，价格低廉。

（2）含氯消毒剂不稳定，有效氯易丧失；有腐蚀性；易受有机物、pH 等的影响。

（3）含氯消毒剂通常能杀灭细菌繁殖体、病毒、真菌孢子及细菌芽胞。

（四）含氯消毒剂使用方法

常用的消毒灭菌方法有浸泡、擦拭、喷洒与干粉消毒等方法。

1. 浸泡法　将待消毒或灭菌的物品放入装有含氯消毒剂溶液的容器中，加盖。对细菌繁殖体污染物品的消毒，用含有效氯 500 mg/L 的消毒液浸泡 10 分钟以上；对经血液传播病原体、分枝杆菌、细菌芽胞污染物品的消毒,用含有效氯 2 000～5 000 mg/L 的消毒液浸泡 30 分钟以上。

2. 擦拭法 对大件物品或其他不能用浸泡法消毒的物品用擦拭法消毒。消毒所用药物浓度和作用时间参见"浸泡法"。

3. 喷洒法 对一般污染表面,用 500～1 000 mg/L 的消毒液均匀喷洒作用 10～30 分钟;对经血液传播病原体、结核杆菌污染的表面的消毒,用含有效氯 2 000 mg/L 的消毒液均匀喷洒,作用 60 分钟以上。喷洒后有强烈的刺激性气味,人员应该离开现场。

（五）影响杀菌因素

1. 浓度与作用时间 一般规律是药物浓度越高,作用时间越久,杀菌效果越好。但漂白粉与三合二药物浓度增高,其溶液 pH 亦随之上升,有时反需延长作用时间才能灭菌。

2. 酸碱度 pH 越低,杀菌作用越强。含氯消毒剂的杀菌作用主要依赖于溶液中未分解的次氯酸浓度,溶液 pH 越低,未分解的次氯酸就越多;随着 pH 上升,越来越多的次氯酸分解成氢与次氯酸根离子,而失去杀菌作用。

3. 温度 温度增高可加强杀菌作用。但不能对次氯酸钠溶液加热,否则会导致其分解,使杀菌效果降低。

4. 有机物 有机物的存在可损耗有效氯,影响其杀菌作用,其中对低浓度消毒液的影响比较明显。但有机物对二氯异氰尿酸钠影响较小。淀粉、脂肪、醇类等影响较小(甲醇对次氯酸钠反而有增效作用)。

5. 还原性物质 硫代硫酸盐、亚铁盐、硫化物、含氨基化合物等还原性物质,亦可降低其杀菌作用,在消毒污水时应予以注意。

6. 水质的硬度 水硬度小于 400 mg/L,对杀菌作用影响不大。

（六）使用注意事项

(1) 应置于有盖容器中保存,并及时更换。

(2) 勿用于手术器械的消毒灭菌。

(3) 浸泡消毒时,物品勿带过多水分。

(4) 物品消毒前,应将表面黏附的有机物清除。

(5) 调配或使用时应打开门窗,保持空气流通。由于含氯制剂有一定的刺激性,应佩戴口罩和手套进行操作;现用现配,应用量杯计算分量并监测。如不慎接触眼睛,应立即用清水冲洗 15 分钟并求医。消毒期间不随意用手擦眼睛,触摸鼻子或嘴。

六、医疗废物的管理

医疗废物指在对患者进行诊断、治疗、护理等活动的过程中产生的废弃物。

建立健全医疗废物管理制度和责任追究制度,确保医疗废物安全管理;负责医疗废物回收、贮存、交接处理工作,严防医疗废物流入社会。科室负责指导医疗废物发生流失、泄露、扩散和意外事故时的紧急处理工作,紧急组织人力、物力采取相应的补救措施,并及时向医疗废物管理小组报告;检查医疗废物分类收集、暂时贮存及院内交接过程中各项工作的落实情况和职业卫生安全防护工作,负责组织科室内部有关医疗废物管理的培训工作,配合医院感染科分析和处理医疗废物管理中的其他问题,做好有关医疗废物登记和档案资料的管理。

科室安排早班、晚班清洗间特定岗位负责兼管医疗废物分类收集和管理工作,工作人员对本岗位产生的医疗废物的安全处置均应履行相应职责,各科室主任对本部门医疗废物的卫生安全管理履行管理职责。严格按照《医疗废物管理办法》的要求做好医疗废物分类收集、包装、交接签名等,在医疗废物收集过程中检查医疗废物分类收集是否规范,发现问题应当及时纠正,做好医疗废物院内转运交接工作;和运送人员应共同清点废物种类、数量,填写医疗废物内部流转三联单,记录内容包括日期、来源(科室)、废物的类别、重量或数量、交接时间等项目,双方核对无误后签字确认。流转联单一式三份,医疗废物产生部门、医疗废物转运专职人员、暂时贮存管理部门各保存一份,保存时间3年以上。

医疗废物每次转运后,对医疗废物收集点和使用的设施进行消毒和清洗,使用 2 000 mg/L 含氯消毒剂擦拭或喷洒,并记录清洗消毒时间和操作人员。

(一) 医疗废物分类收集、运送与暂时贮存要求

(1) 根据医疗废物的类别,将医疗废物分别置于有明确标识的包装物和容器内。

(2) 盛放医疗废物的容器必须有警示标识、中文标志和密闭加盖的专用容器。各种垃圾袋颜色要符合要求:黄色垃圾袋盛放医疗废物,利器装入利器盒内;黑色垃圾袋收集生活垃圾。

(3) 必须严格按照感染性废物、病理性废物、损伤性废物、药物性废物及化学性废物进行分类收集,原则上不得混合收集。严禁医疗废物混入其他废物和生活垃圾中。

(4) 一次性注射器、输液器的针头及其他锐利部分用后应立即投入利器盒,剩余部分直接投入内衬有专用黄色垃圾袋的回收容器内。抽血后注射器和输血导管,必须使用双层黄色垃圾袋收集。

(5) 其他能够引起刺伤、割伤人体皮肤的医用锐器废弃物,必须直接投放入利器盒内收集。利器盒放置点应便于就近丢弃。

(6) 玻璃安瓿,投入双层黄色垃圾袋内,标明"损伤性废物"集中回收。

(7) 针药盒和一次性注射器等的外包装等未受到患者血液、体液、排泄物污染的纸塑类物品不属于医疗废物,放置在黑色垃圾袋内,按生活垃圾回收处理。

(8) 被患者血液、体液、排泄物污染的棉签、棉球、纱布、引流棉条、一次性使用的口罩、帽子及其他各种敷料类等放置于黄色垃圾袋,集中放置于换药室专用密闭容器内或定点放置。

(9) 一次性使用医疗用品及一次性使用医疗器械,如吸痰管、引流袋、手套等,使用后直接投入黄色垃圾袋内,集中放置于污洗室专用密闭容器内或定点放置。

(10) 分类收集的医疗废物达到专用包装袋或容器的 3/4 时,应当及时将专用包装袋或容器严密封口,系上中文标签,并统一弃放入加盖的周转箱内。封口后若发现包装物或者容器的外表面被感染性废物污染,应增加一层包装并再次封口。放入包装袋或利器盒内的医疗废物不得取出。

(11) 包装物或者容器的外表面被感染性废物污染时,应对被污染处进行消毒处理或者增加一层包装,特殊感染病例使用后的医用垃圾应双重包装,与普通医用垃圾分开放置。

(二) 医疗废物管理人员职责

(1) 检查医疗废物分类收集是否使用专用包装袋、利器盒;转运箱是否破损、泄露,有破损的转运箱严禁使用。

(2) 检查每个医疗废物包装袋、利器盒上是否标有中文标签,标签的内容和要求是否符合规定要求。

(3) 检查医疗废物的包装袋有无破损,封口是否严密。发现不符合规范要求的立即予以改正。

（4）医疗废物转运结束后在指定地点及时对转运工具进行消毒和清洗，并记录清洗消毒时间和人员，不得使用未经过消毒和清洗的工具贮存医疗废物。

（5）与医疗废物转运人员交接的医疗废物，核对无误后，执行三联单签收。

（6）严禁将医疗废物自行运出本单位转让、买卖等。

（三）医疗废物管理人员防护

1. 防护要求

（1）收集处置医疗废物时按要求做好个人防护，收集时要防遗漏、泄露和流失。

（2）在产生、分类收集、暂时贮存医疗废物过程中，必须防止医疗废物直接接触身体；一旦发生刺伤、擦伤等意外事故时要及时上报，并根据种类与受伤害程度，采取相应应急措施，跟踪随访。

（3）防护用品有破损时应当及时予以更换。

（4）按规定参加健康检查，每年体检1次。预防接种。

2. 职业防护流程

（1）工作时：穿工作服→戴工作帽→戴防护口罩→戴乳胶手套→穿防水胶鞋（近距离操作或可能有液体溅出时佩戴护目眼镜）。

（2）工作完成后：脱手套→洗手→脱口罩→脱帽子→脱胶鞋→脱工作鞋→淋浴。

3. 意外事故的应急处理　配备碘伏、75%酒精及生理盐水以备急用。

（1）皮肤针刺伤或切割伤：应当在伤口旁端轻轻挤压，尽可能挤出损伤部位的血液，再用肥皂液和大量流动水冲洗污染的伤口，冲洗后用75%乙醇、0.5%碘伏或其他消毒剂消毒伤口。

（2）皮肤污染：立即用液体皂和大量流动水清洗污染的皮肤，并用适当的手消毒剂消毒。

（3）黏膜污染：用大量流动水或生理盐水彻底冲洗污染部位。

（4）衣物污染：尽快脱掉污染衣物，进行消毒处理。

（5）污染泼溅事故时，应立即进行消毒处理，使用有效氯1 000 mg/L浸泡30分钟。

（四）医疗废物流失、泄露、扩散和意外事故紧急处理预案

对于在产生、分类收集、运送与暂时贮存医疗废物过程中，不得发生泄漏、流失、扩散和意外事故，一旦发生，按规定向当地卫生行政部门和环保部门报告，并根据医疗废物泄漏的危害程度采取相应应急措施和处置流程。

（1）一旦发生医疗废物流失、泄漏、扩散、环境污染事故，立即保护现场并上报医院感染办公室，下班时间报行政总值班。

（2）相关科室立即组织相关人员对污染现场进行封锁，做好防护，尽可能减少污染扩散，保护好周围人群。

（3）消毒供应中心组织专人对溢出、散落的医疗垃圾迅速进行收集、清理和消毒处理，同时根据污染情况，采取有效安全处理方法进行场地消毒。消毒工作应由污染较轻区域向污染较重的区域进行，待彻底清洁和消毒后，再对清扫工具进行消毒。

（4）清理人员在进行清理工作时，必须穿戴防护服、手套、口罩等防护用品；清理工作结束后，用品和用具必须进行消毒处理。

（5）如果在处理过程中清理人员的身体不慎受到伤害，应及时按照职业防护处置流程进行紧急处理。

（6）医院发生医疗废物流失、泄漏、扩散时，医院应按国务院颁布的《医疗废物管理条例》和

卫生部颁布的《医疗卫生机构医疗废物管理办法》的相关规定,在48小时内上报至当地卫生、环保等有关上级主管部门。

(7)因医疗废物管理不当导致医疗废物流失、泄漏、扩散、环境污染事故者,相关部门要及时对事件进行调查分析,确定事故性质,明确责任人应承担的责任,并按医院相关制度追究其事故责任,并采取有效的防范措施预防类似事件再次发生。

第四节 常见病原体污染器械的处理流程

一、清洗准备

(1)操作者:穿工作服和防水服或防水围裙,戴圆帽、口罩、护目镜或者防护面罩、橡胶手套或防刺穿乳胶手套。

(2)用物:清洗剂、毛刷、网篮、高压水枪、高压气枪、超声波清洗机、清洗消毒器。

(3)独立的操作台。

二、清洗

疑似或确认乙型肝炎病毒、朊毒体、梭状芽胞杆菌(气性坏疽)等感染患者使用过的一次性诊疗器械、器具及物品应双层密封装后焚烧处理;可重复使用的污染器械、器具和物品应用双层黄色塑料袋包装并有明显标识。

(一)预处理

1. 朊毒体感染器械(器具)和物品　将回收的感染器械(器具)和物品打开器械所有的轴节和锁扣,器械拆卸至最小单位,完全浸没在1 mol/L氢氧化钠的消毒剂中至少1小时。

2. 梭状芽胞杆菌感染器械(器具)和物品　将回收的感染器械(器具)和物品打开器械所有的轴节和锁扣,器械拆卸至最小单位,应先消毒,后清洗,再灭菌。消毒可采用含氯消毒剂1 000~2 000 mg/L浸泡消毒30~45分钟,有明显污染物时应采用含氯5 000~10 000 mg/L浸泡消毒至少1小时。

3. 突发不明原因的传染病病原体污染的诊疗器械、器具与物品　处理应符合国家届时发布的规定要求。没有要求时,其消毒的原则为:在传播途径不明时,应按照多种传播途径确定消毒的范围和物品;按病原体所属微生物类别中抵抗力最强的微生物,确定消毒的剂量(可按杀芽胞的剂量确定);医务人员应做好职业防护。

(二)清洗方法

包括机械清洗、手工清洗。机械清洗适用于大部分常规器械的清洗。手工清洗适用于精密、复杂器械的清洗和有机物污染较重器械的初步处理。清洗步骤包括冲洗、洗涤、漂洗、终末漂洗。精密器械的清洗,应遵循生产厂家提供的使用说明或指导手册。

1. 手工清洗

(1)操作程序

1)冲洗:将器械、器具和物品置于流动水下冲洗,初步去除污染物。

2）洗涤：冲洗后，应使用医用清洗剂浸泡后刷洗、擦洗。

3）漂洗：洗涤后，再用流动水冲洗或刷洗。

4）终末漂洗：应采用电导率≤15×10^{-4} S/m（15 μS/cm）（25 ℃）的水进行漂洗。

（2）注意事项

1）手工清洗时水温宜为 15～30 ℃。

2）去除干涸的污渍应先用医用清洗剂浸泡，再刷洗或擦洗。有锈迹者，应除锈。

3）刷洗操作应在水面下进行，防止产生气溶胶。

4）器械可拆卸的部分应拆开后清洗。

5）管腔器械宜先选用合适的清洗刷清洗内腔，再用压力水枪冲洗。

6）不应使用研磨型清洗材料和用具用于器械处理，应选用与器械材质相匹配的刷洗用具和用品。

2. 超声波清洗

（1）操作程序

1）清洗器内注入清洗用水，并添加医用清洗剂。水温应小于 45 ℃。

2）冲洗：于流动水下冲洗器械，初步去除污染物。

3）洗涤：将器械放入篮筐中，浸没在水面下，管腔内注满水。

4）超声清洗操作，应遵循器械和设备生产厂家的使用说明或指导手册。

（2）注意事项

1）超声清洗可作为手工清洗或机械清洗的预清洗手段。

2）清洗时应盖好超声清洗机盖子，防止产生气溶胶。

3）应根据器械的不同材质选择相匹配的超声频率。

4）清洗时间不宜超过 10 分钟。

3. 清洗消毒机器清洗

（1）操作前检查：每日设备运行前检查以下内容。

1）确认水、电、蒸汽、压缩空气达到设备工作条件，医用清洗剂的储量充足。

2）舱门开启应达到设定位置，密封圈完整；清洗的旋转臂转动灵活；喷淋孔无堵塞；清洗架进出轨道无阻碍。

3）检查设备清洁状况，包括设备的内舱壁、排水网筛、排水槽、清洗架和清洗旋转臂等。

（2）清洗物品装载

1）清洗物品应充分接触水流；器械轴节应充分打开；可拆卸的部分应拆卸至最小单位；容器应开口朝下或倾斜摆放。根据器械类型使用专用清洗架和配件。

2）精密器械和锐利器械的装载应使用固定保护装置。

3）每次装载结束应检查清洗旋转臂，确保其转动不应受到器械、器具和物品的阻碍。

（3）设备操作运行

1）各类器械、器具和物品清洗程序的设置应遵循生产厂家的使用说明或指导手册。

2）应观察设备运行中的状态，其清洗旋转臂工作应正常，排水应通畅。

3）设备运行结束，应对设备物理参数进行确认，应符合设定程序的各项参数指标，并将其记录。

4）每日清洗结束时，应检查舱内是否有杂物。

（三）清洗后的消毒

清洗后的器械、器具和物品应进行消毒处理。方法首选机械湿热消毒，也可采用75％乙醇、酸性氧化电位水或其他消毒剂进行消毒。湿热消毒应采用经纯化的水,电导率≤15×10^{-4} S/m($15\,\mu$S/cm)($25\,℃$)。湿热消毒方法的温度、时间应符合表 5-1 的要求。消毒后直接使用的诊疗器械、器具和物品,湿热消毒温度应≥$90\,℃$,时间≥5 分钟,或 A0 值≥3 000;消毒后继续灭菌处理的,其湿热消毒温度应≥$90\,℃$,时间≥1 分钟,或 A0 值≥600。其他消毒剂的应用按产品说明书。

表 5-1 湿热消毒的温度与时间

	温度(℃)	最短消毒时间(分钟)
消毒后直接使用	93	2.5
	90	5
消毒后灭菌处理	90	1
	80	10
	75	30
	70	100

三、干燥

1. **方法** 宜首选干燥设备进行干燥处理。根据器械的材质选择适宜的干燥温度,金属类为 $70\sim90\,℃$,塑胶类为 $65\sim75\,℃$。不耐热器械、器具和物品可使用消毒的低纤维絮擦布、压力气枪或≥95%乙醇进行干燥处理。管腔器械内的残留水迹,可用压力气枪等进行干燥处理。不应使用自然干燥方法进行干燥。

2. **注意事项**

(1)冲洗、洗涤、漂洗时应使用软水。冲洗阶段水温应小于 $45\,℃$。

(2)终末漂洗、消毒用水电导率应小于 15×10^{-4} S/m($15\,\mu$S/cm)($25\,℃$)。

(3)终末漂洗程序中宜对需要润滑的器械使用医用润滑剂。

(4)应根据清洗需要选择适宜的医用清洗剂,定期检查清洗剂用量是否准确。

(5)每日清洗结束时,应清理舱内杂物,并做清洁处理。应定期做好清洗消毒器的保养。每次处理工作结束后,应立即消毒清洗器具,更换个人防护用品,进行洗手及手消毒。

四、器械检查与保养

应采用目测或使用带光源放大镜对干燥后的每件器械、器具和物品进行检查。器械表面及其关节、齿牙处应光洁,无血渍、污渍、水垢等残留物质和锈斑;功能完好,无损毁。清洗质量不合格的,应重新处理;器械功能损毁或锈蚀严重者,应及时维修或报废。带电源器械应进行绝缘性能等安全性检查。应使用医用润滑剂进行器械保养,不应使用石蜡油等非水溶性的产品作为润滑剂。

五、包装

包装应符合 GB/T 19633 的要求。包装包括装配、包装、封包、注明标识等步骤。器械与敷料应分室包装。包装前应依据器械装配的技术规程或图示,核对器械的种类、规格和数量。

1. 装配方法

（1）手术器械应摆放在篮筐或有孔的托盘中进行配套包装。手术所用盘、盆、碗等器皿，宜与手术器械分开包装。剪刀和血管钳等轴节类器械不应完全锁扣。

（2）有盖的器皿应开盖，摆放的器皿间应用吸湿布、纱布或医用吸水纸隔开，包内容器开口朝向一致；管腔类物品应盘绕放置，保持管腔通畅；精细器械、锐器等应采取保护措施。

（3）压力蒸汽灭菌包重量要求：器械包重量不宜超过 7 kg，敷料包重量不宜超过 5 kg。

（4）压力蒸汽灭菌包体积要求：下排气压力蒸汽灭菌器不宜超过 30 cm×30 cm×25 cm；预真空压力蒸汽灭菌器不宜超 30 cm×30 cm×50 cm。

2. 包装方法及要求　灭菌物品包装分为闭合式包装和密封式包装。包装方法和要求如下：

（1）手术器械若采用闭合式包装方法，应由 2 层包装材料分 2 次包装。

（2）密封式包装方法应采用纸袋、纸塑袋等材料。

（3）硬质容器的使用与操作，应遵循生产厂家的使用说明或指导手册，并符合要求。每次使用后应清洗、消毒和干燥。

（4）普通棉布包装材料应一用一清洗，无污渍，灯光下检查无破损。

3. 封包要求

（1）包外应设有灭菌化学指示物。高度危险性物品灭菌包内还应放置包内化学指示物；如果透过包装材料可直接观察包内灭菌化学指示物的颜色变化，则不必放置包外灭菌化学指示物。

（2）闭合式包装应使用专用胶带，胶带长度应与灭菌包体积、重量相适宜，松紧适度。封包应严密，保持闭合完好性。

（3）纸塑袋、纸袋等密封包装其密封宽度应≥6 mm，包内器械距包装袋封口处应≥2.5 cm。

（4）医用热封机在每日使用前应检查参数的准确性和闭合完好性。

（5）硬质容器应设置安全闭锁装置，无菌屏障完整性破坏后应可识别。

（6）灭菌物品包装的标识应注明物品名称、包装者等内容。灭菌前注明灭菌器编号、灭菌批次、灭菌日期和失效日期等相关信息。标识应具有可追溯性。

六、灭菌

1. 压力蒸汽灭菌　耐湿、耐热的器械、器具和物品应首选压力蒸汽灭菌。应根据待灭菌物品选择适宜的压力蒸汽灭菌器和灭菌程序。常规灭菌周期包括预排气、灭菌、后排气和干燥等过程。快速压力蒸汽灭菌程序不应作为物品的常规灭菌程序，只在紧急情况下使用，使用方法应遵循 WS/T 367 的要求。灭菌器操作方法应遵循生产厂家的使用说明或指导手册。压力蒸汽灭菌器蒸汽和水的质量要求参见 WS 310.1—2016 附录 B。管腔器械不应使用下排气压力蒸汽灭菌方式进行灭菌。硬质容器和超大、超重包装，应遵循厂家提供的灭菌参数要求。

压力蒸汽灭菌器操作程序包括灭菌前准备、灭菌物品装载、灭菌操作、无菌物品卸载和灭菌效果的监测等步骤。

（1）灭菌前准备

1）每天设备运行前应进行安全检查，包括灭菌器压力表处在"0"的位置；记录打印装置处于备用状态；灭菌器柜门密封圈平整无损坏，柜门安全锁扣灵活、安全有效；灭菌柜内冷凝水排出口通畅，柜内壁清洁；电源、水源、蒸汽、压缩空气等运行条件符合设备要求。

2）遵循产品说明书对灭菌器进行预热。

3）大型预真空压力蒸汽灭菌器应在每日开始灭菌运行前空载进行 B-D 试验。

（2）灭菌物品装载

1）应使用专用灭菌架或篮筐装载灭菌物品；灭菌包之间应留间隙。

2）宜将同类材质的器械、器具和物品置于同一批次进行灭菌。

3）材质不相同时，纺织类物品应放置于上层、竖放，金属器械类放置于下层。

4）手术器械包、硬质容器应平放，盆、盘、碗类物品应斜放，玻璃瓶等底部无孔的器皿类物品应倒立或侧放，纸袋、纸塑包装物品应侧放，以利于蒸汽进入和冷空气排出。

5）选择下排气压力蒸汽灭菌程序时，大包宜摆放于上层，小包宜摆放于下层。

（3）灭菌操作：应观察并记录灭菌时的温度、压力和时间等灭菌参数（表 5-2）及设备运行状况。

表 5-2　压力蒸汽灭菌器灭菌参数

设备	物品	灭菌温度（℃）	最短灭菌时间（分钟）	压力范围（kPa）
下排气式压力蒸汽灭菌器	敷料	121	30	102.8～122.9
	器械		20	
预真空式压力蒸汽灭菌器	器械、敷料	132	4	184.4～201.7
		134		201.7～229.3

（4）无菌物品卸载

1）从灭菌器卸载取出的物品，冷却时间至少 30 分钟。

2）应确认灭菌过程合格，结果应符合 WS 310.3—2016 的要求。

3）应检查有无湿包。湿包不应储存与发放，分析原因并改进。

4）无菌包掉落地上或误放到不洁处应视为被污染。

（5）灭菌效果的监测：灭菌过程的监测应符合 WS 310.3—2016 中的相关规定。

2. 干热灭菌　适用于耐热、不耐湿，蒸汽或气体不能穿透物品的灭菌，如玻璃、油脂、粉剂等物品的灭菌。灭菌程序、参数及注意事项应符合 WS/T 367 的规定，并应遵循生产厂家的使用说明书。

3. 低温灭菌　常用低温灭菌方法主要包括环氧乙烷灭菌、过氧化氢低温等离子体灭菌、低温甲醛蒸汽灭菌。低温灭菌适用于不耐热、不耐湿的器械、器具和物品的灭菌。应符合以下基本要求：

（1）灭菌的器械、物品应清洗干净，并充分干燥。

（2）灭菌程序、参数及注意事项符合 WS/T 367 的规定，并应遵循生产厂家的使用说明书。

（3）灭菌装载应利于灭菌介质穿透。

七、储存

灭菌后物品应分类、分架存放在无菌物品存放区。一次性使用无菌物品应去除外包装后再进入无菌物品存放区。物品存放架或柜应距地面高度≥20 cm，距离墙≥5 cm，距天花板≥

50 cm。物品放置应固定位置,设置标识。接触无菌物品前应洗手或手消毒。消毒后直接使用的物品应干燥、包装后专架存放。

无菌物品存放期:

(1)无菌物品存放区环境的温度、湿度达到 WS 310.1—2016 的规定时,使用普通棉布材料包装的无菌物品有效期宜为 14 天。未达到环境标准时,使用普通棉布材料包装的无菌物品有效期不应超过 7 天。

(2)医用一次性纸袋包装的无菌物品,有效期宜为 30 天;使用一次性医用皱纹纸、医用无纺布包装的无菌物品,有效期宜为 180 天;使用一次性纸塑袋包装的无菌物品,有效期宜为 180 天。硬质容器包装的无菌物品,有效期宜为 180 天。

八、无菌物品发放

无菌物品发放时,应遵循先进先出、左取右放的原则。发放时应确认无菌物品的有效性和包装完好性。植入物应在生物监测合格后方可发放。紧急情况灭菌植入物时,使用含第 5 类化学指示物的生物 PCD 进行监测,化学指示物合格可提前放行,生物监测的结果应及时通报使用部门。应记录无菌物品发放日期、名称、数量、物品领用科室、灭菌日期等。运送无菌物品的器具使用后,应清洁处理,干燥存放。

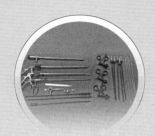

第六章

特殊专科器械的处理

第一节 口腔科器械的处理

口腔科器械指用于预防、诊断、治疗口腔疾患和口腔保健的可重复使用器械、器具和物品。新标准明确规定了按照口腔器械的危险程度将口腔器械分为高度、中度和低度危险口腔器械。高度危险口腔器械应达到灭菌水平并无菌保存；中度危险口腔器械应达到灭菌或高消毒水平并清洁保存；低度危险口腔器械应达到中、低度水平消毒并清洁保存。口腔器械结构复杂、体积小、螺纹多、尖锐、细小易丢失等特点，这些特点导致口腔科器械比普通器械更难清洗。工作人员必须熟悉口腔科所有器械的性能、用途，掌握清洗、消毒、保养、包装和灭菌等参数和操作，严格执行各类物品的处理流程，保证各类精密器材、物品完整，性能良好。

所有器械统一由消毒供应中心按规范要求进行回收、清洗、消毒、灭菌后方可使用，使用后经口腔科预处理，去除器械表面明显污物及血迹，可立即转运至消毒供应中心；不能及时转运时使用纯水配置的多酶溶液浸泡或喷洒保湿剂进行保湿，预处理后及时交接给转运人员，送回消毒供应中心。不得使用自来水或生理盐水浸泡，否则易使器械生锈遭到腐蚀。

（一）准备

1. 工作人员准备 进入去污区工作人员需按照标准防护的规范要求，进行个人防护，备齐防护用具。

（1）加强工作人员的培训和教育，培训防护用品的使用范围及方法。

（2）利器盒应以方便丢弃为原则，禁止将锐利器具直接传递给他人、禁止回套使用过的注射器针头、禁止折毁锐利器具等。

（3）处理接触过患者的血液、体液、分泌物、排泄物等器械时须戴手套，可能喷溅时应戴防护眼镜或防护面罩、穿隔离衣或防水围裙。

（4）对空气污染的自身防护，戴好口罩，须注意正确使用和保存口罩。

（5）长时间在紫外线照射的环境下工作，需要注意保护眼睛，避免对人体直接照射，必要时戴护目镜及穿防护服进行保护。

（6）液体化学消毒时，应防止过敏及对皮肤、黏膜的损伤。

（7）进入去污区按规范着装，进行污染器械的分类、核对、装载时必须戴圆帽、口罩、手套，穿隔离衣或防水围裙，穿专用鞋；手工清洗器械或用具时必须戴护目镜或面罩。

2. 回收工具准备 转运人员清洁消毒污物回收箱，干燥存放备用。回收台、清洗水池、清洗剂及清洗设备每日检查呈备用状态,可以正常使用。

(二)回收

消毒供应中心转运人员定时使用清洁的污物箱按照规定的路线到口腔科回收污染的器械,与工作人员交接并记录。转运人员将污物箱回收到消毒供应中心,中心护士接收器械后立即清点,若有损坏及时联系口腔科。建立回收、清洗、包装、灭菌等操作过程的追溯系统,记录、保存清洗消毒器和灭菌器运行参数打印资料。对清洗、消毒、灭菌质量的日常监测和定期监测进行记录,记录应具有可追溯性,根据追溯系统可查看器械包的情况。清洗、消毒监测记录及资料保存期应大于 6 个月;灭菌监测记录和资料保存期应大于 3 年。

消毒供应中心专职护士接收时应查对口腔科器械包的名称、数量、功能是否良好、是否对器械做过预处理、是否需要特殊消毒处理以及是否需要急件处理等。口腔科牙钻细小、种类繁多,清点时应注意防止丢失,可使用精密器械网篮。

(三)分类

将已回收的口腔科器械进行分类处理,不同的手术包分类放置于清洗网篮中,抓钳类器械应打开关节,使全自动清洗机水流可以与器械充分接触;尖锐器械应整齐地摆放好,并做好尖锐器械的保护措施,可保护工作人员减少锐利器械的刺伤风险以及保护器械不受损伤;将牙科手机单独存放于清洗网篮中,以方便包装时清点配包。在清洗网篮上挂口腔科标识的指示牌,帮助包装人员快速找到口腔科器械。

(四)清洗

不同器械、物品,根据器械材质及污染程度采用不同的清洗方法。清洗方法分为:手工清洗、全自动清洗机清洗、超声机清洗等。首选全自动清洗机清洗。

清洗流程为:拆卸到可拆卸的最小单位→刷洗→冲洗→超声加酶洗 10 分钟→刷洗→漂洗→终末漂洗→消毒→干燥→检查。

1. **手工清洗** 去除医疗器械、器具和物品上污物的全过程,流程包括冲洗、洗涤、漂洗和终末漂洗。

(1)冲洗:使用流动水去除器械、器具和物品表面污物的过程。

(2)洗涤:使用含化学清洗剂的清洗用水,去除器械、器具和物品污染物的过程。

(3)漂洗:用流动水冲洗洗涤器械、器具和物品上残留物的过程。

(4)终末漂洗:用软水、纯化水或蒸馏水对漂洗后的器械、器具和物品进行最终的处理过程。

(5)使用 75% 酒精纱布消毒擦拭或喷洒口腔科器械。

(6)打开电源选择干燥温度 70 ℃或 90 ℃,一般选择 70 ℃,干燥时间根据实际情况进行选择,一般选择 30~45 分钟,之后按开始键进行干燥。

(7)注意事项

1)遵循清洗剂制造商的说明,弱碱性清洗剂的浓度不得超过 1%。

2)经冲洗刷除器械表面污物后,将器械完全浸泡于中性至弱碱性酶清洗剂中。

3)洗涤时根据器械的特点及污染情况选择适宜的清洗剂。

4)漂洗要用自来水冲洗 2~4 分钟。

2. **全自动清洗机清洗** 首选机器清洗。能进行机洗的器械必须上清洗架进行机器清洗,不能进行机洗的器械必须手工清洗。牙科手机可进行机器清洗,但应使用专用清洗机架。

（1）流程：拆卸到可拆卸的最小单位→浸泡→冲洗→刷洗→漂洗→装载放入清洗机→选择适应的清洗程序→启动清洗机→卸载→检查。

（2）注意事项

1）遵循清洗剂制造商的说明配制清洗剂溶液；选择柔软的尼龙毛刷。

2）经冲洗刷除器械表面污物后，将器械完全浸泡于中性至弱碱性酶清洗剂中。

3）刷洗使用流动水，检查是否清洁，如有需要，可重新刷洗。

4）将口腔科器械合理摆放至清洗机架上，检查清洗机摆臂能够灵活旋转，器械无遮挡摆臂；检查清洗机处于备用状态。

5）选择相适应的清洗程序，按开始键启动清洗机。清洗机的清洗程序为冲洗、洗涤、漂洗、润滑、消毒、干燥。清洗过程中注意巡视清洗状态正常运行无报警。

6）清洗结束后由包装区工作人员进行卸载，检查清洗质量。

（五）检查与保养

1. 清洗质量效果检查　手工清洗器械后，检查血迹、锈迹及污垢等是否被冲洗干净；清洗消毒机清洗物品时，查对器械装载质量和程序选择是否正确，如器械轴节是否完全打开，器具高度是否高于旋转臂，所有器械的表面均能被水冲洗等。定期使用ATP荧光测试仪测试清洗质量。

（1）目测法：在正常光线下肉眼直接观察，根据检查的原则检查器械。对干燥后的每件器械、器具和物品进行检查。器械表面及其关节、齿牙处应光洁，无血渍、污渍、水垢等残留物质和锈斑；功能完好，无损毁。清洗质量不合格的，应重新处理；如有锈迹，应除锈；器械功能损毁者应及时维修或报废。带电源器械应进行绝缘性能等安全性检查。

（2）放大镜检查法：是借助手持式放大镜或带光源放大镜进行质量检查。

（3）ATP生物荧光检测法：是利用荧光素酶在镁离子、ATP参与下，催化荧光素氧化脱羧，产生激活态的氧化荧光素，放出光子，产生560 nm的荧光。细菌裂解后释放的ATP参与上述酶促反应，用荧光检测仪可定量测定，从而获知ATP的含量，进而得知细菌含量。

2. 保养　应使用喷洒的器械包装专用油或配比1∶200的器械润滑油进行器械保养，以确保灵活度，不应使用石蜡油等非水溶性的产品作为润滑剂。口腔科牙科手机每次清洗后均需要喷润滑油保养，尤其是手机头端，需仔细擦拭，涂抹均匀。

（六）包装

器械经过清洗、消毒和检查保养处理后遵循包装操作规程进行打包。配包者和包装者应具有一定资质，由经过系统岗位培训的工作人员专人负责，双人查对。配包者负责核对器械的数量、质量的检查，根据器械单配置。普通器械单独包装。精细牙钻由包装者负责核对型号大小，正确摆放包内化学指示物，确认合格后进行包装。选择合适的包装材料进行包装，口腔科器械通常使用纸塑袋密封式包装。包装完成后将器械包存放于待灭菌包处。

（七）灭菌

（1）根据厂家提供建议或说明书，选择压力蒸汽灭菌、过氧化氢等离子灭菌或环氧乙烷灭菌，并根据灭菌包选择合适的程序。

（2）首选高温高压灭菌。使用预真空压力蒸汽灭菌器前消毒员必须严格检查灭菌器附件、蒸汽、管道、水压、压力蒸汽、压缩空气等参数，检查正常后才启动灭菌器工作。B-D试验结果消毒员应与质检人员双人核对，符合要求后方可进行灭菌工作。

（3）每批次灭菌过程中,消毒员密切观察及准确记录灭菌器运行状况、灭菌关键参数,以及所有临界点的时间、温度与压力值等。

（4）灭菌前消毒员再次核对待高压灭菌物品包的体积、质量、外包装、标签信息、物品密封完好性,再次核查物品密封完好性,合格后进行装载灭菌,并注意各精密器械的灭菌方式。检查每次的物理监测、化学监测及生物监测的工作记录参数。

（5）预真空蒸汽高压灭菌器使用要求：温度,134～137 ℃;时间,3～4 分钟;冷却时间,30 分钟以上。

（6）卸载器械后应及时进行生物监测的培养,并做好同批次对照组的培养。在培养皿上注明灭菌器的名称及批次,灭菌日期、时间,对照组注明为对照培养皿、灭菌器的名称及批次,灭菌日期、时间。使用卡夹夹碎内部的培养液,轻轻摇晃培养皿,使培养液与培养菌片充分融合,之后将培养皿放置于培养机器上,培养 24 小时后查看结果。对照组为阳性、灭菌组为阴性表示生物培养合格,该批次灭菌质量合格。若是其他结果则表示培养失败,需查找原因。

（八）储存与发放

高压蒸汽灭菌需冷却 30 分钟后方可发放。卸载无菌物品时做好个人防护,可以佩戴防烫手套。将口腔科器械发放至口腔科专用储物柜。发放无菌物品时应遵循先进先出原则,确认无菌物品的有效期,查看每件灭菌物品包外灭菌化学指示物变色合格、外包装完整、清洁、无潮湿、无破损、无松散,标签信息齐全、字迹清晰等。若口腔科暂时不使用该器械就贮存在无菌间货物架上,定点放置。原则上应把器械全部发放,减少无菌间贮存。消毒供应中心转运人员将器械送至口腔科,并与口腔科护士双人核对并签名。

（九）追溯及召回

一旦出现灭菌失败,应立即停止使用相关灭菌器灭菌的无菌物品,并马上确认该灭菌器锅号及批次之后全部物品的流向,报告科主任或护士长、医院感染科、口腔科,联系灭菌器工程师进行检测维修,确认物品对患者可能造成的伤害程度,并根据物品发放情况执行以下处理程序：

（1）未发出的物品：迅速停止发放该锅次的所有灭菌物品,立刻查找原因,对事件发生的过程及环节分析的过程进行详细记录并归档备查。所有器械重新处理。

（2）发出但未使用的器械包：根据追溯系统立即查出该锅次及之后的所有资料,依照记录马上通知口腔科召回相关批次器械,要求口腔科立即查找并停止使用这些物品,立即召回到消毒供应中心,并确保所有潜在不安全的物品全部被回收。

（3）已经使用的物品：通知医院感染部门进行风险评估,告知事实经过,一旦证实错误的发生,通知口腔科开始采取改正措施。找出可能受影响的患者,包括姓名、病例号、接触暴露日期、所有污染器械的种类、列出感染风险、病原体及感染部位和评估在患者身上可能产生的后果。病区应详细记录患者情况,密切观察病情,必要时进行检查和采取预防治疗措施。

（4）复查生物监测结果,重做 3 锅生物监测,避免污染造成的假阳性,培养结果均为阴性视为合格。

（5）消毒供应中心应定期分析检测设备的运行状况,以确保医疗器械正常运行和达到规定性能的要求,针对问题及时处理。

第二节　眼科器械的处理

眼科器械,指用于预防、诊断、治疗眼科疾患可重复使用的器械、器具和物品。眼科器械用于接触无菌黏膜、组织,属于高度危险物品。高度危险物品应达到灭菌水平并无菌保存。眼科器械具有结构复杂、价格昂贵、体积小、螺纹多、尖锐、细小易丢失等特点,这些特质导致眼科器械比普通器械的处理难度增加。工作人员必须熟悉眼科所有器械的性能、用途,掌握清洗、消毒、保养、包装和灭菌等参数和操作,设置专职人员进行清洗、包装,严格执行各类物品的处理流程,保证各类器械、物品完整,性能良好。

所有器械统一由消毒供应中心按规范要求进行回收、清洗、消毒、灭菌后方可使用,使用后经眼科预处理,去除器械表面明显污物及血迹,可立即转运至消毒供应中心;不能及时转运时使用纯水配置的多酶溶液浸泡或喷洒保湿剂进行保湿,预处理后及时交接给转运人员,送回消毒供应中心。不得使用自来水或生理盐水浸泡,否则易使器械遭到腐蚀。

(一) 准备

1. 工作人员准备　进入去污区工作人员需按照标准防护的规范要求进行个人防护,必须戴圆帽、口罩,穿隔离衣或防水围裙,穿专用鞋,戴手套;可能有喷溅时应戴防护眼镜或防护面罩,穿隔离衣或防水围裙。

2. 回收工具准备　转运人员清洁消毒污物回收箱,干燥存放备用。回收台、清洗水池、清洗剂及清洗设备每日检查呈备用状态,可以正常使用。

(二) 回收

消毒供应中心转运人员定时使用清洁的污物箱按照规定的路线到眼科回收污染的器械,并与工作人员交接并记录。转运人员将污物箱回收到消毒供应中心,中心护士接收器械后立即清点,若有损坏及时联系眼科。建立回收、清洗、包装、灭菌等操作过程的追溯系统,记录、保存清洗消毒器和灭菌器运行参数打印资料。对清洗、消毒、灭菌质量的日常监测和定期监测进行记录,记录应具有可追溯性,根据追溯系统可查看器械包的情况。清洗、消毒监测记录及资料保存期应大于 6 个月;灭菌监测记录和资料保存期应大于 3 年。

消毒供应中心专职护士接收时应检查眼科器械包的名称、数量、功能是否良好,是否对器械做过预处理,是否需要特殊消毒处理以及是否需要急件处理等。眼科器械细小、精密、种类繁多,清点时应注意防止丢失、防止刺伤,可使用精密器械网篮或在普通清洗篮中使用清洗垫,防止器械丢失。

(三) 分类

将已回收的眼科器械进行分类处理,不同的手术包分类防置于清洗网篮中。抓钳类器械应打开关节,使全自动清洗机水流可以与器械充分接触。尖锐器械应整齐地摆放好,并做好尖锐器械的保护措施,可保护工作人员减少锐利器械刺伤的风险以及保护器械不受损伤。将白内障包中钻石头端剥离器等贵重器械单独放置,以免清洗转运过程中发生碰撞导致损坏。在清洗网篮上挂眼科标识的指示牌,帮助包装人员快速找到眼科器械。

(四) 清洗

不同器械、物品,根据器械材质及污染程度采用不同的清洗方法。清洗方法分为手工清洗、全自动清洗机清洗、超声机清洗等。首选全自动清洗机清洗。现有的眼科器械均可以使用机器清洗。能进行机洗的器械尽量上清洗架进行机器清洗，不能进行机洗的器械选择手工清洗。

机器清洗的处理流程：将器械拆卸到可拆卸的最小单位→浸泡→冲洗→刷洗→漂洗→装载放入清洗机→选择适应的清洗程序→启动清洗机→卸载→检查。

（1）遵循清洗剂制造商的说明配制清洗剂溶液。选择柔软的尼龙毛刷。

（2）经冲洗刷除器械表面污物后，将器械完全浸泡于中性至弱碱性酶清洗剂中。

（3）使用流动水刷洗，检查是否清洁，如有需要，应重新刷洗。

（4）将眼科器械合理摆放至清洗机架上，检查清洗机摆臂能够灵活旋转，器械无遮挡摆臂；检查清洗机处于备用状态。

（5）选择相适应的清洗程序，按开始键启动清洗机。清洗机的清洗程序为冲洗、洗涤、漂洗、润滑、消毒、干燥。清洗过程中注意巡视清洗状态为正常运行无报警。

（6）清洗结束后由包装区工作人员进行卸载，检查清洗质量。

（五）检查与保养

1. 清洗质量效果检查　手工清洗器械后，检查血迹、锈迹及污垢等是否被冲洗干净；清洗消毒机清洗物品时，查对器械装载质量和程序选择是否正确，如器械轴节是否完全打开，器具高度是否高于旋转臂，所有器械的表面均能被水冲洗等。定期使用 ATP 荧光测试仪测试清洗质量。

（1）目测法：在正常光线下肉眼直接观察，对干燥后的每件器械、器具和物品进行检查。器械表面及其关节、齿牙处应光洁，无血渍、污渍、水垢等残留物质和锈斑；功能完好，无损毁。清洗质量不合格的，应重新处理；如有锈迹，应除锈；器械功能损毁者应及时维修或报废。带电源器械应进行绝缘性能等安全性检查。

（2）放大镜检查法：是借助手持式放大镜或带光源放大镜进行质量检查。

（3）ATP 生物荧光检测法：是利用荧光素酶参与酶促反应，用荧光检测仪测定 ATP 的含量，进而得知细菌含量。

2. 保养　眼科手术器械应遵循器械厂家说明书的指引使用润滑剂。

（六）包装

器械经过清洗、消毒和检查保养处理后有可遵循包装操作规程进行打包。配包者和包装者应具有一定资质，由经过系统岗位培训的工作人员专人负责，双人查对。配包者负责器械的数量、质量的检查，根据器械单配置，普通器械单独包装，正确摆放包内化学指示物，确认合格后进行包装。选择合适的包装材料进行包装。眼科器械通常使用无纺布闭合式包装，主要包装方法有信封折叠、方形折叠。包装完成后将器械包存放于待灭菌包处。

注意事项：

（1）工作人员应着清洁区穿工作服、戴圆帽（须遮盖全部头发）、清洁双手。环境应清洁、无尘、光线明亮。

（2）包装前，包装材料、封包胶带、包内化学指示卡、包装标识、器械、器械网篮、器械清单等要备齐。

（3）无纺布是一次性使用的包装材料，不得重复使用。

（七）灭菌

（1）根据厂家提供的建议或说明书，选择压力蒸汽灭菌、过氧化氢等离子灭菌或环氧乙烷灭菌，并根据灭菌包选择合适的程序。眼科器械一般使用高压蒸汽灭菌。

（2）使用预真空压力蒸汽灭菌器前消毒员必须严格检查灭菌器附件、蒸汽、管道、水压、压力蒸汽、压缩空气等参数，检查正常后才启动灭菌器工作。B-D试验结果消毒员应与质检人员双人核对，符合要求后，方可进行灭菌工作。

（3）每批次灭菌过程中，消毒员密切观察及准确记录灭菌器运行状况、灭菌关键参数，以及所有临界点的时间、温度与压力值等。

（4）灭菌前消毒员再次核对待高压灭菌物品包的体积、质量、外包装、标签信息，再次核查物品密封完好性，合格后进行装载灭菌，并注意各精密器械的灭菌方式。检查每次的物理监测、化学监测及生物监测的工作记录参数。

（5）预真空蒸汽高压灭菌器使用要求：温度：134～137 ℃；时间：3～4分钟；冷却时间：30分钟以上。

（6）卸载器械后应及时进行生物监测的培养，并做好同批次对照组的培养。在培养皿上注明灭菌器的名称及批次，灭菌日期、时间，对照组注明为对照培养皿、灭菌器的名称及批次，灭菌日期、时间。使用卡夹夹碎内部的培养液，轻轻摇晃培养皿，使培养液与培养菌片充分融合，之后将培养皿放置于培养机器上，培养24小时后查看结果。对照组为阳性、灭菌组为阴性表示生物培养合格，该批次灭菌质量合格。若是其他结果则表示培养失败，需查找原因。

（八）储存与发放

高压蒸汽灭菌需冷却30分钟后方可冷发放。卸载无菌物品时做好个人防护，可以佩戴防烫手套。将眼科器械发放至眼科专用临时储物柜。发放无菌物品时应遵循先进先出原则，确认无菌物品的有效期，查看每件灭菌物品包外灭菌化学指示物变色合格，外包装完整、清洁、无潮湿、无破损、无松散，标签信息齐全、字迹清晰等。若眼科暂时不使用该器械就贮存在无菌间货物架上，定点放置。消毒供应中心转运人员将器械送至眼科，并与眼科护士双人核对并签名。

（九）追溯及召回

一旦出现灭菌失败，应立即停止使用相关灭菌器灭菌的无菌物品，并马上确认该灭菌器锅号及批次之后全部物品的流向，立即向上级报告，联系灭菌器工程师进行检测维修，确认物品对患者可能造成的伤害程度，并根据物品发放情况按召回制度进行处理。

第三节 整形科器械的处理

整形科器械，指用于诊断、治疗整形科疾患可重复使用的器械、器具和物品。整形科器械用于接触无菌黏膜、组织，属于高度危险物品。高度危险物品应达到灭菌水平并无菌保存。整形科器械具有结构复杂、价格昂贵、形状各异等特点，这些特质导致整形科器械比普通器械增加了处理难度。工作人员必须熟悉整形科所有器械的性能、用途，掌握清洗、消毒、保养、包装和灭菌等参数和操作，设置专职人员进行清洗、包装，严格执行各类物品的处理流程，保证各类器械、物品完整，性能良好。

所有器械统一由消毒供应中心按规范要求进行回收、清洗、消毒、灭菌后方可使用，使用后经整形科预处理，去除器械表面明显污物及血迹，可立即转运至消毒供应中心；不能及时转运时使用纯水配置的多酶溶液浸泡或喷洒保湿剂进行保湿，预处理后及时交接给转运人员，送回消毒供应中心。不得使用自来水或生理盐水浸泡，否则易使器械生锈遭到腐蚀。

（一）准备

1. 工作人员准备　进入去污区工作人员需按照标准防护的规范要求进行个人防护，必须戴圆帽、口罩，穿隔离衣或防水围裙，穿专用鞋，戴手套；可能有喷溅时应戴防护眼镜或防护面罩，穿隔离衣或防水围裙。

2. 回收工具准备　转运人员清洁消毒污物回收箱，干燥存放备用。回收台、清洗水池、清洗剂及清洗设备每日检查呈备用状态，可以正常使用。

（二）回收

消毒供应中心转运人员定时使用清洁的污物箱按照规定的路线到整形科回收污染的器械，并与工作人员交接并记录。转运人员将污物箱回收到消毒供应中心，中心护士接收器械后立即清点，若有损坏及时联系整形科。建立回收、清洗、包装、灭菌等操作过程的追溯系统，记录、保存清洗消毒器和灭菌器运行参数打印资料。对清洗、消毒、灭菌质量的日常监测和定期监测进行记录，记录应具有可追溯性，根据追溯系统可查看器械包的情况。清洗、消毒监测记录及资料保存期应大于 6 个月；灭菌监测记录和资料保存期应大于 3 年。

消毒供应中心专职护士接收时应检查整形科器械包的名称、数量、功能是否良好，是否对器械做过预处理，是否需要特殊消毒处理以及是否需要急件处理等。整形科器械细小、精密、种类繁多，清点时应注意防止丢失、防止刺伤，可使用精密器械网篮或在普通清洗篮中使用清洗垫，防止器械丢失。

（三）分类

将已回收的整形科器械进行分类处理，不同的手术包分类防置于清洗网篮中。使全自动清洗机水流可以与器械充分接触。尖锐器械应整齐地摆放好，并做好尖锐器械的保护措施；贵重器械单独放置，以免清洗转运过程中发生碰撞导致损坏。在清洗网篮上挂整形科标识的指示牌，帮助包装人员快速找到整形科器械。

（四）清洗

不同器械、物品，根据器械材质及污染程度采用不同的清洗方法。清洗方法分为手工清洗、全自动清洗机清洗、超声机清洗等。首选全自动清洗机清洗。

1. 手工清洗　流程：拆卸到可拆卸的最小单位→刷洗→冲洗→超声加酶洗 10 分钟→刷洗→漂洗→终末漂洗→消毒→干燥→检查。

（1）遵循清洗剂制造商的说明配制清洗剂。弱碱性清洗剂的浓度不得超过 1%。

（2）经冲洗刷除器械表面污物后，将器械完全浸泡于中性至弱碱性酶清洗剂中。

（3）洗涤：使用含化学清洗剂的清洗用水，根据器械的特点及污染情况选择适宜的清洗剂。

（4）漂洗：用流动水冲洗洗涤后的器械、器具和物品上的残留物。

（5）终末漂洗：用软水、纯化水或蒸馏水对漂洗后的器械、器具和物品进行最终的处理。

（6）使用 75% 酒精纱布消毒擦拭或喷洒器械。

（7）干燥：打开电源选择干燥温度 70 ℃或 90 ℃，一般选择 70 ℃；干燥时间根据实际情况进行选择，一般选择 30～45 分钟，之后按开始键进行干燥。

2. 机器清洗　处理流程：将器械拆卸到可拆卸的最小单位→浸泡→冲洗→刷洗→漂洗→装载放入清洗机→选择适应的清洗程序→启动清洗机→卸载→检查。

（1）遵循清洗剂制造商的说明配制清洗剂溶液，选择柔软的尼龙毛刷。

（2）经冲洗刷除器械表面污物后，将器械完全浸泡于中性至弱碱性酶清洗剂中。

（3）刷洗：使用流动水刷洗，检查是否清洁，如有需要，可重新刷洗。

（4）将器械合理摆放至清洗机架上，检查清洗机摆臂能够灵活旋转，器械无遮挡摆臂；检查清洗机处于备用状态。

（5）选择相适应的清洗程序，按开始键启动清洗机。清洗机的清洗程序为冲洗、洗涤、漂洗、润滑、消毒、干燥。清洗过程中注意巡视清洗状态正常运行无报警。

（6）清洗结束后由包装区工作人员进行卸载，检查清洗质量。

（五）检查与保养

1. 清洗质量效果检查　手工清洗器械后，检查血迹、锈迹及污垢等是否被冲洗干净；清洗消毒机清洗物品时，查对器械装载质量和程序选择是否正确。定期使用 ATP 荧光测试仪测试清洗质量。

（1）目测法：在正常光线下肉眼直接观察，对干燥后的每件器械、器具和物品进行检查。器械表面及其关节、齿牙处应光洁，无血渍、污渍、水垢等残留物质和锈斑；功能完好，无损毁。清洗质量不合格的，应重新处理；如有锈迹，应除锈；器械功能损毁者应及时维修或报废。带电源器械应进行绝缘性能等安全性检查。

（2）放大镜检查法：是借助手持式放大镜或带光源放大镜进行质量检查。

（3）ATP 生物荧光检测法　是利用荧光素酶参与酶促反应，用荧光检测仪测定 ATP 的含量，进而得知细菌含量。

2. 保养　使用喷洒的器械包装专用油或配比 1∶200 的器械润滑油进行器械保养，以确保灵活度。

（六）包装

器械经过清洗、消毒和检查保养处理后遵循包装操作规程进行打包。配包者和包装者应具有一定资质，由经过系统岗位培训的工作人员专人负责，双人查对。配包者负责核对器械的数量与质量检查，根据器械单配置。普通械单独包装，正确摆放包内化学指示物，确认合格后进行包装。选择合适的包装材料进行包装，整形科器械通常使用无纺布闭合式包装，主要包装方法有信封折叠、方形折叠。包装完成后将器械包存放于待灭菌包处。

（七）灭菌

（1）根据厂家提供建议或说明书，选择压力蒸汽灭菌、过氧化氢等离子灭菌或环氧乙烷灭菌，并根据灭菌包选择合适的程序。

（2）首选高温高压灭菌。使用预真空压力蒸汽灭菌器前消毒员必须严格检查灭菌器附件、蒸汽、管道、水压、压力蒸汽、压缩空气等参数，检查正常后才启动灭菌器工作。B-D 试验结果消毒员应与质检人员双人核对，符合要求后方可进行灭菌工作。

（3）每批次灭菌过程中，消毒员密切观察及准确记录灭菌器运行状况、灭菌关键参数，以及所有临界点的时间、温度与压力值等。

（4）灭菌前消毒员再次核对待高压灭菌物品包的体积、质量、外包装、标签信息、物品密封完好性，再次核查物品密封完好性，合格后进行装载灭菌，并注意各精密器械的灭菌方式。检查每次的物理监测、化学监测及生物监测的工作记录参数。

（八）储存与发放

高压蒸汽灭菌需冷却 30 分钟后方可冷发放。卸载无菌物品时做好个人防护，可以佩戴防烫手套。将整形科器械发放至整形科专用临时储物柜。确认无菌物品的有效期，查看每件灭菌物品包外灭菌化学指示物变色合格，外包装完整、清洁、无潮湿、无破损、无松散，标签信息齐全、字迹清晰等。消毒供应中心转运人员将器械送至整形科，并与整形科护士双人核对并签名。

（九）追溯及召回

一旦出现灭菌失败，应立即停止使用相关灭菌器灭菌的无菌物品，并马上确认该灭菌器锅号及批次之后全部物品的流向，立即向上级报告，联系灭菌器工程师进行检测维修，确认物品对患者可能造成的伤害程度，并根据物品发放，按召回制度进行处理。

第四节　中医理疗科器械的处理

中医理疗科器械主要指作为拔火罐使用的玻璃罐。玻璃罐主要接触患者完整的皮肤，属于低度危险物品。低度危险物品应达到高水平消毒。玻璃罐统一由消毒供应中心按规范要求进行回收、清洗、消毒。中医科使用后进行预处理，去除器械表面明显污物，预处理后及时交接给转运人员，送回消毒供应中心。

（一）准备

1. 工作人员准备　进入去污区工作人员需按照标准防护的规范要求进行个人防护，必须戴圆帽、口罩，穿隔离衣或防水围裙，穿专用鞋，戴手套；可能有喷溅时应戴防护眼镜或防护面罩，穿隔离衣或防水围裙。

2. 回收工具准备　转运人员清洁消毒污物回收箱，干燥存放备用。回收台、清洗水池、清洗剂及清洗设备每日检查呈备用状态，可以正常使用。

（二）回收

消毒供应中心转运人员定时使用清洁的污物箱按照规定的路线到中医理疗科回收污染的器械，并与工作人员交接并记录。转运人员将污物箱回收到消毒供应中心，中心护士接收器械后立即清点，建立回收、清洗、包装等操作过程的追溯系统，记录、保存清洗消毒器运行参数打印资料。对清洗、消毒质量的日常监测和定期监测进行记录，记录应具有可追溯性，根据追溯系统可查看器械包的情况。

（三）分类

将已回收的中医科器械进行分类处理，将玻璃罐放置于清洗网篮中。

（四）清洗

中医科玻璃罐清洗方法为全自动清洗机清洗，流程为：浸泡→冲洗→刷洗→漂洗→装载放入清洗机→选择适应的清洗程序→启动清洗机→卸载→检查。

（1）遵循清洗剂制造商的说明配制清洗剂溶液，选择柔软的尼龙毛刷。

（2）经冲洗刷除器械表面污物后，将器械完全浸泡于中性至弱碱性酶清洗剂中。

（3）使用流动水刷洗，检查是否清洁，如有需要，可重新刷洗。

（4）将器械合理摆放至清洗机架上，检查清洗机摆臂能够灵活旋转，器械无遮挡摆臂；检查清洗机处于备用状态。

（5）选择相适应的清洗程序，按开始键启动清洗机。清洗机的清洗程序为冲洗、洗涤、漂洗、润滑、消毒、干燥。清洗过程中注意巡视清洗状态为正常运行无报警。

（6）清洗结束后由包装区工作人员进行卸载，检查清洗质量。

（五）检查

清洗质量效果检查,检查器械装载质量和程序选择是否正确。

(1) 目测法：在正常光线下肉眼直接观察,检查玻璃罐是否清洁。

(2) 放大镜检查法：是借助手持式放大镜或带光源放大镜进行质量检查。

（六）包装

器械经过清洗、消毒后有可遵循包装操作规程进行包装,双人查对。取清洁的一次性带密封口包装袋,取玻璃罐放于包装袋内,及时密封,贴上追溯标签,核对者再次核对标签。

（七）储存与发放

将中医科器械发放至中医科专用储物柜。发放时查看外包装完整、清洁、无破损,标签信息齐全、字迹清晰等。消毒供应中心转运人员将器械送至中医科,并与中医科护士双人核对并签名。

注：若中医科玻璃罐接触患者破损的皮肤、血液、体液以及特殊感染的患者需灭菌处理。

第五节　精密器械的处理

精密器械,指精密而贵重可重复使用的器械、器具和物品。精密器械具有结构复杂、价格昂贵、体积小、螺纹多、尖锐、细小易丢失等特点,工作人员必须熟悉其性能、用途,掌握清洗、消毒、保养、包装和灭菌等参数和操作,设置专职人员进行清洗、包装,严格执行各类物品的处理流程,保证各类器械、物品完整,性能良好。

所有器械统一由消毒供应中心按规范要求进行回收、清洗、消毒、灭菌后方可使用。

（一）准备

1. 工作人员准备　进入去污区工作人员需按照标准防护的规范要求进行个人防护,必须戴圆帽、口罩,穿隔离衣或防水围裙,穿专用鞋,戴手套;可能有喷溅时应戴防护眼镜或防护面罩,穿隔离衣或防水围裙。

2. 回收工具准备　转运人员将污物箱回收到科内,清洁消毒污物回收箱,干燥存放备用。回收台、清洗水池、清洗剂及清洗设备每日检查呈备用状态,可以正常使用。

（二）回收

消毒供应中心护士接收器械后立即清点,若有损坏及时发现。建立回收、清洗、包装、灭菌等操作过程的追溯系统。回收器械后将细小、精密器械使用精密器械网篮或在普通清洗篮中使用清洗软垫,防止器械丢失。

（三）分类

将已回收的精密器械进行分类处理,不同的手术包分类防置于清洗网篮中。将器械拆至最小单位,使全自动清洗机水流可以与器械充分接触。尖锐器械应整齐地摆放好并做好保护措施,贵重器械单独放置以免清洗转运过程中发生碰撞导致损坏。

（四）清洗

不同器械物品,根据器械材质及污染程度采用不同的清洗方法。清洗方法分为手工清洗、全自动清洗机清洗、超声机清洗等。首选全自动清洗机清洗。

机器清洗的处理流程：将器械拆卸到可拆卸的最小单位→浸泡→冲洗→刷洗→漂洗→装载

放入清洗机→选择适应的清洗程序→启动清洗机→卸载→检查。

（1）遵循清洗剂制造商的说明配制清洗剂溶液，选择柔软的尼龙毛刷。

（2）经冲洗刷除器械表面污物后，将器械完全浸泡于中性至弱碱性酶清洗剂中。

（3）使用流动水刷洗，检查是否清洁，如有需要，可重新刷洗。

（4）将器械合理摆放至清洗机架上，检查清洗机摆臂能够灵活旋转，器械无遮挡摆臂；检查清洗机处于备用状态。

（5）选择相适应的清洗程序，按开始键启动清洗机。清洗机的清洗程序为冲洗、洗涤、漂洗、润滑、消毒、干燥。清洗过程中注意巡视清洗状态为正常运行无报警。

（6）清洗结束后由包装区工作人员进行卸载，检查清洗质量。

（五）检查与保养

1. 清洗质量效果检查　检查血迹、锈迹及污垢等是否被冲洗干净。器械表面及其关节、齿牙处应光洁，无血渍、污渍、水垢等残留物质和锈斑；功能完好，无损毁。清洗质量不合格的应重新处理；如有锈迹，应除锈；器械功能损毁者应及时维修或报废。带电源器械应进行绝缘性能等安全性检查。定期使用ATP荧光测试仪测试清洗质量。

2. 保养　使用喷洒的器械包装专用油或配比1∶200的器械润滑油进行器械保养，以确保灵活度。

（六）包装

器械经过清洗、消毒和检查保养处理后有可遵循包装操作规程进行打包。配包者和包装者应具有一定资质，由经过系统岗位培训的工作人员专人负责，双人查对。配包者负责器械数量、质量的检查，根据器械单配置，普通器械单独包装，正确摆放包内化学指示物，确认合格后进行包装。选择合适的包装材料进行包装，包装方式分为闭合式包装和密封式包装。闭合式包装方法有信封折叠、方形折叠。包装完成后将器械包存放于待灭菌包处。

（七）灭菌

（1）根据厂家提供建议或说明书，选择压力蒸汽灭菌、过氧化氢等离子灭菌或环氧乙烷灭菌，并根据灭菌包选择合适的程序。

（2）首选高温高压灭菌。使用预真空压力蒸汽灭菌器前消毒员必须严格检查灭菌器附件、蒸汽、管道、水压、压力蒸汽、压缩空气等参数，检查正常后才启动灭菌器工作。B-D试验结果消毒员应与质检人员双人核对，符合要求后，方可进行灭菌工作。使用过氧化氢等离子灭菌器每锅次应进行生物检测。

（3）每批次灭菌过程中，消毒员密切观察及准确记录灭菌器运行状况、灭菌关键参数，以及所有临界点的时间、温度与压力值等。

（4）灭菌前消毒员再次核对待高压灭菌物品包的体积、质量、外包装、标签信息，再次核查物品密封完好性，合格后进行装载灭菌，并注意各精密器械的灭菌方式。检查每次的物理监测、化学监测及生物监测的工作记录参数。

（5）卸载器械后应及时进行生物监测的培养，并做好同批次对照组的培养。在培养皿上注明灭菌器的名称及批次，灭菌日期、时间；对照组注明为对照培养皿，注明灭菌器的名称及批次，灭菌日期、时间。高温高压灭菌培养1小时，低温等离子灭菌培养24小时后查看结果。对照组为阳性、灭菌组为阴性则表示生物培养合格，该批次灭菌质量合格。若是其他结果则表示培养失败，需查找原因。

（八）储存与发放

高压蒸汽灭菌需冷却 30 分钟后方可冷发放，卸载无菌物品时做好个人防护，可以佩戴防烫手套。发放无菌物品时应遵循先进先出原则，确认无菌物品的有效期，查看每件灭菌物品包外灭菌化学指示物变色合格，外包装完整、清洁、无潮湿、无破损、无松散，标签信息齐全、字迹清晰等。

第六节　外来器械及植入物的处理

外来器械是指由医疗器械生产厂家、公司租赁或免费提供给医院可重复使用的医疗器械；单位（厂家）带到医院手术室临时使用的器械，或其他医院到消毒供应中心进行清洗、消毒、灭菌后在本单位使用的器械。植入物（植入性医疗器械）是指放置于外科操作造成的或者生理存在的体腔中，留存时间为 30 天或者以上的可植入型物品。

外来器械及植入物（植入性医疗器械）特点：种类多、针对性强、专业性强、价格贵、精密度高、更新快；在普通手术器械基础上增加局部专项操作器械；外来器械多为租用或借用，医院不作常规配备，全省市或全国流动循环，存在感染风险隐患；骨科植入性手术相应器械、动力工具等最为多见。

所有外来器械统一由消毒供应中心按规范要求进行清洗、消毒、灭菌后方可使用，使用后经手术室预处理后及时送回消毒供应中心，清洗消毒后方可交予器械商，双方清点无误后登记签名。

（一）准备

1. **工作人员准备**　外来医疗器械专岗责任制，专人负责，工作人员必须经过培训后考核通过方可上岗。工作人员必须熟悉各类器械与物品的性能、用途，清洗、消毒、保养、包装和灭菌等方法，严格执行各类物品的处理流程，保证各类器材、物品完整，性能良好。进入去污区工作人员需按照标准防护的规范要求进行个人防护，必须戴圆帽、口罩，穿隔离衣或防水围裙，穿专用鞋、戴手套；可能有喷溅时应戴防护眼镜或防护面罩，穿隔离衣或防水围裙。

2. **接收工具准备**　回收台、清洗水池、清洗剂及清洗设备每日检查呈备用状态，可以正常使用。

（二）接收

外来植入物器械必须经过医院严格监控。进入医院的外来器械必须由设备科验证具备各项合格资质证件，仪器设备科或采购中心应查看有关资料并审核，符合《医疗器械监督管理条例》的有关规定。所有的植入物必须是经过国家批准的，同时具备法人营业执照、医疗器械生产企业生产许可证、产品注册证、税务登记证，医疗机构不得使用未经注册、无合格证明、过期、失效或者淘汰的医疗器械。经设备部门批准，方可进入使用。新接收的外来器械或植入物器械，应有清洗、消毒、灭菌方式方法的标准性文件或说明书。

为确保外来器械植入物的灭菌质量，预防医院感染的发生，所有的外来器械必须提前一天按规定时间经仪器设备科审核后将器械送至消毒供应中心，以保证清洗、消毒、灭菌、生物培养所需要的时间。双方清点核对外来器械公司名称、器械名称、数量、种类及功能完好性，并认真做好交接登记和标识，内容包括：日期、送达时间、器械名称、手术名称、主刀医生姓名、责任人（器械商、供应中心接收员）。双方签字，记录清晰完善。

消毒供应中心工作人员接收器械后立即清点,应检查器械包的名称、数量、功能是否良好、是否对器械做过预处理、是否需要特殊消毒处理以及是否需要急件处理等。对生锈或缺损等不合格器械不予清洗和消毒灭菌,严禁使用。对于细小、精密的外来器械可使用精密器械网篮或在普通清洗篮中用清洗垫,防止器械丢失。

建立接收、清洗、包装、灭菌等操作过程的追溯系统,记录保存清洗消毒器和灭菌器运行参数打印资料。对清洗、消毒、灭菌质量的日常监测和定期监测进行记录,记录应具有可追溯性,根据追溯系统可查看器械包的情况。清洗、消毒监测记录及资料保存期应大于 6 个月;灭菌监测记录和资料保存期应大于 3 年,发现问题立即启动召回流程。

(三)分类

将已接收的外来器械进行分类处理,不同的手术包分类防置于清洗网篮中,将器械拆卸至最小单位,使全自动清洗机水流可以与器械充分接触。尖锐器械应整齐地摆放好,并做好尖锐器械的保护措施,以保护工作人员减少锐利器械伤的风险,同时保护器械不受损伤。贵重器械单独放置,以免清洗转运过程中发生碰撞导致损坏。外来器械尽量单独使用全自动清洗机,与本院器械分开清洗。电动类器械单独分开放置。

(四)清洗

不同器械、物品,根据器械材质及污染程度采用不同的清洗方法。清洗方法分为手工清洗、全自动清洗机清洗、超声机清洗等。首选全自动清洗机清洗。依据厂家提供的清洗说明书进行清洗。能进行机洗的器械尽量上清洗架进行机器清洗,不能进行机洗的器械选择手工清洗。

1. 机器清洗的处理流程 将器械拆卸到可拆卸的最小单位→浸泡→冲洗→刷洗→漂洗→装载放入清洗机→选择适应的清洗程序→启动清洗机→卸载→检查。

(1)遵循清洗剂制造商的说明配制清洗剂溶液,选择柔软的尼龙毛刷。

(2)经冲洗刷除器械表面污物后,将器械完全浸泡于中性至弱碱性酶清洗剂中。

(3)刷洗:使用流动水刷洗,检查是否清洁,如有需要,可重新刷洗。

(4)将器械合理摆放至清洗机架上,检查清洗机摆臂能够灵活旋转,器械无遮挡摆臂。检查清洗机处于备用状态。

(5)选择相适应的清洗程序,按开始键启动清洗机,清洗机的清洗程序为冲洗、洗涤、漂洗、润滑、消毒、干燥。清洗过程中注意巡视清洗状态正常运行无报警。

(6)清洗结束后由包装区工作人员进行卸载,检查清洗质量。

2. 手工清洗 流程:拆卸到可拆卸的最小单位→刷洗→冲洗→超声加酶洗 10 分钟→刷洗→漂洗→终末漂洗→消毒→干燥→检查。

(1)遵循清洗剂制造商的说明配制清洗剂。弱碱性清洗剂的浓度不得超过 1%。

(2)经冲洗刷除器械表面污物后,将器械完全浸泡于中性至弱碱性酶清洗剂中。

(3)洗涤:使用含化学清洗剂的清洗用水,根据器械的特点及污染情况选择适宜的清洗剂。

(4)漂洗:用流动水冲洗洗涤后的器械、器具和物品上的残留物。

(5)终末漂洗:用软水、纯化水或蒸馏水对漂洗后的器械、器具和物品进行最终的处理。

(6)使用 75%酒精纱布消毒擦拭或喷洒口腔科器械。

(7)干燥:打开电源选择干燥温度 70 ℃或 90 ℃,一般选择 70 ℃;干燥时间根据实际情况进行选择,一般选择 30~45 分钟,之后按开始键进行干燥。

(8)电动类器械禁止水洗,应使用纱布去除表面污物,再使用沾有多酶溶液的纱布擦拭,然后使用湿纱布擦拭干净,最后使用含酒精的低纤维絮布擦拭。

（五）检查与保养

1. 清洗质量效果检查　手工清洗器械后,检查血迹、锈迹及污垢等是否被冲洗干净;清洗消毒机清洗物品时,查对器械装载质量和程序选择是否正确,如器械轴节是否完全打开,器具高度是否高于旋转臂,所有器械的表面均能被水冲洗等。定期使用 ATP 荧光测试仪测试清洗质量。

（1）目测法:在正常光线下肉眼直接观察,对干燥后的每件器械、器具和物品进行检查。器械表面及其关节、齿牙处应光洁,无血渍、污渍、水垢等残留物质和锈斑;功能完好,无损毁。清洗质量不合格的,应重新处理;如有锈迹,应除锈;器械功能损毁者应及时维修或报废。带电源器械应进行绝缘性能等安全性检查。

（2）放大镜检查法:是借助手持式放大镜或带光源放大镜进行质量检查。

（3）ATP 生物荧光检测法:是利用荧光素酶参与酶促反应,用荧光检测仪测定 ATP 的含量,进而得知细菌含量。

2. 保养　使用喷洒的器械包装专用油或配比 1∶200 的器械润滑油进行器械保养,以确保灵活度。

（六）包装

器械经过清洗、消毒和检查保养处理后遵循包装操作规程进行打包。配包者和包装者应具有一定资质,经过系统的岗位培训的工作人员专人负责,双人查对。严格按照要求核对包装,放置第五类化学指示物监测;超重组合式外来手术器械,由供应商提供灭菌参数。配包者负责器械的数量与质量的检查,根据器械单配置。普通器械单独包装,正确摆放包内化学指示物,确认合格后进行包装。选择合适的包装材料进行包装。外来器械通常使用闭合式包装,主要包装方法有信封折叠、方形折叠。包装完成后将器械包存放于待灭菌包处。

包装的注意事项:外来器械多为骨科器械,包装时注意器械包不可过大、过重,以免导致灭菌后发生湿包现象。

（七）灭菌

（1）根据厂家提供的建议或说明书选择灭菌方式,并根据灭菌包选择合适的程序。外来器械首先使用高压蒸汽灭菌。

（2）使用预真空压力蒸汽灭菌器前消毒员必须严格检查灭菌器附件、蒸汽、管道、水压、压力蒸汽、压缩空气等参数,检查正常后才启动灭菌器工作。B-D 试验结果消毒员应与质检人员双人核对,符合要求后,方可进行灭菌工作。使用过氧化氢等离子灭菌器每锅次应进行生物检测。

（3）每批次灭菌过程中,消毒员密切观察及准确记录灭菌器运行状况、灭菌关键参数,以及所有临界点的时间、温度与压力值等。

（4）灭菌前消毒员再次核对待高压灭菌物品包的体积、质量、外包装、标签信息,再次核查物品密封完好性,合格后进行装载灭菌。外来器械每批次均需放置生物监测。检查每次的物理监测、化学监测及生物监测的工作记录参数。

（5）卸载器械后应及时进行生物监测的培养,并做好同批次对照组的培养。在培养皿上注明灭菌器的名称及批次,灭菌日期、时间;对照组注明为对照培养皿、灭菌器的名称及批次,灭菌日期、时间。使用卡夹夹碎内部的培养液,轻轻摇晃培养皿,使培养液与培养菌片充分融合,之后将培养皿放置于培养机器上,培养与机器相匹配的时间(如 1 小时、3 小时)后查看结果。对照组为阳性、灭菌组为阴性则表示生物培养合格,该批次灭菌质量合格。若是其他结果则表示培养失败,需查找原因。

(八) 储存与发放

高压蒸汽灭菌需冷却 30 分钟后方可冷发放,卸载无菌物品时做好个人防护,可以佩戴防烫手套。将外来器械及时发放手术室。发放无菌物品时查看每件灭菌物品包外灭菌化学指示物变色合格,外包装完整、清洁、无潮湿、无破损、无松散,标签信息齐全、字迹清晰等。消毒供应中心转运人员将器械送至手术室。植入性器械必须每批次进行生物监测,生物监测结果阴性方可放行使用。紧急情况下灭菌植入物时在生物 PCD 中放入五类化学指示物,第五类化学指示物合格作为提前发放标准。生物监测结果阅读后质控人员及时记录并通知相关使用部门。

(九) 追溯及召回

一旦出现灭菌失败,应立即停止使用相关灭菌器灭菌的无菌物品,并马上确认该灭菌器锅号及批次之后全部物品的流向,立即向上级报告;联系灭菌器工程师进行检测维修;确认物品对患者可能造成的伤害程度,并根据物品发放情况按召回制度进行处理。

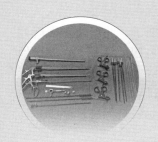

第七章

腔镜器械的处理

第一节　概　　述

一、腔镜的发展与应用

（一）腹腔镜的发展

1901 年，俄罗斯彼得堡的妇科医师 Ott 在腹前壁作一小切口，插入窥阴器到腹腔内，用头镜将光线反射进入腹腔，对腹腔进行检查，并称这种检查为腹腔镜检查。同年德国的外科医师 Kelling 在狗的腹腔内插入一根膀胱镜进行检查，并称这种检查为腹腔镜的内镜检查。1910 年瑞典斯德哥尔摩的 Jacobaeus 首次使用腹腔镜检查这一名词，他用一种套管针制造气腹。

1911 年美国 Johns Hopkins 医院的外科医师 Bernhein 经腹壁的切口把直肠镜插入腹腔，用发射光做光源。1924 年美国堪萨斯的内科医师 Stone 用鼻咽镜插入狗的腹腔，并推荐用一种橡胶垫圈帮助封闭穿刺套管避免操作中漏气。1938 年匈牙利的外科医师 Veress 介绍了一种注气针，可以安全地做成气胸；在做气腹时，可以防止针尖损伤针下的内脏。用安全穿刺针制作气腹的主张被普遍接受，并沿用至今。

真正针对性腹腔检查术的发明者是德国的胃肠病学家 Kalk，他发明了一种直前斜视 35° 的透镜系统，并于 1929 年首先提倡用双套管穿刺针技术。

1972 年美国妇科腹腔镜医师协会计划在以后几年中要完成近 50 万例的腹腔镜检查，这种检查法已被妇科医师广泛接受。洛杉矶的 Cedars-Sniai 医学中心有近 1/3 的妇科手术使用了诊断或治疗的腹腔镜技术。

1986 年 Cuschieri 开始作腹腔镜胆囊切除术的动物实验，并在 1988 年首届世界外科内镜代表会议上报告获得成功，后于 1989 年 2 月应用于临床。在人身上首次用腹腔镜作胆囊切除获得成功的是法国外科医师 Philipe Mouret，1987 年他在用腹腔镜治疗妇科疾病的同时给同一个患者做了病变胆囊切除手术获得成功，但未报道。

1988 年 5 月，巴黎的 Dubois 在开展猪的腹腔镜胆囊切除手术实验基础上也开始应用于临床，其结果在法国首先发表，并在 1989 年 4 月美国消化内镜医师协会的年会上放映了手术录像，一举轰动了世界，使腹腔镜胆囊切除术从动物实验、临床探索阶段进行到临床发展阶段。

腹腔镜传入我国，是 20 世纪 40 年代末期，由同济大学医学院中美医院内科过晋源教授从欧洲带回来的。当时，他带回来的是一台 Kalk 式腹腔镜，只用于内科疾病的诊断。带回来后实际上处于弃用状态。新的腹腔镜再次传入我国,已经是 20 世纪 70 年代末期了。北京协和医院妇产科从 1979 年起,使用腹腔镜进行诊断以及手术。经过近 20 多年的发展,腹腔镜手术在我国经历了一个极大的繁荣期,不仅妇科,普外科、胸外科、泌尿外科等手术学科,也都开展了腹腔镜或胸腔镜手术或者微创手术。1991 年 2 月,荀祖武完成我国第一例腹腔镜胆囊切除术,这也是我国第一例腹腔镜外科手术。多年来,我国已开展 40 多类腹腔镜外科手术,病例已超过 100 多万。

(二)单孔腔镜的发展

1. 单孔腹腔镜手术　是将传统的多孔道集中为一个孔道置入多个操作器械完成镜下手术操作。目前,可查阅的首例单孔腹腔镜手术,是 1969 年 Clifford Wheeless 的经脐腹腔镜输卵管结扎术。我国的首例单孔腹腔镜输卵管切除术是在 2008 年由高树生完成的。单孔腹腔镜是借由"脐部"这一先天残留的隐藏的"瘢痕"打孔,将手术所需的器械置入腹腔,手术全过程的操作均在此孔进行;手术完毕缝合切口,将手术瘢痕隐于脐部的自然"瘢痕"中,身体上不会留下其他的瘢痕。但是,所有的器械在一个孔道内操作,对医生的操作技术及与助手间的配合要求很高,难度进一步增大,对操作医生而言,是一个很大的挑战。作为微创手术的发展,单孔腔镜手术的可行性和安全性无明显差异。但相比较传统手术,单孔腹腔镜腹壁切口小,切口美观,大大减少术后切口感染的风险;术后切口疼痛更轻,康复更快,缩短住院时间。单孔腹腔镜适用于某些疾病,但某些较为复杂的疾病可能就不太适合采用单孔腹腔镜手术方式,所以某些患者在手术过程中则需要转换为传统的腹腔镜。

单孔腹腔镜手术已在胆囊切除术、胃底折叠术、阑尾切除术、减肥手术、脾脏切除术、结直肠手术、肝脏切除术等领域占据一席之地,同时,在前列腺切除术、膀胱切除术、供体肾切除术等泌尿外科手术以及子宫切除术等妇科手术中得以普遍应用。

2. 单孔胸腔镜手术　单孔胸腔镜手术的切口选择在侧胸壁十分隐蔽的地方,所以术后的瘢痕很不明显。胸外科微创技术的发展可以追溯到 1910 年,当年瑞典著名的内科教授 Jacobaeus 在德国慕尼黑杂志上发表了首篇关于实用性胸腔镜的文章,创立了胸腔镜手术这门新技术,标志现代胸部微创手术技术正式诞生。

20 世纪 80 年代末,随着电视摄像技术、冷光源技术和内镜手术器械的不断发展与改进,还蕴育产生了一门新的胸外科手术方式——电视辅助胸腔镜外科,并很快在世界范围内得以飞速发展和普及。电视胸腔镜技术具有创伤小、恢复快、并发症少、术后生活质量高且符合美容要求等优点。1992 年,我国已经有多家较大的医疗单位先后开展了胸腔镜微创手术。目前,单孔胸腔镜手术可以实施标准的肺癌根治术(肺叶切除＋淋巴结清扫),包括肺段切除的高难度胸外科手术。肺癌的治疗,是以手术为基础,包括化疗、放疗、免疫治疗等,多学科综合治疗。微创手术后的患者,恢复快,手术后 1～2 个月即可开展后续治疗,保证了综合治疗疗效。

(三)机器人手术系统的发展

早在 20 世纪 80 年代晚期,就已出现了一些简单的计算机辅助机器人手术系统,而其在腹部外科的应用与发展则开始于 90 年代初。1991 年,Computer Motion 公司首先为微创手术设计了世界第一个机器人装置,名 AESOP,为一个声控的机器人手臂内镜摄像头。1993 年,Cedars-Sinai 医学中心的 Jonathan Sackier 医生实施了世界上首例机器人系统辅助手术。

常用的机器人系统包括 Da Vinci 系统和 Zeus 机器人。以 Da Vinci 系统为例,机器人系统包括三部分:操作台(图 7 - 1A)、机器人手臂及腔镜器械(图 7 - 1B)、成像系统(图 7 - 1C)。操作台提供给医生的图像,来自左右眼独立的取景器,系统通过模拟人脑的能力,整合图像偏差、产生视深度,从而给术者提供一个高清立体的三维图像。除了控制摄像头的机器人手臂外,Da Vinci 系统还包括 3 个用来装配腔镜器械的机器人手臂。机器人系统的腔镜器械和开腹手术的人类手腕活动度一样,拥有 7°的自由度(图 7-1D),而传统腔镜手术器械只有 4°的活动自由度。外科医生可以坐在操作台前通过操纵类似于游戏手柄的操纵杆来控制机器人手臂完成精细的手术操作。

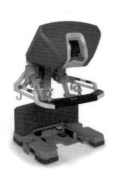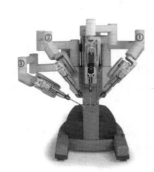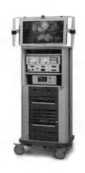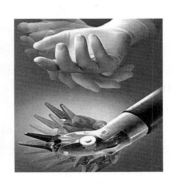

图 7-1　Da Vinci 系统机器人

1. 机器人系统的优点

(1) 机器人系统能为术者提供高清的三维立体的图像画面,而不是仅依赖于偏光及颜色分离技术,使外科操作精确性提高。因此,即使手术野由于镜头角度关系受到限制,但却有超乎想象的真实度。这套系统能使术者如同开腹手术一般看清周围的情况并同时具有放大、缩小的功能。

(2) 机器人可以过滤掉外科医生在术中操作器械时的手部震颤。这种处理方式使外科手术达到了空前的精准性,使手术安全性提高。

(3) 与传统腔镜相比,机器人的器械拥有接近人手的活动范围度以及能在极小的切口中超过 360°的移动。最后,将机器人操作系统与远程通信结合在一起就能完成远程协作手术,使手术全部数字化。在过去的几十年里,机器人远程手术被用来消除距离的障碍。它可以使无法到达现场的医生参与并共同完成手术步骤。由于上述优势,机器人手术系统可以实现复杂手术的微创化。

2. 机器人手术的现状与发展　目前,机器人系统的应用几乎已涉及所有的外科领域。达芬奇机器人手术应用的基础与优势:空间定位能力提高、强大快速的计算能力、3D 数字化医疗影像。达芬奇机器人手术是一组器械的组合装置。它通常由一个内镜(探头)、剪刀、持针器、抓钳、超声刀等手术器械、微型摄像头和操纵杆等器械组装而成。达芬奇机器人手术系统最初主要用于泌尿外科的微创手术,如前列腺切除术,现在被越来越多地应用于其他外科手术。应用于普外科:腔镜胆囊切除术,Nissen/Toupet 胃底折叠术,肥胖症的胃转流手术,食管手术,直结肠、胰腺和肝脏手术;应用于心胸外科:腔镜下冠状动脉旁路移植术、腔镜下房间隔缺损修补术、瓣膜修复术、食管肿物切除术;以及应用于妇科等。

机器人手术的局限性:缺少触觉反馈,影响到手术操作的精确性、安全性和灵活度;达芬奇机器人的体积偏大,占用了手术室较大的空间;费用昂贵。未来医用机器人发展应该更加注重轻量化、精密、灵巧机器人机构构型创新设计。

（四）腔镜的应用

1. 腹腔镜应用在胃肠外科方面　胃肠外科腹腔镜手术时医生通常用几个非常小的小孔切口（直径 0.5～1 cm 大小），通过腹腔镜镜头拍摄到的图像实时显示在监视器上，通过监视器屏幕，用特殊的腹腔镜器械完成手术；最后通常再加上一个 5 cm 左右的辅助切口用来取出切下的病变组织。相对于原来大切口的传统手术，腹腔镜手术的患者术后恢复快，腹部创面小，减轻了患者开刀的痛楚，因此也有人形象地称之为"钥匙孔"手术。

2. 腹腔镜应用在肝胆外科方面　利用腹腔镜技术，仅用穿刺器在腹壁穿刺获得进入腹腔的通路，在高清镜头的监视下，利用长杆状的器械进行手术操作。具有术野清晰，视角独特，操作轻柔的特点。较之传统的开腹肝切除术，腹腔镜肝切除术仅需要 5～6 个小孔，以及一个约 5 cm 长的切口（用于手术最后取出标本）即可完成手术整个过程。患者术后疼痛轻，进食早，恢复快，住院时间短。

3. 腹腔镜应用在妇科疾病方面　对于一些不能明确原因的疑难病症，如急性腹痛、慢性盆腔痛、子宫穿孔、不孕症、痛经等，都可以通过腹腔镜检查明确诊断。同时在腹腔镜下可以进行以下治疗：各种类型宫外孕手术，输卵管切除术，输卵管切开取胚术，盆腔粘连的分离，盆腔子宫内膜异位病灶电灼术，卵巢子宫内膜异位囊肿剥除术，卵巢畸胎瘤及卵巢囊肿剥除术，子宫肌瘤剔除术，子宫次全切除术，子宫切除术，输卵管绝育及输卵管再通术等。另外对于一些早期的恶性肿瘤也可以通过腹腔镜进行治疗，如宫颈癌根治术、子宫内膜癌根治术、卵巢癌的早期分期手术等。

4. 腹腔镜应用在泌尿外科疾病方面　微创腹腔镜广泛应用于上尿路结石、肾或前列腺肿瘤、输尿管狭窄、膀胱阴道瘘等疾病的治疗。

5. 胸腔镜应用在胸心外科疾病方面　胸腔镜手术被誉为 20 世纪胸外科界的重大突破之一，是胸部微创外科的代表性手术。胸腔镜手术（电视辅助胸腔镜手术）使用现代摄像技术和高科技手术器械装备，手术时仅需做 1～3 个直径 1.5 cm 的胸壁小孔。微小的医用摄像头将胸腔内的情况投射到大的显示屏幕，等于将医生的眼睛放进了患者的胸腔内进行手术。手术视野根据需要可以放大，显示细微的结构，比肉眼直视下更清晰、更灵活。单孔胸腔镜手术是胸部微创外科的代表性手术，也是未来胸外科发展的方向。其手术视野的暴露、病变细微结构的显现、手术切除范围的判断及安全性好于普通开胸手术。

6. 微创椎间孔镜手术应用在脊柱外科疾病方面　微创手术是外科手术发展趋势，脊柱外科微创技术手术有经皮椎间盘切除术、经皮椎间盘镜直视下椎间盘切除术、后路显微内镜椎间盘切除术等。椎间孔镜手术特点是微创，对脊柱影响小；直接，靶点穿刺直达病灶；并发症低，不易形成血栓和感染率降低；手术创伤小，康复快，时间短，平均 3～6 周恢复工作和体育锻炼。

二、定义与使用

（一）定义

腹腔镜与电子胃镜类似，是一种带有微型摄像头的器械。腹腔镜手术就是利用腹腔镜及其相关器械进行的手术：使用冷光源提供照明，将腹腔镜镜头（直径为 mm）插入腹腔内，运用数字摄像技术使腹腔镜镜头拍摄到的图像通过光导纤维传导至后级信号处理系统并且实时显示在专用监视器上，然后医生通过监视器屏幕上所显示患者器官不同角度的图像，对患者的病情进行分析判断，并且运用特殊的腹腔镜器械进行手术。

腔镜手术（俗称"打眼"），其原理是用二氧化碳气体造成人工气腹作为观察和操作空间。首先在腹壁上根据需要切开 3～4 个小切口，每个长 0.5～1.0 cm，并将套管置入腹腔，充入 CO_2 气体，建立腹腔与外界的通道。用 LED 冷光源提供照明。利用这些通道将特殊的腹腔镜器械送入腹腔内，其中摄像装置可以清楚地将腹腔内的各器官等所有影像显示在电视屏幕上，手术医生将通过直视屏幕完成各种手术操作。腹腔镜手术只需 3～4 个孔手术，其中一个在脐部附近，基本看不到，术后仅在腹部留有 1～3 个 0.5～1.0 cm 长的手术伤口。故称之为"钥匙孔手术"或微创手术。

（二）使用

1. **腹腔镜手术设备** 腹腔镜设备一般包含内镜摄像机和电子或光学镜头、LED 冷光源及导光束、医用监视器、气腹机、高频电刀、冲洗泵等。

常用的腹腔镜器械有：气腹针、穿刺器、钛夹钳、剪刀、分离钳、抓钳、吸引器、电凝钩、电凝棒、电凝铲、打结器、推结器等。

2. **内镜使用和维护**

（1）常用 0°和 30°镜，直径 10 mm，内镜与摄像头相连接，通过传导冷光源的光束照亮手术视野，同时又把手术图像传回摄像系统。

（2）内镜在使用过程中，镜头容易被血液污染，或内镜从腹外的冷环境进入腹腔的热环境后，导致图像模糊，此时应将内镜取出用无菌纱布擦净血液，再用少量防雾剂涂擦镜面或用无菌温水冲洗镜面使图像清晰。

（3）使用中尽量把内镜和其他手术器械分开，防止互相碰撞，损伤镜面。

（4）严禁使用生理盐水清洗内镜，否则容易生锈；灭菌后的内镜，一定要让其自然冷却，禁止用冷水冷却。

3. **冷光源使用和维护**

（1）冷光源通过导光束与腹腔镜相连照亮手术视野，是腹腔镜手术照明的关键仪器。

（2）使用过程中不要经常开关机，如果需要短暂停止使用，可将光源亮度调至最小，减少光源无效工作时间，延长使用寿命。

（3）冷光源放置在良好通风的地方，防止主机过热。导光束严禁折叠，在清洗保养包装灭菌过程中应钝角盘旋。盘旋直径≥10 cm。

4. **二氧化碳气腹系统**

（1）气腹系统为手术提供视野和操作空间，由气腹机、二氧化碳钢瓶、气腹针组成。

（2）气腹机直接与二氧化碳钢瓶连接，有微电脑连续不断地监测腹腔压力。

（3）气腹机在使用中，为了保证患者安全，术中先用低流量 1 L/min 模式充气，然后改用中流量 3～5 L/min 智能模式，防止腹压急剧升高影响肺功能。

（4）手术结束需要关机时，按正确的顺序关机。先关二氧化碳气瓶总阀，排尽余气，让气腹机退出工作状态，再关掉电源。注意在气腹针未从患者体内拔出前，不要关掉气腹机电源，以免气体倒流入系统内。

5. **高频电刀的使用** 高频电刀用于手术中分离、切割、止血，是完成腹腔镜手术的主要器械。高频电刀有一定的危险性，为预防意外使用时应注意：

（1）去除患者身上的金属物品，保证患者不接触手术床金属部分。

（2）避免患者和液体接触。

（3）手术中根据手术的需要选择电凝、电切工作模式及调节使用功能。

6. 医用加压器

（1）医用加压器的正压功能用于冲洗手术视野，负压功能吸引腹腔内的积血、积液，除去烟雾，保持手术视野的干净和清晰。

（2）手术前正确连接各管道，手术中根据手术需要调节冲洗吸引压力及液体流速。

7. 腹腔镜的开关机顺序　开机顺序：气腹机→高频电刀→监视器→摄像机→冷光源；关机顺序则相反。

8. 使用特点

（1）多角度"观察"。腹腔镜可以在不牵动腹腔脏器的前提下从不同角度和方向检查，甚至可以看到很深的位置，达到直观检查的效果，不宜误诊和漏诊。

（2）手术创伤小。普通腹腔疾病手术的创伤很大，切口在 20 cm 以上，腹腔损伤严重。而腹腔镜手术腹部创面小于开腹、开胸手术，患者术后很快恢复健康，不易出现并发症。

（3）术后疼痛轻、恢复快。普通腹腔镜创伤大，术中撑开胸腔或腹腔，术后疼痛明显，疼痛可持续数月乃至更长，大部分患者术后活动受限。而腹腔镜手术切口小，术后患者疼痛明显减轻，进食早，恢复快，住院时间短。

（4）粘连少。微创手术，无需开刀，手术对腹腔损伤较小，对组织损伤较少，手术中充分冲洗腹腔，因此腹腔镜手术后患者腹腔、胸腔、盆腔粘连小于开腹手术。

（5）美观性好。腹腔镜小切口手术后瘢痕小；胸腔镜不撑开胸骨，与常规开胸手术相比，很大程度上保留了胸廓的完整性，因此患者术后活动能力均优于常规开胸、开腹手术患者。

（6）对免疫功能影响小。手术会不同程度降低机体的免疫功能，手术创伤越大对免疫功能的影响就越大，腹腔镜微创切口手术和传统开腹、开胸手术相比明显减少手术创伤，对免疫功能的影响大大减少。

三、腔镜器械分类与特点

（一）腔镜器械分类

（1）按成像原理分：光学镜（柱状透镜）、纤维镜、电子镜。

（2）按功能分：腹腔镜、膀胱镜、关节镜、胃肠镜、胆道镜等。

（3）按形态分：硬式内镜、软式内镜。

（4）按用途分：腹腔镜、电切镜、鼻旁窦镜等。

（5）按角度分：对于角度的描述多数指的是硬式内镜，根据检查部位的要求，提供不同点的视野角度，可分为 0°、12°、30°、70°等，应用于不同的手术科室。

（二）腔镜器械特点

腹腔镜器械价格昂贵，结构精细复杂，材质多样。可拆卸的管腔类器械在清洗时必须拆卸到最小单位；可拆卸的操作钳、剪刀类功能端脆弱，部件易损，除遵循通用的复用医疗器械处理流程外，对清洗、消毒和灭菌还应有特殊方法和技术。

（1）腹腔镜钳类器械，由外鞘、内芯、注水口、密封帽等组成。器械外鞘轴节关节灵活无松动,器械关节及固定处的铆钉、螺丝等完整、正常紧固;器械操作钳关闭钳端闭合完全,无错位,无断裂。

(2)密封帽类,密封帽、密封圈完整无破损,防止二氧化碳气体泄漏,破坏人体气腹充盈度,进而影响手术视野。

(3)穿刺器类,阀门完好,开关功能完善,闭合性好,管腔通畅。

(4)剪刀类,锋利无卷刃。

(5)弹簧钳类,弹簧完整,能保证伸缩性能良好。

(6)带电源器械,绝缘性能良好,目测检查绝缘层无裂缝或缺口,手持器械检查绝缘层和金属内芯包裹紧实无松动,使用绝缘检测仪检测绝缘性能无漏电。

第二节　腔镜器械处理操作流程

一、硬式内镜处理操作流程

(一)硬式内镜器械处理操作流程

(1)硬式内镜使用后,由手术室护士立即进行预处理,去除硬式内镜及腔镜器械内外管壁上的血液、黏液和有机物等,放置于密封容器中通知转运人员由专用污染电梯运送到消毒供应中心。

(2)消毒供应中心去污区工作人员防护及着装要求符合 WS 310.2—2016 附录表 A.1 要求。

(3)冲洗:腹腔镜器械分类放置后分开冲洗光学目镜、气腹管、导光束及电凝线。操作钳、操作剪刀、持针器等器械操作部位拆卸最小化后,在流动水下冲洗至少 10 秒,不可拆卸的钛夹钳、Hemo-lock 钳钳端需在水下张合 10 次。

(4)洗涤:

1)将腔镜器械及附件放入密纹框全部浸泡在腔镜酶液中,管腔内注满酶液,浸泡 10 分钟。腔镜多酶清洗剂 4 小时更换一次,有浑浊时及时更换。电凝钩、电凝棒、电凝铲等头端有残留烧灼组织,污染严重时可延长浸泡时间。

2)超声波机器清洗:将摆放腔镜器械及附件的密纹框全部浸泡在超声波机器内,清洗时加盖,避免气溶胶形成。根据器械的污染程度选择超声清洗时间。

3)管腔类器械通过腔镜专用清洗架上的插件,使水流对管腔内进行冲洗清洗。

(5)漂洗:用流动水冲洗器械及附件的各个表面 10 秒。冲洗的过程中检查器械各个表面的清洁度,肉眼观察不到的管腔内壁部分需使用棉签涂擦检查清洗质量,不合格者重新处理。

(6)终末漂洗:腔镜器械管腔内用高压水枪反复冲洗 5 次,用高压气枪吹干管腔内。

(7)润滑:金属类操作器械、管腔类器械及附件每次清洗后需要常规用腔镜油润滑,润滑时需重点润滑活动节点、轴节、螺帽螺纹、阀门等处,保证器械灵活度和防止生锈。

(8)干燥:用高压气枪吹干表面水分,再放入干燥柜内烘干。不应使用自然干燥方法进行干燥。

(9) 包装：包装前根据腔镜内单检查每个器械的性能、完整性、关节转动灵活性和咬合度。

(10) 灭菌：管腔类腔镜器械选用低温等离子灭菌。检查灭菌物品包的体积、质量、外包装、追溯标签信息、物品密封完好性、纸塑袋的密封性→装载→放置生物监测指示剂→密切观察及准确记录灭菌器运行状况、灭菌关键参数。灭菌结束后判断物理监测结果，以及化学指示卡、指示胶带、生物检查的变色结果，符合要求后，方可进行卸载。

(11) 发放：发放无菌物品时应遵循先进先出原则，确认无菌物品的有效期，查看无菌物品的化学指示胶带的变色情况、外包装质量，合格者予以发放，由转运人员送至手术室。

表 7-1　硬式内镜器械处理操作流程

操作步骤	操作要求
术后预处理	手术后由手术室护士立即进行预处理,去除硬式内镜及腔镜器械内外管壁上的血液、黏液和有机物等,放置于密封容器中通知转运人员由专用污染电梯运送到消毒供应中心
去污区工作人员准备	着装规范,注意个人防护,穿防护服/防水围裙、防水鞋,戴圆帽、口罩、手套、护目镜
去污区回收物品准备	腔镜回收标示牌,密纹框,胶垫,配套清洗软毛刷,低纤维擦布,腔镜清洗专用酶,专用水溶性腔镜油等
回收	按照腔镜器械内单,仔细清点器械名称、数量,查看其功能。回收后更换手套
分类	将腔镜器械及附件拆分最小化放入密纹框
清洗	(1) 流动水下冲洗,去除肉眼可见污物→多酶液擦拭、浸泡、洗涤→流动水漂洗→终末用流动纯化水擦洗或冲洗
	(2) 被朊毒体或气性坏疽及突发原因不明的传染病病原体污染的内镜器械的处理应遵循 WS/T 367 的规定进行处理
润滑	金属类操作器械、管腔类器械及附件每次清洗后需要常规用腔镜油润滑,润滑时需重点润滑活动节点、轴节、螺帽螺纹、阀门等处,保证器械灵活度和防止生锈
干燥	用高压气枪吹干表面水分,再放入干燥柜内烘干
检查与保养	检查腔镜器械清洗质量,器械功能,带电腹腔镜器械应进行绝缘性能等安全性检查。器械及附件检查,包括:①清洁度检查。利用带光源的放大镜对器械进行全面的清洁度检查,确保器械表面、关节、齿牙及管腔处光洁,无血渍、水垢、锈斑等残留物质,都应符合清洗质量标准。②功能检查。功能检查前,对器械可活动节点、轴节等处采用喷雾式润滑,以保证器械的灵活度。润滑油的使用需要根据厂家说明书确定。检查器械的零件是否完好,每件器械结构是否完整,轴关节有无松动,器械关节及固定处的螺丝、螺帽是否齐全,器械的操作钳钳端应闭合完全,剪刀通过剪纱布来测试其锋利度、有无卷边,套管及密封圈有无变形、老化,穿刺器是否锋利,穿刺器管腔是否通畅,带电源器械应进行绝缘性能检查
包装	依据腔镜器械装配的内单,核对器械的种类、规格和数量,使用合适的包装材料
灭菌	管腔类腔镜器械选用低温等离子灭菌
储存	灭菌后的物品按灭菌方式,分类存放在无菌物品存放区
发放	物理、化学监测合格即可发放。生物监测结果及时通知使用科室。发放时应确认无菌物品的有效性和保障完好性

（二）硬式内镜镜头、气腹管、导光束及电凝线处理操作流程

(1) 硬式内镜使用后,由手术室护士立即进行预处理,去除硬式内镜及腔镜器械内外管壁上的血液、黏液和有机物等,通知消毒供应中心转运工作人员专人回收。回收时应分类放置,轻拿

轻放,防止撞击。

(2)消毒供应中心去污区工作人员防护及着装要求符合 WS 310.2—2016 附录表 A.1 要求。

(3)冲洗:光学目镜应单独在流动水下冲洗,轻拿轻放,防止滑落,防止划伤光学目镜镜面。气腹管内用压力水枪反复冲洗,导光束及电凝线中间导线部分用流动水冲洗。冲洗时注意两端接口处不能进水,如进水立即使用干布擦干或使用气枪吹干,避免导致电路部分返潮,预防手术操作中出现漏电和短路的风险。

(4)洗涤:光学目镜、导光束及电凝线中间导线部分浸泡于含腔镜专用多酶清洁剂中 5~10 分钟,气腹管内注满腔镜酶液浸泡,用擦布擦拭各个表面至少 2 遍。擦拭过程中再次检查物品表面是否有裂痕、破损现象,如果有立即停止清洗,通知医生,联系厂商维修处理;擦拭过程中注意动作轻柔,注意保护器械。

(5)漂洗:用流动水冲洗洗涤气腹管管腔内、光学目镜、导光束及电凝线中间导线部分。冲洗的过程中检查器械各个表面的清洁度,不合格者重新处理。

(6)终末漂洗:气腹管管腔内用高压水枪反复冲洗 5 次,用高压气枪吹干管腔内。光学目镜镜面、导光束及电凝线两端部分用流动的纯化水擦布擦拭各个表面,去除自来水中无机固体离子残留。

(7)气腹管、光学目镜、导光束及电凝线禁用超声波清洗器清洗。

(8)消毒:气腹管、光学目镜、导光束及电凝线,用 75%乙醇进行擦拭消毒。

(9)干燥:用高压气枪吹干表面水分,不应使用自然干燥方法进行干燥;禁止放入干燥柜内烘干。

(10)检查与保养:检查清洗后的气腹管、光学目镜、导光束及电凝线,包括清洁度检查是否符合清洗质量标准;功能检查,检查导光束是否漏光;使用绝缘检测仪检测电凝线是否漏电。

(11)包装:光学目镜放入带盖、带卡槽的器械盒内,单独包装;气腹管、导光束和电凝线大弧度(直径≥10 cm)盘绕放置,不折叠,无锐角,使用特卫强纸塑包装袋单独包装。

(12)灭菌:气腹管、光学目镜、导光束及电凝线,选用低温等离子灭菌。检查灭菌物品包的体积、质量、外包装、追溯标签信息、物品密封完好性、纸塑袋的密封性→装载→放置生物监测指示剂→密切观察及准确记录灭菌器运行状况、灭菌关键参数。灭菌结束后判断物理监测结果,以及化学指示卡、指示胶带、生物检查的变色结果,符合要求后,方可进行卸载。

(13)发放,发放无菌物品时应遵循先进先出原则,确认无菌物品的有效期,查看无菌物品的化学指示胶带的变色情况、外包装质量,合格者予以发放,由转运人员送至手术室。

表 7-2 硬式内镜镜头、导光束、电凝线、气腹管处理操作流程

操作步骤	操作要求
术后预处理	手术后由手术室护士立即进行预处理,去除硬式内镜及腔镜器械内外管壁上的血液、黏液和有机物等,放置于密封容器中通知转运人员由专用污染电梯运送到消毒供应中心
去污区工作人员准备	着装规范,注意个人防护,穿防护服/防水围裙、防水鞋、戴圆帽、口罩、手套、护目镜
去污区回收物品准备	腔镜回收标示牌,密纹框,胶垫,配套清洗软毛刷,低纤维擦布,腔镜清洗专用酶,专用水溶性腔镜油等
回收	按照腔镜器械内单,仔细认真清点器械名称、数量,查看其功能。回收后更换手套
分类	将光学目镜、气腹管、导光束及电凝线与腔镜器械分开放置

(续表)

操作步骤	操作要求
清洗	（1）流动水下冲洗，去除肉眼可见污物，避免损伤镜面、连接线等→多酶液擦拭、浸泡、洗涤→流动水漂洗→终末用流动纯化水擦洗或冲洗 （2）被朊毒体或气性坏疽及突发原因不明的传染病病原体污染的内镜器械的处理应遵循WS/T 367的规定进行处理
消毒	硬式内镜镜头、气腹管、导光束和电凝线，用75％乙醇进行擦拭消毒
干燥	光学目镜、气腹管、导光束及电凝线等不耐热物品使用清洁的低纤维絮擦布对表面进行彻底干燥后放入垫有硅胶垫的大小合适的清洁篮框内存放，气腹管管腔内水分用高压气枪吹干。保证导光束和电凝线、气腹管大弧度（直径≥10 cm）盘绕放置，不折叠，无锐角
检查与保养	检查光学目镜、气腹管、导光束及电凝线清洗质量，器械功能，电凝线应进行绝缘性能等安全性检查 （1）光学目镜检查，包括：①清洁度检查。表面、镜面、目镜端、物镜端、导光束接口处，都应符合清洗质量标准。②功能检查。镜体是否完整、镜面是否有裂痕、导光束接口处是否有损坏情况、镜头成像质量是否清晰完整、杆身是否弯曲凹痕。为了能够检查光学目镜成像质量，需要将参照物放置在距离目镜5 cm内并缓慢旋转360°，目测图像是否清晰，若不清晰需重新清洗，用酒精擦拭，仍不清晰者需要联系生产厂家进行维修 （2）导光束检查，包括：①清洁度检查。对导光束表面进行清洁度检查，应符合清洗质量标准。②检查导光束表面是否有破损。③功能检查。将导光束的一端对准室内光源，在其一端上下移动大拇指，检查另一侧有无漏光区。若光区灰影标明纤维断裂，导致透光减少，影响手术视野；灰影部分超过2/3，需要联系生产厂家进行维修或更换
包装	依据器械装配的内单，核对器械的种类、规格和数量；光学目镜使用保护套和卡槽固定。使用合适的包装材料
灭菌	不耐湿热的光学目镜、气腹管、导光束及电凝线选用低温等离子灭菌
储存	灭菌后的物品按灭菌方式，分类存放在无菌物品存放区
发放	物理、化学监测合格即可发放。生物监测结果及时通知使用科室。发放时应确认无菌物品的有效性和保障完好性

二、软式内镜处理操作流程

（1）软式内镜操作处理应遵循 WS 507—2016《软式内镜清洗消毒技术规范》执行。

（2）工作人员进行内镜清洗消毒时，应遵循标准预防原则，做好个人防护。

（3）预处理：软式内镜使用后立即用含有清洗液的湿巾或湿纱布擦去外表面污物，反复送气、送水至少10秒，将内镜的先端置入装有清洗液的容器中，启动吸引功能，抽吸清洗液直至其流入吸引管。盖好内镜防水帽送至消毒供应中心清洗消毒。

（4）测漏：取下各类按钮和阀门；连接好测漏装置，并注入压力；将内镜全浸没于水中，使用水枪向各个管道注水以排出管道内气体，观察插入部、操作部、连接部等部分是否有气泡冒出。如发现有渗漏，应及时报修送验并记录。

（5）初洗：流动水下用纱布擦洗镜身，用毛刷刷洗管道，彻底清洗。

（6）清洗：在内镜清洗槽内配置清洗液，将内镜、按钮和阀门完全浸没于清洗液中，用软刷反复刷洗至没有可见污染物。清洗液和擦布一用一更换。

（7）漂洗：用流动水冲洗内镜的外表面、按钮、阀门；用压力水枪冲洗内镜各管道至无清洗剂残留；用压力气枪向各管道充气，去除管道内水分。

（8）消毒：使用消毒液消毒内镜时，消毒时间和方式应遵循产品说明书执行。

（9）终末漂洗：更换手套，取出消毒内镜，用压力气枪向各管道充气，去除管道内消毒液；用压力水枪冲洗内镜各管道、内镜外表面、部件及附件。

（10）干燥：用压力气枪向各管道充气，至其完全干燥。后悬挂在内镜专用储存柜内。

（11）灭菌：应灭菌的附件包括活检钳、导丝、取石蓝、切开刀、异物钳等。附件应清洗，根据产品说明书选用灭菌方式，如低温等离子灭菌或低温环氧乙烷灭菌。

表 7-3 软式内镜处理操作流程

操作步骤	操作要求
术后预处理	软式内镜使用后护士立即进行预处理，立即用含有清洗液的湿巾或湿纱布擦去外表面污物，放置于密封容器中通知转运人员由专用污染电梯运送到消毒供应中心
去污区工作人员准备	着装规范，注意个人防护，穿防护服/防水围裙、防水鞋、戴圆帽、口罩、手套、护目镜
去污区回收物品准备	腔镜回收标示牌，密纹框，胶垫，配套清洗软毛刷，低纤维擦布，内镜清洗专用酶
回收	按照软式内镜内单，仔细认真清点器械名称、数量，查看其功能。回收后更换手套
测漏	取下各类按钮和阀门；连接好测漏装置，并注入压力，观察是否漏气
清洗	（1）流动水下冲洗，去除肉眼可见污物→多酶液擦拭、浸泡、洗涤→流动水漂洗→终末用流动过滤水擦洗或冲洗 （2）被朊毒体或气性坏疽及突发原因不明的传染病病原体污染的内镜器械的处理应遵循 WS/T 367 的规定进行处理
漂洗	用流动水冲洗内镜的外表面、按钮、阀门；用压力水枪冲洗内镜各管道至无清洗剂残留；用压力气枪向各管道充气，去除管道内水分
干燥	用高压气枪彻底吹干表面水分，悬挂在内镜专用储存柜内
检查与保养	检查内镜清洗质量，各按钮、阀门功能 （1）纤维内镜检查，包括：①清洁度检查。表面、目镜端、侧漏口处，都应符合清洗质量标准。②功能检查。镜体是否完整、镜面是否有裂痕、侧漏口处是否有损坏情况及密封性是否完好、镜头成像质量是否清晰完整、内镜表面是否有破损、操作部是否灵活、操作插件是否完好。将内镜的一端对准室内光源，在其一端上下移动大拇指，检查另一侧有无漏光区。为了能够检查内镜成像质量，需要将参照物放置在距离目镜 5 cm 内并缓慢旋转 360°，目测图像是否清晰，若不清晰需重新清洗，用酒精擦拭，仍不清晰者需要联系生产厂家进行维修 （2）电子内镜检查，包括：①清洁度检查。表面、侧漏口处，都应符合清洗质量标准。②功能检查。内镜表面是否有破损、操作部是否灵活、操作插件是否完好、侧漏口处是否有损坏情况及密封性是否完好。将内镜的一端对准室内光源，在其一端上下移动大拇指，检查另一侧有无漏光区
包装	依据软式内镜内单，核对需灭菌物品的种类、规格和数量。使用合适的包装材料
灭菌	软式内镜附件应根据产品说明书采用低温环氧乙烷灭菌
储存	灭菌后的物品按灭菌方式，分类存放在无菌物品存放区
发放	发放时应确认无菌物品的有效性和包装完好性

三、达芬奇机器人腔镜器械处理操作流程

达芬奇手术机器人是目前全球最成功及应用最广泛的手术机器人，广泛应用于普外科、泌尿

科、心血管外科、胸外科、妇科、五官科、小儿外科等。其主要由3个部分组成：①医生控制系统；②三维成像视频影像平台；③机械臂、摄像臂和手术器械组成移动平台。实施手术时主刀医师不与患者直接接触，通过三维视觉系统和动作定标系统操作控制，由机械臂以及手术器械模拟完成医生的技术动作和手术操作。

机械臂、摄像臂和手术器械的清洗消毒操作流程：手术后的预处理→回收→分类→初步清洗→超声清洗或机器清洗→刷洗→终末冲洗→消毒→防锈保养→干燥→检查与包装→灭菌。

1. 手术后的预处理　手术后，手术室的护士负责及时拆卸器械，防止大块血渍阻塞机械臂管腔和头端，并及时冲洗操作后器械上附着的大量的血液、黏液、分泌物等，并做好器械的保湿，防止有机污染物凝固，造成清洗困难；减少污染物对器械的伤害，保护器械，降低感染风险。

2. 回收　由消毒供应中心工作人员专人回收。回收时应分类放置，轻抬轻放，防止撞击。机器人镜头和精密器械，必须双方签字交接。

3. 分类

（1）消毒供应中心去污区工作人员防护及着装要求符合 WS 310.2—2016 附录表 A.1要求。

（2）器械分类。机器人器械分类的同时要做好清点记录和认真检查器械的灵活性、完整性，检查器械是否变形、缺损，不能正常使用的要及时处理。

4. 清洗　机器人镜头、机械臂、机器人加长腔镜器械的清洗。

（1）机器清洗：为首选。能进行机器清洗的机械臂器械必须上清洗架进行机器清洗；能拆卸的机器人加长腔镜器械应拆卸到可拆卸的最小单位，刷洗污物较多器械，装载放入清洗机。选择适应的清洗程序→启动清洗机→卸载。

（2）手工清洗：不能进行机器清洗的器械必须手工清洗，如机器人镜头、导光束、双极线、气腹管、机器人超声探头等，用多酶液浸泡、加酶洗 5～10 分钟→刷洗→漂洗→高压水枪冲洗管腔→气枪吹干→酒精纱布进行擦洗消毒→润滑→干燥。

5. 检查、包装　配包和包装由专人负责，双人查对。由配包者按要求检查器械，包括器械的保养除锈、润滑、带电器械的绝缘监测等，正确摆放；包装者负责核对，并注意器械的功能部位、尖锐器械的锐利部位及贵重器械的功能部位的保护，放置化学指示卡。确认合格后打印追溯标签，选择合适的包装材料进行包装，存放于待灭菌包处。

6. 灭菌　消毒员再次核对待高压灭菌机器人器械包或盒的体积、质量、外包装、追溯标签信息、物品密封完好性，合格后进行装载灭菌。消毒员密切观察及准确记录灭菌器运行状况、灭菌关键参数。灭菌结束后消毒员和质检员判断物理监测结果，以及灭菌过程验证装置（PCD）结果，符合要求后，方可进行卸载。

腔镜组护士按照机器人器械说明书对不耐高温高压的镜头、导光束、管腔类机器人长器械等进行过氧化氢低温等离子灭菌。检查灭菌物品包的体积、质量、外包装、追溯标签信息、物品密封完好性、纸塑袋的密封性→装载→放置生物监测指示剂→密切观察及准确记录灭菌器运行状况、灭菌关键参数。灭菌结束后判断物理监测结果，以及化学指示卡、指示胶带、生物检查的变色结果，符合要求后方可进行卸载。

7. 发放　发放无菌物品时应遵循先进先出原则，确认无菌物品的有效期，查看无菌物品的化学指示胶带的变色情况、外包装质量，合格者予以发放，由转运人员送至手术室。

表 7 - 4　达芬奇机器人腔镜器械处理操作流程

操作步骤	操作要求
术后预处理	使用后的达芬奇镜头、器械等由手术室护士进行擦拭或用流动水冲洗干净,放置于密封容器中通知转运人员由专用污染电梯运送到消毒供应中心
去污区工作人员准备	着装规范,注意个人防护,穿防护服/防水围裙、防水鞋、戴圆帽、口罩、手套、护目镜
去污区回收物品准备	腔镜回收标示牌,密纹框,胶垫,配套清洗软毛刷,低纤维擦布,腔镜清洗专用酶,专用水溶性腔镜油等
回收	按照达芬奇机器人腔镜器械内单,仔细认真清点器械名称、数量,查看其功能。回收后更换手套
分类	根据器械的材质、结构、精密程度、器械的拆分最小化特点、污染程度进行分类放置。分类后更换手套
清洗	(1) 普通达芬奇机器人腔镜器械:初步冲洗→可拆卸部分器械拆卸至最小单位,流动水下刷洗,彻底去除肉眼可见污物,用软毛刷刷洗机器人机械臂头端轴节部、旋转部、管腔内部,避免损伤镜面、连接线等→多酶液擦拭、浸泡、洗涤或使用超声波清洗器进行清洗→流动水漂洗→终末用流动纯化水擦洗或冲洗 (2) 被朊毒体或气性坏疽及突发原因不明的传染病病原体污染的达芬奇机器人腔镜器械清洗应遵循 WS/T 367 的规定进行处理
消毒	达芬奇机器人镜头、导光束和连接线,用 75％乙醇进行擦拭消毒。耐热耐湿的金属器械、附件及物品等首选机械湿热消毒,也可采用 75％乙醇、酸性氧化电位水或其他消毒剂进行消毒
干燥	(1) 达芬奇机器人镜头、导光束和连接线等不耐热物品使用清洁的低纤维絮擦布对表面进行彻底干燥后放入垫有硅胶垫的大小合适的清洁篮框内存放,保证导光束和连接线大弧度(直径≥10 cm)盘绕放置,不折叠,无锐角 (2) 达芬奇机器人机械臂及管腔类机器人长器械使用压力气枪吹干管腔内水分,再放入干燥柜内干燥。干燥柜内适宜温度为 70～90 ℃,干燥时间为 20～30 分钟
检查与保养	检查机器人腔镜器械的清洗质量、器械功能,必要时使用腔镜专用油润滑除锈保养;带电源器械应进行绝缘性能等安全性检查
包装	依据器械装配的内单核对器械的种类、规格和数量;锐利、贵重、精密器械使用保护套和卡槽固定。使用合适的包装材料
灭菌	根据达芬奇机器人器械生产厂家的使用说明书或指导手册,耐热、耐湿的器械首选压力蒸汽灭菌,不耐湿热的镜头、导光束和连接线选用低温等离子灭菌
储存	灭菌后的物品按灭菌方式分类存放在无菌物品存放区
发放	物理、化学监测合格即可发放。生物监测结果及时通知使用科室。发放时应确认无菌物品的有效性和包装完好性

第三节　各专科常用腔镜器械的处理

一、普通外科腔镜器械的处理

(一) 腹腔镜的处理

腹腔镜是用于腹腔内检查和治疗的内镜(图 7-2)。其实质上是一种纤维光源内镜,包括能源系统、光源系统、灌流系统和成像系统。在完全无痛情况下应用于外科患者,可直接清楚地观察患者腹腔内情况,了解致病因素,同时对异常情况做手术治疗。腹腔镜手术又被称为"锁孔"手术。运用腹腔镜系统技术,医生只需在患者实施手术部位的四周开几个"钥匙孔"式的小孔,无需开腹即可在电脑屏幕前直观患者体内情况,施行精确手术操作,手术过程仅需很短的时间。

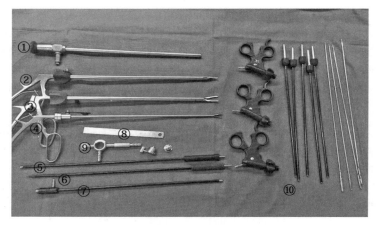

图 7 - 2　腹腔镜

①光学目镜;②钛夹钳;③中号 Hemo-lock 钳;④小号 Hemo-lock 钳;⑤电凝铲;⑥电凝勾;⑦带电凝吸引器;⑧直尺;⑨吸引器头端拆分;⑩各类操作钳

　　腹腔镜技术最适宜治疗某些良性疾病及早期肿瘤,如肝囊肿开窗、结直肠肿瘤切除、食管裂孔疝修补胃折叠术、腹外疝修补、胃平滑肌瘤切除、胃肠穿孔修补、粘连性肠梗阻松解等,此外对于甲状腺、乳腺、下肢静脉曲张、各种原因导致的脾功能亢进(脾切除)等疾病都可以进行微创治疗,效果显著。

　　1. 腹腔镜器械处理标准流程　WS 310.2—2016 规定了诊疗器械、器具和物品处理的操作标准流程:回收→分类→清洗→消毒→干燥→器械检查、保养→包装→灭菌→储存→发放。

　　(1)回收

　　1)腹腔镜器械使用后,密闭保存,及时放入污物箱内。消毒供应中心的转运人员定时用专用的存放箱去进行回收,并与手术室护士交接,填写记录单。回收过程中要轻拿轻放,物品需放置平稳;重物不得压在镜头等易碎物品上,要与其他器械分开放置运送;检查器械的追溯条码是否存在。转运时,必须采取封闭方式。

　　2)在使用后的腹腔镜器械上如有明显的污物,应需要做保湿处理。

　　3)每一次回收后,转运人员必须将转运车清洗、消毒、干燥,备用。

　　4)如遇感染性的腔镜器械,手术室的工作人员必须用双层封闭式黄色垃圾袋装好,并做好标识,以便消毒供应中心的转运人员辨别。

　　(2)分类:消毒供应中心的人员接收器械时,在去污区台上清点器械,检查器械的数量。与科室转运人员做交接,认真检查每一个器械的完整性和器械的使用功能。对于光学目镜,更加要仔细地检查目镜及镜身的完整性。光缆线和气腹管要检查有无破损和裂痕。电凝线要检查是否通电,电凝头有无掉落。如果存在问题,应及时打电话与手术室护士进行沟通。

根据器械的材质、精密程度、性状、污染程度进行分类。

器械分类检查好后,根据器械相对应的追溯条码用电脑进行回收,回收好后把网篮牌放入相对应的篮筐中。

(3)清洗:腹腔镜器械精密、精细,清洗时要分开放置。不同的器械、物品采用不同的清洗方法。清洗的方法包括手工清洗与机械清洗。机械清洗适用于大部分常规器械的清洗;手工清洗适用于精密、复杂的清洗和有机物污染较重器械的初步处理。

器械清洗的质量直接影响灭菌的效果,所以腔镜器械的清洗必须严格遵守操作流程。清洗的步骤为:冲洗→洗涤→漂洗→终末漂洗。

首先先将腹腔镜器械放置在流动水下冲洗,对于结构复杂的器械,应拆卸到最小化,有管腔的要把管芯拔出(如剪刀、分离钳、胃抓钳等)。像光学目镜、电凝线、光缆线、气腹管等不能机械清洗的器械,用蘸有中性多酶清洗剂的湿纱布对镜头、光缆及各种导线表面的污渍、血渍进行擦拭,使用吸水较强的软布擦干。对光缆进行放置的时候,要无角度自旋放置于垫有软垫的篮筐中,严禁过度弯曲或成角折叠。镜面要用脱脂的棉球顺时针方向进行擦拭,避免用粗糙布擦拭,以免对镜面造成损害,影响手术使用。

对于器械上的污渍很难去除的时候,选用匹配的软毛刷进行彻底的刷洗,用高压水枪对管腔进行反复的冲洗。

钛夹钳、中号 Hemlock 钳、巴克钳等这些带有管腔的器械,如有遇到头端很难清洗时,可以选择超声波清洗。超声波清洗前要把器械的关节打开,超声波清洗机里放入配制好的 1∶100 多酶清洗液,可以更好地提高清洗的质量和效率。超声波清洗的好处是可以清除人工刷子无法触及到的污物。使用超声波清洗时要注意:要盖上盖子,避免水飞溅产生气溶胶污染;酶液要一清洗一更换。

超声波清洗后的器械,要选择用软毛刷进行刷洗。要认真刷洗每一个角落、每一个关节和咬合面。注意在刷洗的时候,一定是在水面下操作,防止产生气溶胶。刷洗时选择与管腔匹配的长软毛刷刷洗管腔的内部,再用高压水枪反复冲洗管腔内,用流动水反复冲洗,确保器械上无污物。

(4)消毒:清洗后的器械和物品要进行消毒处理。方法首选机械湿热消毒。对于光学目镜、电凝线、光缆线和气腹管应选择 75% 的乙醇进行消毒。

对于腹腔镜的管腔器械,应拆卸至最小化,装载在腔镜的专用洗车架上进行机械清洗湿热消毒。湿热消毒的温度和时间根据 WS 310.2—2016 要求设定(表 7 - 5)。

表 7 - 5　腹腔镜管腔器械消毒要求

湿热消毒方法	温度(℃)	最短消毒时间(分钟)
消毒后直接使用	93	2.5
	90	5
消毒后继续灭菌处理	90	1
	80	10
	75	30
	70	100

（5）干燥：选用高压气枪，把管腔内的水分吹干，摆好放入干燥柜内进行干燥。根据器械的材质选择适宜的干燥温度，金属类器械的温度是 70～90 ℃，塑胶类器械的温度是 65～75 ℃。光学目镜、电凝线及光缆线等可使用消毒的低纤维絮擦拭，或用≥95％乙醇进行干燥处理。

注意：不可以使用自然干燥方法进行干燥。

（6）器械检查、保养：为了保证器械的质量，降低医院感染发生的风险，要仔细检查器械。采用目测的方法在放大镜下对每件器械进行检查。要确保器械表面及其关节、齿牙处光洁无污渍、血渍等。还要测试器械的功能完好、无损坏，如检查光学目镜的镜面有无破损，检查剪刀的锋利度等。如有发现器械清洗不合格，有污渍的，应重新处理。带电源的器械如电凝线要进行绝缘性的安全检查。器械的轴节部位要用润滑剂润滑保养，确保灵活度；有锈斑的器械要采取除锈处理，这样才可以延长器械的使用寿命。

（7）包装

1）首先将器械篮筐中的网篮牌在电脑中将条码打印出来，对照打印的标签条码进行相应的器械包装。打印的标识有物品名称、包装者、核对者、灭菌日期和失效日期等内容。

2）包装者在包装的时候要根据标签条码上的有效日期选择包装的材料，同时要检查包装材料的质量，如纺织类的包布在灯光下检查是否清洁干燥，有无破损等。

3）包装者要核对腹腔器械的内单对器械进行核对，核对器械的种类、数量，拆分开的器械零件应齐全无缺失，结构完整配套。剪刀和血管钳等轴节类的器械不应完全锁扣，有帽子的器械应打开。对于光缆线和气腹管等管腔类物品应盘绕放置，保持管腔通畅。剪刀等精细、锐利的器械要采取保护措施。

4）腹腔镜器械要采用闭合式包装，用 2 层包装材料，如无纺布分 2 次包装。如有单包的器械应选择纸塑袋密封式包装。内放化学指示卡。

5）腹腔镜器械包装要使用专用的胶带，胶带的长度要与灭菌包的体积、重量相适宜，使松紧适度。将标签条码贴在侧边，封包应严密，保持闭合完好性。

（8）灭菌：腹腔镜器械为不耐热、不耐湿的器械，应选择过氧化氢低温等离子灭菌。灭菌时器械必须清洗干净，充分干燥。灭菌的程序、参数及注意事项要符合 WS/T 367 的规定，并应遵循生产厂家使用说明书。

灭菌前，要将腹腔器械的追溯条码扫入电脑，再将器械放入相应的锅选择相应的程序。

确认器械灭菌合格，应物理、生物、化学监测都合格才视为质量合格。

（9）储存：腹腔镜器械由于比较精细昂贵，不能与普通器械同时进行放置，要分类分架，且物品要干燥，用专用储存柜放入无菌物品存放区。

1）腔镜一定放置在原装盒内，对于纸塑袋包装的器械不可打折防止折损。

2）物品存放架应距离地面 20 cm，离墙 5 cm，距离天花板 50 cm。

3）储存无菌物品间室内的环境温度＜24 ℃，湿度＜70％。

4）腹腔镜的储存有效期：使用医用无纺布包装的无菌物品，有效期为 180 天；使用一次性纸塑袋包装的无菌物品，有效期为 180 天。

（10）无菌物品发放

1）发放物品时，发放者要按照要求着装并洗手或手消毒，要确认物品的有效性和包装完好性，要遵循先进先出的原则。

2）运送无菌物品的器具使用后，应清洁处理、干燥存放。

（11）特殊情况的处理：如有被朊毒体或气性坏疽及突发原因不明的传染病病原体污染的腹腔镜器械，处理的流程如下：

1）朊毒体污染的器械，应先浸泡于 1 mol/L 氢氧化钠溶液内作用 60 分钟，再按照《清洗消毒及灭菌技术操作规范》进行处理。

2）气性坏疽病原体污染的器械处理应符合《消毒技术规范》的规定和要求。应采用含氯或含溴消毒剂 1 000～2 000 mg/L 浸泡 30～45 分钟后，有明显污染物的要采用含氯消毒剂 5 000～10 000 mg/L 浸泡至少 60 分钟后，再按照 WS/T 367 的规定进行处理。

3）突发原因不明的传染病病原体污染的处理应符合国家当时发布的规定要求。

注意：使用的清洁剂和消毒剂应每次更换。处理结束后，立即消毒清洗用具，更换防护物品，进行洗手消毒。

2. 腹腔镜处理注意事项

（1）光学目镜处理注意事项

1）不要将目镜浸泡在热水、酒精、消毒剂和防腐剂中，以免液体的凝结。在任何液体中不要浸泡超过 2 小时。

2）只能用软毛刷进行刷洗，不可使用钢丝刷，因会造成器械的损坏。

3）目镜清洗消毒后，目测检查目镜表面应清洁、干燥，杆身平直，无凹陷；目镜端无裂痕、无雾气。如有雾气，表明密封圈有泄露，必须联系厂家维修。

4）要根据生产厂家的说明书将目镜安全放置在有卡槽的专用器械盒内，避免造成损伤。

（2）气腹管（图 7-3）处理注意事项

1）清洗气腹管时不要折叠，检查有无裂痕，如有表明橡皮有老化。

2）检查气腹管头端的铁头是否存在，如缺失应及时联系手术室。

3）根据生产厂家提供的说明书将气腹管盘置在专用盒内，或者使用一次性纸塑袋包装。注意纸塑袋的大小应合适。

（3）管腔类器械处理注意事项

1）管腔类器械清洗时，要进行拆卸，拆到最小化。

2）管腔内要打开帽子，先用流动水进行冲洗，再用压力水枪反复冲洗管腔。

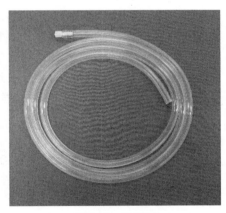

图 7-3 气腹管

3）在消毒过程中要确保管腔类器械冲洗口保持打开状态。

（二）胆道镜的处理

胆道镜（图 7-4）及胆道镜技术是一项微创技术方法，在临床上广泛应用，已经成为肝内外胆道疾病以及特殊情况最重要的诊断、治疗方法之一。所以对胆道镜的清洗、消毒、灭菌要仔细处理。根据 WS 507—2016"软式内镜清洗消毒技术操作规

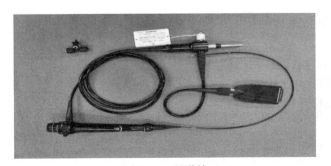

图 7-4 胆道镜

范",内镜再处理分为手工操作和内镜清洗消毒机操作两大类。

1. **胆道镜处理操作流程**　胆道镜处理的操作流程和腹腔镜处理的流程是一样的,也是根据 WS 310.2—2016 规定的诊疗器械、器具和物品处理的操作标准流程:回收→分类→清洗→消毒→干燥→器械检查、保养→包装→灭菌→储存→发放。

胆道镜在回收好之后,为了避免内镜破损造成污染物、分泌物、水等通过泄漏处进入内镜内部,腐蚀电子元件及角度钢丝,并为微生物的繁殖提供环境,必须在每次清洗前对胆道镜进行测漏。首先要盖紧 ETO 帽,连接测漏器进行测漏,如有漏气要联系厂家进行维修。检查无漏气后,将 ETO 帽取下,将胆道镜完全浸入在水槽内进行有效的清洗。有效的清洗是保障胆道镜消毒质量的前提。清洗步骤应去除所有的黏液、血液、可见污物,降低生物负荷。根据清洗剂的比例正确地配制清洗液。用纱布在清洗液中反复擦洗镜身和操作部,擦拭布一用一更换。

由于胆道镜的管腔部位很窄小,很难去除污渍,要选择合适的清洗软毛刷;刷洗时应两头见刷头,并洗净刷头上的污物,反复刷洗至没有可见污染物。对于操作部位和轴节部位都要进行刷洗。清洗刷要一洗一消毒。使用注射器向管道内注射清洗液。酶洗液的浸泡时间要遵循产品说明书执行。每清洗一条内镜要及时更换清洗溶液。因为清洗剂是不含有抗菌物质的,不能阻止微生物生长,所以不能重复使用。

为在消毒前充分漂洗干净内镜残留清洗液等的残留,需要对胆道镜进行漂洗。用流动水清洗外表及各种附件按钮。反复擦洗胆道镜外表面及内腔,去除残留的多酶。最后用干纱布擦干镜身及附件。尽可能吹干内镜外表面及管道的水分,防止稀释消毒液。

在进入消毒时,将胆道镜及附件擦干后放入消毒液中,管腔内充分注入消毒液,确保管腔内无残留空气。消毒浸泡的时间≥5 分钟。消毒后更换手套进行终末漂洗,将胆道镜在纯化水下充分冲洗各个部位。至少冲洗 2 分钟,直至无消毒剂残留。擦干胆道镜表面后,用气枪吹干管道内的水分;用 75％乙醇擦拭干燥。

在包装时要检查胆道镜有无血迹、污渍,镜身表面有无破损。注意要将 ETO 帽盖紧。根据厂家提供的说明书选择相应的程序灭菌,选择过氧化氢低温等离子灭菌或低温环氧乙烷灭菌。

2. **软式内镜处理的基本原则**

(1) 所有软式内镜每次使用后均应进行彻底的清洗和高水平消毒和灭菌。

(2) 软式内镜及重复使用的附件、诊疗用品应遵循以下原则进行分类处理:

1) 进入人体无菌组织、器官,或接触破损皮肤、破损黏膜的软式内镜及附件应进行灭菌。

2) 与完整黏膜相接触,而不进入人体无菌组织、器官,也不接触破损皮肤、破损黏膜的软式内镜及附属物品、器具,应进行高水平消毒。

3) 与完整皮肤接触而不与黏膜接触的用品宜低水平消毒或清洗。

3. **注意事项**

(1) ETO 帽只有在高空运输或气体灭菌时才连接到内镜上。

(2) 内镜以及治疗附件不能使用紫外线灯照射消毒。

(3) 内镜插入光源之前一定要确认导光杆部彻底干燥。

(4) 软式内镜要避免碰撞,以防损坏。

(5) 内镜在刷洗时清洗刷应保持平直,避免与按钮安装座产生摩擦,损害安装座。

(6) 内镜测漏时要确保测漏帽内无水汽及内镜测漏口外部干燥,防止水汽随气体冲进内镜中,造成故障。

（7）在清洗消毒时一定要将 ETO 帽取下,否则会导致水或潮气进入内镜以致损坏内镜。

二、胸心外科腔镜器械的处理

胸腔镜应用在胸心外科,是指利用胸腔镜手术进行微创治疗,将腔镜器械经胸壁打孔进入胸腔内,在屏视下完成胸腔内的手术操作。理论上来说传统开胸手术能够完成的病种,绝大部分都能在胸腔镜下完成治疗,包括胸膜疾病、肺部疾病、食管疾病、纵隔疾病等。微创手术(胸腔镜手术)使用的内镜有硬式内镜和软式内镜,与传统开胸手术比较,主要有以下两大优势:①术后疼痛明显减轻。胸外科术后的疼痛主要与肋骨撑开有关,因此不撑开肋骨的小切口胸腔镜手术显著减轻了患者术后的疼痛,减少了术后镇痛药物的应用剂量和应用时间。②并发症更少,康复更快。由于手术切口小,对患者身体损伤也相对较小。配合早期康复锻炼,患者术后心肺功能等各方面恢复更快,术后并发症相对传统开胸手术明显减少,住院时间亦明显缩短。

（一）胸腔镜硬式内镜器械的处理

胸腔镜配套硬式内镜腔镜手术器械(图7-5)主要由光学目镜、电凝线、气腹管、直角推结钳、卵圆钳、持针钳(直头、自动归位、左弯、右弯)、活检钳、肺叶钳、电凝钩、电凝棒、穿刺器、吸引管等组成。

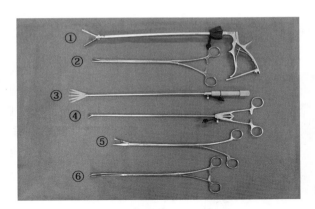

图7-5　胸腔镜手术器械
①肺抓钳;②双关节分离钳;③五爪拉钩;④持针器;⑤双关节剪刀;⑥双关节卵圆钳

1. **硬式内镜的处理与操作注意事项**　硬式内镜指用于疾病诊断或治疗的不可弯曲的内镜(图7-6)及相匹配的导光束、器械、附件、超声刀系统、电凝系统等。

（1）硬式内镜的清洗消毒与灭菌应达到以下要求

1）凡进入人体无菌组织、器官或者经外科切口进入人体无菌腔室的硬式内镜及附件,如

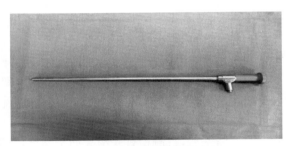

图7-6　硬式内镜镜头

胸腔镜等,应灭菌。

2）凡接触破损皮肤、黏膜或穿破黏膜的硬式内镜附件及操作器械,如活检钳等,应灭菌。

3）经消化道、呼吸道等进入人体与外界相通的腔道进行有创操作或与破损黏膜接触的硬式内镜应灭菌;经消化道、呼吸道等进入人体与外界相通的腔道与完整黏膜接触的硬式内镜应高水平消毒。

4）在手术部(室)内完成内镜诊疗的硬式内镜及其附件,应根据其产品的使用说明选择相应的灭菌方法,不应采用化学消毒剂浸泡灭菌。

5）硬式内镜的清洗消毒及灭菌效果的监测工作,参照 WS 310.3—2016 的要求执行,其消毒、灭菌效果的监测方法遵循本标准附录 A 要求。

6）应建立登记、追溯制度,记录硬式内镜清洗消毒及灭菌参数、操作日期、时间与人员等,并遵循 WS 310.3—2016 的要求。

（2）注意事项

1）硬式内镜是侵入式诊疗器械和手术器械,其清洗、消毒必须遵循 WS 310.2—2016 行业标准执行,确保器械使用安全。

2）在外科手术完成后,应立即开始清洁,除去黏液、血液等污染物,不要让液体在内镜表面干燥。

3）不要将内镜浸泡在热水、酒精、消毒剂或防腐剂中,以免体液凝结。在任何液体中不要浸泡超过 2 小时。

4）只能使用柔软的毛刷或软布清洁内镜,不要使用钢丝球、钢丝刷或者腐蚀性清洁剂,否则会造成器械的损坏。

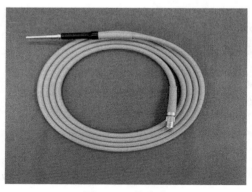

图 7-7 导光束

5）内镜清洗消毒后,目测检查目镜表面应清洁、干燥,杆身平直、无凹陷;目镜端无裂痕、无雾气。如有雾气,表明密封圈有泄漏,必须送厂家维修。

6）根据生产厂商的说明书将内镜安全放置在有卡槽的专用器械盒内,避免造成损伤;按照内镜说明书要求选择灭菌方式。

2. 导光束(图 7-7)及连接线的清洗处理与操作注意事项

（1）冲洗:用一次性专用海绵(清水)擦除器械表面的血迹、污物。

（2）洗涤:用含腔镜专用多酶溶液(1∶100)清洗剂的海绵擦拭导线两端 3～5 遍,中间部分浸泡在 1∶100 腔镜专用多酶溶液中洗涤。

（3）漂洗:用沾有清水的专用海绵擦洗导线两端,中间部分用流动水清洗。

（4）终末漂洗:用纯水擦洗导线两端,中间部分在流动纯水下清洗。

（5）清洗导光束时,不要折叠,无直角盘旋并检查光缆有无划痕、有无裂缝,表皮橡胶有无老化。

（6）清洗后,目测检查光缆表面清洁度,是否符合质量清洗标准。

（7）检查光缆导光性能,如发现导光束灰暗,提示光纤可能断裂,通知手术室,及时更换。

（8）根据生产厂商的说明书将光缆线盘旋放置在专用器械盒内或一次性纸塑包装袋内灭菌。

3. 气腹管（图 7-3）的处理与操作注意事项

（1）气腹管是一种硅胶制品，其管道又细又长，清洗时要用水枪、气枪反复冲洗吹干，否则影响灭菌效果。

（2）气腹管反复使用、灭菌，包装前要注意检查气腹管表面有无老化、粘连现象。

（3）单独塑封包装时，气腹管盘绕空间要大于 10 cm，无扭曲。

4. 吸引器（图 7-8）的处理与操作注意事项

（1）吸引器是开胸、体外循环等大手术中经常使用的器械，主要用于手术中的血液、体液、脓液等污物的吸取，使用后管腔内沾染大量有机物，如不及时清洗极易导致有机物干涸，给清洗工作带来很大的困难。因此，管腔内的血液、体液等应及时彻底清除。

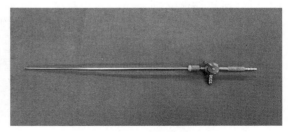

图 7-8　吸引器

（2）由于吸引器头较长，呈管状，且管径小，管腔狭窄，不容易清洗，清洗时要用相匹配的毛刷插入吸引器管腔内，另一端见到刷头，冲洗掉头端的污物。如此反复刷洗 3～5 次，直到刷洗干净。

5. 管腔类器械（分离钳、抓钳、肠钳、剪刀）的处理

（1）器械使用后回收清洗处理原则

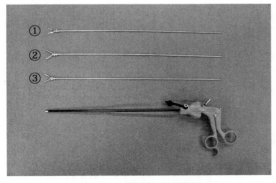

图 7-9　管腔类器械钳类
①剪刀；②抓钳；③分离钳

1）如果污垢残留物留在器械上凝结后会使随后的清洁更困难。

2）如果器械长时间搁置不处理，污染物会腐蚀器械。

3）消毒清洗过程中应防止碰撞冲击。碰撞冲击会损伤器械表面的镀铬层或钝化膜，降低器械的耐腐蚀能力；可能会导致精细器械和有刃口的器械受到损坏。

4）显微外科器械应有特殊的保护措施，如存放在架子上或者盛放在合适的装置里处理。清洗过程中要注意不能使用过大的力或压力，防止损坏器械。

5）对于刃口类的器械如剪刀、骨凿、钻头、刮匙等应存放在专门的容器内或盛放在合适的装置里单独处理，避免刃口受到损伤。

（2）处理与操作注意事项

1）在外科手术完成后，应立即开始清洁，除去黏液、血液等污染物，不要让液体在器械表面干燥。

2）钳类的清洁孔通向内部腔隙和空间，清洗时，应打开清洁孔帽，用压力水枪反复冲洗管腔，直到清洁为止。

3）在消毒过程中，要确保管腔类器械冲洗口保持密封盖打开。

4）管腔类器械包装前，应在放大镜下对器械及附件进行全面清洁度检查，确保器械表面、关节、齿牙处、管腔内清洁，无血渍、无水垢、无锈斑等残留物。

5）剪刀等尖端器械尖端套硅胶管保护，松紧适宜。生锈的器械采用专用除锈剂进行处理，特别要注意器械的轴节面、弯曲部、管腔内，确保手术器械的良好性能，提高工作效率。

6）WS 310.2—2016 行业标准 5.6.3 条规定，带电源器械应进行绝缘性能等安全性检查。

7）手工清洗时应使用软麻布、塑料刷或者清洁枪、压缩空气枪等方法，不能使用金属刷或冲洗试剂，避免器械受到损坏。为了避免产生水污点，清洗之后器械必须马上烘干。

8）绞接器械（如剪刀、钳子）消毒清洗前应将其打开，可以使器械得到更有效、更彻底的消毒清洗。

9）采用清洗机设备对器械进行清洗时，应预先将器械处于张开和悬挂状态，使立体交叉喷淋的水柱能冲洗到器械的每个部位。若采用有孔的浅盘盛放器械清洗时，应注意盘内器械要交叉不要叠放，防止因堆放过多而影响清洗效果。

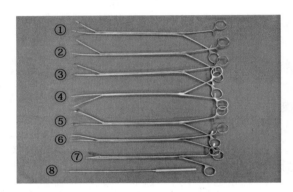

图 7 - 10　单孔胸腔镜器械（双关节金属器械）

①双关节大蛇头钳；②双关节分离钳；③双关节密式钳；④双关节分离钳；⑤双关节活检钳；⑥双关节小蛇头钳；⑦双关节剪刀；⑧打结器

6. 双关节金属器械（图 7 - 10）的处理与操作注意事项

（1）器械头部形式有环形、方圆形、香蕉型、蛇头型、倒三角形、无损伤圆形。

（2）使用后的器械用流动水冲洗器械表面血渍，打开器械各关节进行清洗；头端齿牙部位用小毛刷轻轻刷洗，然后用高压冲洗枪将藏在关节部位的污物冲洗干净，再进一步按清洗流程处理。

（3）包装前应检查卵圆钳锁止牙是否全部吻合，有齿钳唇头齿应吻合，无齿钳应头端闭合，不应有偏歪或明显的摆动现象

（4）检查卵圆钳应有良好的弹性和牢固性。

（5）检查卵圆钳的开闭应轻松灵活，不应有卡塞现象。

（6）检查卵圆钳外表应无锋棱、毛刺、裂纹。

（7）检查卵圆钳头齿应清晰、完整，不应有缺齿、烂齿和毛刺；锁齿牙应头端闭合、无锋棱、毛刺。

7. 电凝类器械（图 7 - 11）的处理与操作注意事项

（1）电凝类线和电凝钩、电凝棒等电外科手术器械金属部分的外层都包裹着外绝缘层、绝缘保护层、主绝缘层。这些绝缘层能有效阻隔使用时通过器械的高频、高压电流，以免患者和操作者被意外灼伤。

（2）检查包装灭菌前，带电源器械应进行绝缘性能等安全性检查。

（3）电凝钩的电极端灭菌时要套保护套，以防划破包装。

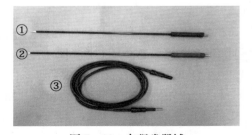

图 7 - 11　电凝类器械

①电凝钩；②电凝棒；③电凝线

（二）胸腔镜软式内镜器械的处理

软式内镜（图7-12）为用于疾病诊断、治疗的可弯曲的内镜。

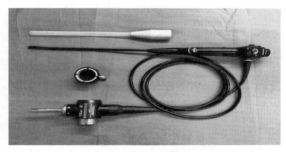

图7-12 软式胸腔镜

1. 清洗、消毒要求

（1）新规范对软式内镜要求每次清洗前需测漏；条件不允许时，应至少每天测漏1次。

（2）确诊或疑似分枝杆菌感染患者使用过的内镜及附件，其消毒时间应遵循产品的使用说明。

（3）消毒后的内镜应采用纯化水或无菌水进行终末漂洗，采用低温灭菌的内镜应采用无菌水进行终末漂洗。

（4）每日诊疗工作开始前，应对当日拟使用的消毒类内镜进行再次消毒、终末漂洗、干燥灭菌后，方可用于患者诊疗。

2. 胸腔软式内镜清洗、消毒注意事项

（1）使用清洗液去除附着于内镜的污染物。

（2）按照产品说明书，将医用清洗剂加入适量的水配制成使用浓度的清洗液。

（3）用纯化水或无菌水对消毒后的内镜进行终末漂洗。

3. 手工清洗操作流程

（1）预处理：内镜从患者体内取出，在与光源和视频处理器拆离之前，应立即用含有清洗液的湿巾或湿纱布擦去外表面污物。擦拭用品应一次性使用。

（2）测漏，并将情况予以记录。

（3）清洗与漂洗

1）将预处理后的内镜放入清洗酶液中清洗，每洗一条内镜后清洗液应更换。将清洗刷清洗干净，高水平消毒后备用。

2）对管道的漂洗要求：使用动力泵或压力气枪向各管道充气，至少30秒，去除管道内的水分。

3）用擦拭布擦干内镜外表面、按钮和阀门。擦拭布应一用一更换。

4）在终末漂洗环节，要求用纯化水或无菌水，冲洗内镜各管道至少2分钟。

5）采用浸泡灭菌的内镜，应在专用终末漂洗槽内使用无菌水进行终末漂洗。

（4）干燥

1）专用干燥台铺设无菌巾，无菌巾应每4小时更换一次。

2）用75%～95%乙醇或异丙醇灌注所有管道。

3）使用压力气枪，用洁净压缩空气向所有管道充气至少30秒，至其完全干燥。

4）用无菌擦拭布、压力气枪干燥内镜外表面、按钮和阀门。

（5）储存：内镜干燥后应储存于内镜与附件储存库（柜）内，镜体应悬挂，弯角固定钮应置于自由位，并将取下的各类按钮和阀门单独储存。

三、妇产科腔镜器械的处理

妇科微创手术顾名思义就是尽可能减少手术对正常组织的破坏，最大限度地降低手术对全

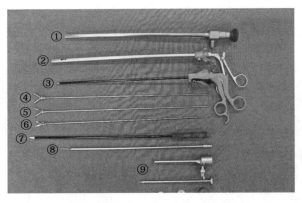

图 7 - 13　妇产科腹腔镜器械

①光学目镜;②大勺钳;③各类钳子手柄;④抓钳内芯;
⑤分离钳内芯;⑥剪刀内芯;⑦电凝钩;⑧穿刺针;⑨穿刺器

身各系统功能的影响,依赖于腹腔镜技术的日益普及和阴式妇科手术技术的不断提高。

腹腔镜妇科微创手术是在密闭的盆腹腔内进行,医师直视监视屏幕,在腹腔外操纵插入盆腹腔手术器械(图 7 - 13)完成手术。20世纪 70 年代末 80 年代初开展简单妇科腹腔镜手术。1989 年 Reich 首次报道腹腔镜下子宫全切术,到 90 年代大部分的经典妇科手术都可在腹腔镜下完成。腹腔镜妇科微创手术是一些妇科疾病诊断的金标准,如盆腔炎、宫外孕、子宫内膜异位症等。妇科微创手术经腹壁穿刺孔(直径 5～10 mm,共 3～4 个),由腹腔外插入手术器械完成,对盆腹腔内环境干扰小,术后短时间内可以恢复健康。

(一) 常用妇产科腹腔镜器械的处理

1. 光学目镜(图 7 - 14)的处理与操作注意事项　硬式内镜是侵入式诊疗器械和手术器械,其清洗、消毒必须遵循 WS 310.2—2016 行业标准执行,确保器械使用安全。

(1) 光学目镜手工清洗时,宜单独清洗,轻拿轻放,可放置在硅胶垫上防止滑落,注意防止划伤光学目镜镜面。不应使用超声清洗。

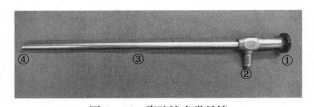

图 7 - 14　腹腔镜光学目镜

①目镜端;②光缆接口;③传输系统;④物镜端

(2) 在外科手术完成后,应立即开始清洁,除去黏液、血液等污染物,不要让液体在内镜表面干燥。

(3) 不要将内镜浸泡在热水、酒精、消毒剂或防腐剂中,以免体液的凝结。在任何液体中不要浸泡超过 2 个小时。

(4) 只能使用柔软的毛刷或软布清洁内镜,不要使用钢丝球、钢丝刷或者腐蚀性清洁剂,否则会造成器械的损坏。可使用含医用清洗剂的海绵或低纤维絮软布进行洗涤和擦拭。

(5) 镜头用擦镜纸擦干净,镜身及软管部分同时也擦干净后涂擦少许腔镜专用油润滑保养。

(6) 可采用 75% 的酒精进行擦拭消毒。

(7) 内镜清洗消毒后,应进行清洁度检查。目测检查目镜表面、镜面、目镜端、物镜端、导光束接口处,均应符合清洗质量标准,应清洁、干燥。

(8) 光学目镜在包装前应确保干燥,不应使用自然干燥法进行干燥。宜使用专用镜头纸擦拭光学目镜镜面进行干燥。

(9) 光学目镜在包装时应进行功能检查,观察镜体是否完整无损,镜面是否有裂痕,导光束接口处是否有损坏的情况,检查镜头成像质量(将镜头对参照物缓慢旋转 360° 进行目测,图像应清晰、无边形)。为便于查看光学目镜成像质量,参照物距离目镜应在 5 cm 之内。若图像不清晰,排除污物残留,重新清洗、干燥或用酒精清洁镜面;如仍不清晰,用放大镜仔细检查镜面有无裂痕、划痕或碎屑;有弧影但视野清晰表明内镜外壳上有凹陷;若物镜(盖玻片)上有雾,表明密封圈有泄漏,应联系厂家进行维修。

(10)根据生产厂商的说明书将光学目镜安全放置在专用带盖的、有卡槽的器械盒内进行单独包装,避免造成损伤。

(11)按照光学目镜生产厂家的使用说明书选择正确的灭菌方式。内镜上标有"可耐压力蒸汽灭菌(Autoclave)"标识的设备,可选用压力蒸汽灭菌,操作时必须严格按照生产厂家的说明书以及灭菌建议选择灭菌参数,不应超过灭菌建议所规定的温度和时间,相对长的灭菌时间会对器械产生较大的损坏。经过压力蒸汽灭菌的内镜,应自然冷却后使用。禁止使用冷水等方法进行快速降温。

2. 大勺钳(图7-15)的处理与操作注意事项

(1)使用后的大勺钳用流动水冲洗其表面血渍,打开器械关节进行清洗,头端勺内部位用小毛刷轻轻刷洗,然后用高压冲洗枪将藏在关节部位的污物冲洗干净,再进一步按清洗流程处理。

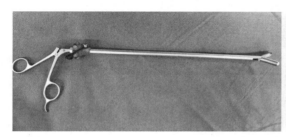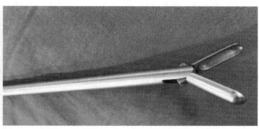

图7-15 大勺钳

(2)包装前应检查大勺钳头端闭合是否全部吻合,不应有偏歪或明显的摆动现象;应有良好的弹性和牢固性;其开闭应轻松灵活,不应有卡塞现象;其外表应无锋棱、毛刺、裂纹;头齿应清晰、完整,不应有缺齿、烂齿和毛刺;锁齿牙应头端闭合,无锋棱、毛刺。

(3)灭菌时必须严格按照生产厂家的说明书以及灭菌建议选择灭菌参数,不应超过灭菌建议所规定的温度和时间。

3. 管腔类器械(剪刀、抓钳、分离钳等)的处理与操作注意事项

(1)在外科手术完成后,应立即开始清洁,除去黏液、血液等污染物,不要让液体在器械表面干燥。

(2)用流动水对器械进行初步冲洗,管腔器械应用高压水枪对管腔进行冲洗。

(3)器械可拆卸部分必须拆开至最小单位。器械拆卸后进行流动水冲洗,腔钳子手柄的清洁孔通向内部腔隙和空间,清洗时打开清洁孔帽,用压力水枪反复冲洗管腔,提高管腔器械的洁净度,从而可保证管腔器械灭菌质量。

(4)应使用医用清洗剂进行器械及附件的洗涤,刷洗应在水面下进行。器械的轴节部、弯曲部、管腔内用软毛刷彻底刷洗。

(5)可用超声清洗的器械使用超声波清洗机进行超声清洗,时间为3~5分钟,可根据器械污染情况适当延长清洗时间,但不应超过10分钟。超声清洗的方法应符合WS 310.2—2016附录中的相关规定。

（6）管腔类器械在漂洗时应用高压水枪对管腔进行冲洗，要求水流通畅，喷射的水柱成直线、无分叉。

（7）器械可采用湿热消毒法或者采用75％的酒精进行消毒。在消毒过程中，要确保管腔类器械冲洗口保持密封盖打开状态。

（8）器械及附件在包装前应确保干燥，不应使用自然干燥法进行干燥。采用干燥柜干燥时，金属类器械及附件的适宜温度为 70～90 ℃，塑胶类器械及附件的适宜温度为 65～75 ℃。橡胶垫圈、密封圈等塑胶类配件的干燥温度不能过高。管腔类器械可使用压力气枪进行彻底干燥处理，注意保证气枪的干燥时间。

（9）管腔类器械包装前，应在放大镜下对器械及附件进行全面清洁度检查，确保器械表面、关节、齿牙处、管腔内清洁，无血渍、无水垢、无锈斑等残留物。

（10）可采用喷雾或浸泡方法对器械的可活动节点、轴节、螺纹螺帽、阀门处进行润滑保养，以保证器械的灵活度。润滑剂的配置和使用方法应按生产厂家的使用说明书执行。

（11）包装时应进行器械的功能检查：

1）器械零件应齐全无缺失，每件器械应结构完整，轴节关节灵活无松动；器械关节及固定处的铆钉、螺丝等应齐全，并正常紧固；器械操作钳关闭前端时应闭合完好。

2）套管、密封圈完整无变形，闭孔盖帽无老化，弹簧张力适度，卡索灵活。

3）带电源器械应进行绝缘性能检查，目测检查绝缘层有无裂缝或缺口；手握器械检查绝缘层是否和金属内芯包裹紧实无松动；建议使用专用的检测仪器进行绝缘性能等安全性检查。

（12）器械包装时应将拆卸的器械重新进行组合、装配。

1）在组装器械的外套、内芯和手柄时，在将某种器械插入或退出器械操作/器械通道时，必须处于基本平直无偏转的位置。

2）组装器械的套管、多功能阀和内芯。

（13）注意事项：

1）腔镜器械价格昂贵，剪刀、针类等锋利的器械尖端应采用固定架、保护垫或使用保护帽进行保护，注意松紧适宜。所有的空腔、阀门应打开，以保证灭菌介质的穿透，避免由于压力改变时对器械造成不必要的损伤。

2）生锈的器械采用专用除锈剂进行处理，特别要注意器械的轴节面、弯曲部、管腔内，确保手术器械的良好性能，提高工作效率。

3）灭菌时必须严格按照生产厂家的说明书以及灭菌建议选择灭菌参数，不应超过灭菌建议所规定的温度和时间。

4. 穿刺针（图 7-16）的处理与操作注意事项　妇科手术中使用的穿刺针，其结构与传统针一致，仅作加长等调整，手感熟悉，切口较大，穿刺力较大；主要用于手术中的血液、体液、脓液等穿刺引流。使用后管腔内沾染大量有机物，如不及时清洗极易导致有机物干涸，给清洗工作带来很大的困难。

（1）穿刺针每次使用完应检查针尖是否锐利无带钩，针体无弯曲或锈蚀。

（2）用流动水对穿刺针进行初步冲洗，穿刺针的管腔应用高压水枪进行冲洗。

（3）清洗时用压力水枪反复冲洗管腔，提高管腔的洁净度，从而保证管腔内的灭菌质量。应使用医用清洗剂进行洗涤，刷洗应在水面下进行。穿刺针的轴节部、管腔内用软毛刷彻底刷洗。

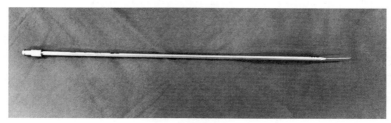

全貌外观

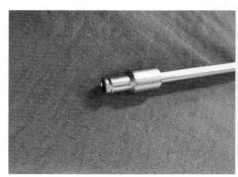

尾端

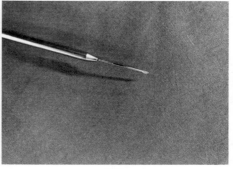

头端

图 7 - 16　穿刺针

（4）穿刺针应使用超声波清洗机进行超声清洗，时间为 3～5 分钟，也可根据污染情况适当延长清洗时间，但不应超过 10 分钟。超声清洗的方法应符合 WS 310.2—2016 附录中的相关规定。

（5）在漂洗时应用高压水枪对管腔进行冲洗，水流通畅，喷射的水柱成直线、无分叉。

（6）穿刺针可采用湿热消毒法或者采用 75％的酒精进行消毒。在消毒过程中，要确保管腔冲洗口保持通畅状态。

（7）穿刺针在包装前应确保干燥，不应使用自然干燥法进行干燥。采用干燥柜干燥时，适宜温度为 70～90 ℃。

（8）灭菌时必须严格按照生产厂家的说明书以及灭菌建议选择灭菌参数，不应超过灭菌建议所规定的温度和时间。

5. 穿刺器（图 7 - 17）的处理与操作注意事项

（1）使用后的穿刺器用流动水冲洗表面血渍，打开各关节进行清洗，头端用小毛刷轻轻刷洗，然后用高压冲洗枪将藏在关节部位的污物冲洗干净。

（2）穿刺器功能检查

1）检查内芯、外套是否完好不变形，密封胶片有无穿孔、变形，配件是否齐全。内芯与外套匹配，内芯抽动灵活。

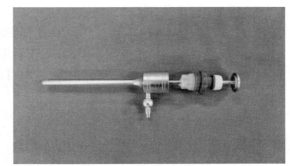

图 7 - 17　穿刺器（拆分状态）

2）检查穿刺器的关节应轻松灵活，不应有卡塞现象；内芯的头端应无锋棱、毛刺、裂纹。

（3）用流动水对穿刺器进行初步冲洗，应用高压水枪对管腔进行冲洗。

（4）穿刺器可拆卸部分必须拆开至最小单位，小的器械附件应放置在专用的带盖的密纹清洗筐内以防丢失。器械拆卸后进行流动水冲洗。穿刺器的清洁孔通向内部腔隙和空间，清洗时，打开清洁孔帽，用压力水枪反复冲洗管腔，提高其洁净度，以保证管腔的灭菌质量。

（5）应使用医用清洗剂进行洗涤，刷洗应在水面下进行。器械的轴节部、管腔内用软毛刷彻底刷洗。

（6）穿刺器可使用超声波清洗机进行超声清洗，时间为 3～5 分钟，也可根据器械污染情况适当延长清洗时间，但不应超过 10 分钟。超声清洗的方法应符合 WS 310.2—2016 附录中的相关规定。

（7）穿刺器在漂洗时应用高压水枪对管腔进行冲洗，水流通畅，喷射的水柱成直线、无分叉。

（8）穿刺器可采用湿热消毒法或者采用 75% 的酒精进行消毒。在消毒过程中，要确保器械冲洗口保持密封盖打开状态。

（9）穿刺器在包装前应确保干燥，不应使用自然干燥法进行干燥。采用干燥柜干燥时，金属类部件适宜温度为 70～90 ℃，塑胶类部件的适宜温度为 65～75 ℃。管腔类器械可使用压力气枪进行彻底干燥处理，注意保证气枪的干燥时间。

（10）可采用喷雾或浸泡方法对穿刺器的可活动节点、轴节、螺纹螺帽、阀门处进行润滑保养，以保证器械的灵活度。润滑剂的配置和使用方法应按生产厂家的使用说明书执行。

（11）穿刺器的尖端锋利，应采用固定架、保护垫或使用保护帽进行保护，注意松紧适宜。所有的空腔、阀门应打开，以保证灭菌介质的穿透，避免由于压力改变时对器械造成不必要的损伤。

（12）穿刺器在包装时应将拆卸的器械重新进行组合、装配。

（13）灭菌时必须严格按照生产厂家的说明书以及灭菌建议选择灭菌参数，不应超过灭菌建议所规定的温度和时间。

6. 气腹管（图 7-3）的处理与操作注意事项

（1）清洗气腹管时，不要折叠，盘旋直径≥10 cm，无锐角盘旋，并检查气腹管表面有无划痕、有无裂缝，表皮有无老化，配件是否齐全。

（2）按照标准手工清洗流程进行冲洗。

（3）可采用 75% 的酒精进行消毒。

（4）清洗后，目测检查气腹管表面清洁度，是否符合质量清洗标准。管腔清洁不堵塞，管体完好无穿孔；连接口清洁不堵塞，与管体连接固定。

（5）气腹管在包装前应确保干燥，不应使用自然干燥法进行干燥。可使用清洁的低纤维絮软布擦拭气腹管的表面，进行彻底干燥；管腔可使用压力气枪进行彻底干燥处理，注意保证气枪的干燥时间。

（6）根据生产厂商的说明书将气腹管盘旋放置在专用器械盒内或一次性纸塑包装袋内灭菌，盘旋直径≥10 cm，无锐角盘旋。

（7）灭菌时必须严格按照生产厂家的说明书以及灭菌建议选择灭菌参数，不应超过灭菌建议所规定的温度和时间。

（二）宫腔镜的处理

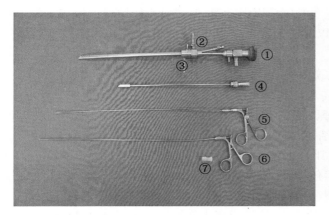

图 7 - 18 宫腔镜检查器械

①光学目镜；②内镜鞘；③外镜鞘；④闭孔器；⑤剪刀；⑥活检钳；⑦帽子

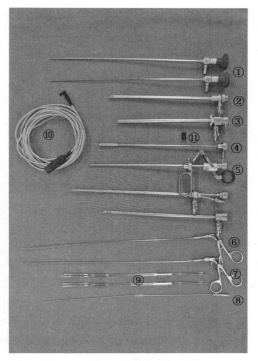

图 7 - 19 宫腔镜双极器械

①光学目镜；②内镜鞘；③外镜鞘；④闭孔器；⑤操作手件；⑥剪刀；⑦活检钳；⑧肌瘤锥；⑨电极；⑩电极线；⑪帽子

1. 光学目镜的处理与操作注意事项　同前文所述。

2. 镜鞘（图 7 - 20）的处理与操作注意事项　镜鞘使用后管腔内沾染大量有机物，如不及时清洗极易导致有机物干涸，给清洗工作带来很大的困难。

（1）用流动水对器械进行初步冲洗，应用高压水枪对管腔进行冲洗。由于镜鞘较长，呈管

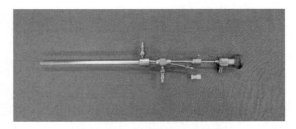

图 7 - 20 宫腔镜镜头及外鞘

状，且管径小、管腔狭窄，不容易清洗。内、外镜鞘应拆卸后进行流动水冲洗，器械可拆卸部分必须拆开至最小单位，小的器械附件应放置在专用的带盖的密纹清洗筐内以防丢失。

（2）检查镜鞘管腔有无变形，三通开关阀是否完好、灵活，配件是否齐全。内镜鞘的陶瓷头容易损坏，要仔细检查并注意轻拿轻放。

（3）清洗时用压力水枪反复冲洗管腔，以提高洁净度，从而保证管腔的灭菌质量。应使用医用清洗剂进行器械及附件的洗涤，刷洗应在水面下进行。器械的轴节部、弯曲部、管腔内用软毛刷彻底刷洗。

（4）外镜鞘可使用超声波清洗机进行超声清洗，时间为 3～5 分钟。也可根据器械污染情况适当延长清洗时间，但不应超过 10 分钟。超声清洗的方法应符合 WS 310.2—2016 附录中的相关规定。带有陶瓷头的内镜鞘一般不能进行超声清洗，以免损坏陶瓷头。

（5）管腔类器械在漂洗时应用高压水枪对管腔进行冲洗，水流通畅，喷射的水柱成直线、无分叉。

（6）镜鞘可采用湿热消毒法或者采用 75％的酒精进行消毒。在消毒过程中，要确保管腔冲洗口呈通畅状态。

（7）镜鞘在包装前应确保干燥，不应使用自然干燥法进行干燥。采用干燥柜干燥时，金属类器械及附件的适宜温度为 70～90 ℃。

（8）镜鞘在包装时应将拆卸的器械重新进行组合、装配，注意内、外镜鞘与镜头相匹配。

（9）内镜鞘的头端陶瓷头容易损坏，包装时应采用固定架、保护垫或使用保护帽进行保护，注意松紧适宜。所有的空腔、阀门应打开，以保证灭菌介质的穿透，避免由于压力改变时对器械造成不必要的损伤。

（10）灭菌时必须严格按照生产厂家的说明书以及灭菌建议选择灭菌参数，不应超过灭菌建议所规定的温度和时间。

3. 剪刀、活检钳的处理与操作注意事项

（1）在外科手术完成后，应立即开始清洁，除去黏液、血液等污染物，不要让其在器械表面干涸。

（2）用流动水对器械进行初步冲洗，再用高压水枪对器械进行冲洗。

（3）器械可拆卸部分必须拆开至最小单位。器械拆卸后进行流动水冲洗，钳子手柄的清洁孔通向内部腔隙和空间，清洗时，打开清洁孔帽，用压力水枪反复冲洗管腔，以提高管腔的洁净度。

（4）应使用医用清洗剂进行器械及附件的洗涤，刷洗应在水面下进行。器械的轴节部、弯曲部、管腔内用软毛刷彻底刷洗。

（5）可用超声清洗的器械使用超声波清洗机进行超声清洗，时间为 3～5 分钟。也可根据器械污染情况适当延长清洗时间，但不应超过 10 分钟。超声清洗的方法应符合 WS 310.2—2016 附录中的相关规定。

（6）管腔类器械在漂洗时应用高压水枪对管腔进行冲洗，水流应通畅，喷射的水柱成直线、无分叉。

（7）器械可采用湿热消毒法或者采用 75％的酒精进行消毒。在消毒过程中，要确保管腔类器械冲洗口呈密封盖打开状态。

（8）器械及附件在包装前应确保干燥，不应使用自然干燥法进行干燥。采用干燥柜干燥时，金属类器械及附件的适宜温度为 70～90 ℃，塑胶类器械及附件的适宜温度为 65～75 ℃。橡胶垫圈、密封圈等塑胶类配件的干燥温度不能过高。管腔类器械可使用压力气枪进行彻底干燥处理，注意保证气枪的干燥时间。

（9）器械包装前，应在放大镜下对器械及附件进行全面清洁度检查，确保器械表面、关节、齿牙处、管腔内清洁，无血渍、无水垢、无锈斑等残留物。

（10）可采用喷雾或浸泡方法对器械的可活动节点、轴节、螺纹螺帽、阀门处进行润滑保养，以保证器械的灵活度。润滑剂的配置和使用方法应按生产厂家的使用说明书执行。

（11）包装时应进行器械的功能检查：器械零件应齐全无缺失，每件器械应结构完整，轴节关节灵活无松动；器械关节及固定处的铆钉、螺丝等应齐全，并正常紧固；器械操作钳关闭前端时应闭合完好。

（12）器械包装时应将拆卸的器械重新进行组合、装配。在组装器械的外套、内芯和手柄时，在将某种器械插入或退出器械操作/器械通道时，必须处于基本平直无偏转的位置。

（13）剪刀的尖端应采用固定架、保护垫或使用保护帽进行保护，注意松紧适宜。所有的空腔、阀门应打开，以保证灭菌介质的穿透，避免由于压力改变时对器械造成不必要的损伤。

（14）生锈的器械采用专用除锈剂进行处理，特别要注意器械的轴节面、弯曲部、管腔内，确保手术器械的良好性能，提高工作效率。

（15）灭菌时必须严格按照生产厂家的说明书以及灭菌建议选择灭菌参数，不应超过灭菌建议所规定的温度和时间。

四、泌尿外科腔镜器械的处理

近年来，由于现代科学技术的迅速发展，微创泌尿外科设备的种类、质量、功能都日趋完善，微创手术的适应证不断扩大、并发症逐渐减少，泌尿外科疾病的手术治疗已经达到全微创水平。

临床常用泌尿外科微创手术有：

（1）利用人工腔道进行的泌尿外科微创手术：泌尿外科腹腔镜手术及经皮肾镜手术。随着手术方式的不断改进以及腔镜技术的日益完善，泌尿外科手术，从较简单的肾囊肿去顶、精索静脉曲张高位结扎、隐睾探查，到肾上腺手术、根治性肾切除术、肾盂成形术、根治性前列腺切除术、全膀胱切除术、肾部分切除术、活体供肾、复杂上尿路结石等，均可应用腹腔镜或经皮肾镜手术完成，使得大多数泌尿科疾病患者避免了传统的开刀手术之苦。

（2）利用自然腔道进行的泌尿外科微创手术：经尿道电切术。手术器械经尿道置入，术者通过观察监视器进行手术操作，切除膀胱、前列腺、尿道病变等。适合经尿道电切的泌尿外科疾病有：输尿管囊肿、膀胱肿瘤、前列腺增生症、膀胱颈硬化症、尿道狭窄等下尿路疾病。

（一）腹腔镜的处理与操作注意事项

常用的泌尿外科腹腔镜器械如图 7-21 所示。

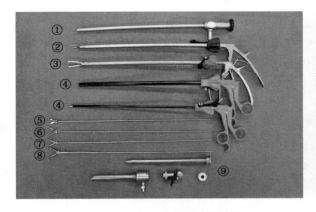

图 7-21 泌尿外科腹腔镜器械

①光学目镜；②钛夹钳；③中号 Homelock 钳；④各类钳子手柄；⑤剪刀内芯；⑥分离钳内芯；⑦抓钳内芯；⑧直角分离钳内芯；⑨穿刺器

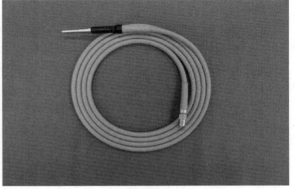

图 7-22 光缆线

1. 光学目镜的处理与操作注意事项　同妇产科同类器械的处理。

2. 光缆线的处理与操作注意事项

（1）清洗光缆线时，不要折叠，盘旋直径≥10 cm，无锐角盘旋，并检查光缆线表面有无划痕、有无裂缝，表皮橡胶有无老化。

（2）清水擦拭光缆线的两端，中间导线部分按照标准手工清洗流程进行冲洗。

（3）使用含医用清洗剂的海绵或低纤维絮软布进行擦拭光缆线的两端，中间导线部分按照标准手工清洗流程进行洗涤。

（4）可采用75%的酒精进行擦拭消毒。

（5）清洗后，目测检查光缆表面清洁度，是否符合质量清洗标准。

（6）光缆线在包装前应确保干燥，不应使用自然干燥法进行干燥。可使用清洁的低纤维絮软布擦拭光缆线的表面进行彻底干燥。

（7）检查光缆线的导光性能，将光缆线的一端对准室内光源，在光缆线一端上下移动大拇指，检查另一端有无漏光区。光区灰影表明纤维断裂，纤维断裂会使透光减少，若透光减少到影响手术视野，如灰影部分超过2/3，应及时联系厂家进行维修或进行更换。操作中不可将光缆线的一端接入冷光源，用眼睛看另一端，强光会损害眼睛。

（8）根据生产厂商的说明书将光缆线盘旋放置在专用器械盒内或一次性纸塑包装袋内灭菌，盘旋直径≥10 cm，无锐角盘旋。

（9）灭菌时必须严格按照生产厂家的说明书以及灭菌建议选择灭菌参数，不应超过灭菌建议所规定的温度和时间。

3. 管腔类器械（剪刀、抓钳、分离钳等）的处理与操作注意事项　同妇产科同类器械的处理。

4. 吸引器（图7-23）的处理与操作注意事项　吸引器是手术中经常使用的器械，主要用于手术中的血液、体液、脓液等污物的吸取，使用后管腔内沾染大量有机物，如不及时清洗极易导致有机物干涸，给清洗工作带来很大的困难。

（1）吸引器应检查管腔有无变形，三通开关阀是否完好、灵活，弹簧珠子是否完好无缺失，配件是否齐全。

（2）用流动水对吸引器进行初步冲洗，管腔应用高压水枪进行冲洗。由于吸引器较长，呈管状，且管径小，管腔狭窄，不容易清洗。吸引器应拆卸后进行流动水冲洗，器械可拆卸部分必须拆开至最小单位，小的器械附件应放置在专用的带盖的密纹清洗筐内，以防丢失。

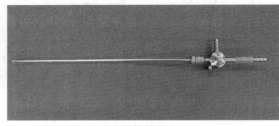
整体外观

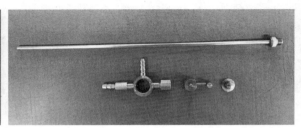
拆分状态

图7-23　吸引器

（3）清洗时用压力水枪反复冲洗管腔，以提高管腔器械的洁净度。使用医用清洗剂进行器械及附件的洗涤,刷洗应在水面下进行。器械的轴节部、管腔内用软毛刷彻底刷洗。

(4) 吸引器可使用超声波清洗机进行超声清洗,时间为 3～5 分钟。也可根据器械污染情况适当延长清洗时间,但不应超过 10 分钟。超声清洗的方法应符合 WS 310.2—2016 附录中的相关规定。

(5) 管腔类器械在漂洗时应用高压水枪对管腔进行冲洗,水流应通畅,喷射的水柱成直线、无分叉。

(6) 吸引器可采用湿热消毒法或者采用 75% 的酒精进行消毒。在消毒过程中,要确保管腔冲洗口保持通畅状态。

(7) 吸引器在包装前应确保干燥,不应使用自然干燥法进行干燥。采用干燥柜干燥时,金属类器械及附件的适宜温度为 70～90 ℃。

(8) 吸引器在包装时应将拆卸的器械重新进行组合、装配。

(9) 灭菌时必须严格按照生产厂家的说明书以及灭菌建议选择灭菌参数,不应超过灭菌建议所规定的温度和时间。

5. 穿刺器(图 7 - 24)的处理与操作注意事项

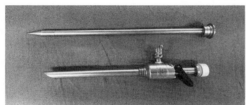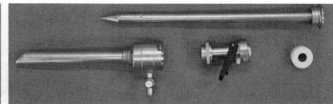

整体外观 拆分状态

图 7 - 24 穿刺器

(1) 小毛刷轻轻刷洗,然后用高压冲洗枪将藏在关节部位的污物冲洗干净。

(2) 穿刺器功能检查

1) 检查内芯、外套是否完好不变形,密封胶片有无穿孔、变形,配件是否齐全。内芯与外套匹配,内芯抽动灵活。

2) 检查关节应轻松灵活,不应有卡塞现象。

3) 检查内芯的头端应无锋棱、毛刺、裂纹。

(3) 用流动水对器械进行初步冲洗,管腔器械应用高压水枪对管腔进行冲洗。

(4) 穿刺器可拆卸部分必须拆开至最小单位。小的器械附件应放置在专用的带盖的密纹清洗筐内,以防丢失。器械拆卸后进行流动水冲洗。穿刺器的清洁孔通向内部腔隙和空间,清洗时,打开清洁孔帽,用压力水枪反复冲洗管腔,提高管腔器械的洁净度。

(5) 应使用医用清洗剂进行器械及附件的洗涤,刷洗应在水面下进行。器械的轴节部、管腔内用软毛刷彻底刷洗。

(6) 可使用超声波清洗机进行超声清洗,时间为 3～5 分钟。也可根据器械污染情况适当延长清洗时间,但不应超过 10 分钟。超声清洗的方法应符合 WS 310.2—2016 附录中的相关规定。

(7) 管腔类器械在漂洗时应用高压水枪对管腔进行冲洗,水流应通畅,喷射的水柱成直线、无分叉。

（8）器械可采用湿热消毒法或者采用 75% 的酒精进行消毒。在消毒过程中，要确保管腔类器械冲洗口保持密封盖打开状态。

（9）器械及附件在包装前应确保干燥，不应使用自然干燥法进行干燥。采用干燥柜干燥时，金属类器械及附件的适宜温度为 70～90 ℃，塑胶类器械及附件的适宜温度为 65～75 ℃。橡胶垫圈、密封圈等塑胶类配件的干燥温度不能过高。管腔类器械可使用压力气枪进行彻底干燥处理，注意保证气枪的干燥时间。

（10）可采用喷雾或浸泡方法对穿刺器的可活动节点、轴节、螺纹螺帽、阀门处进行润滑保养，以保证器械的灵活度。润滑剂的配置和使用方法应按生产厂家使用说明书执行。

（11）穿刺器的尖端锋利，应采用固定架、保护垫或使用保护帽进行保护，注意松紧适宜。所有的空腔、阀门应打开，以保证灭菌介质的穿透，避免由于压力改变时对器械造成不必要的损伤。

（12）穿刺器在包装时应将拆卸的器械重新进行组合、装配。

（13）灭菌时必须严格按照生产厂家的说明书以及灭菌建议选择灭菌参数，不应超过灭菌建议所规定的温度和时间。

6. 气腹管的处理与操作注意事项　同妇产科同类器械的处理。

（二）电切镜的处理与操作注意事项

泌尿外科常用的电切镜器械如图 7-25 所示。

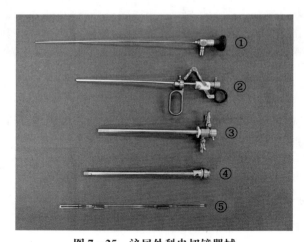

图 7-25　泌尿外科电切镜器械

①光学目镜；②操作手件；③外镜鞘；④内镜鞘；⑤电切环

1. 光学目镜（图 7-26）的处理与操作注意事项　同妇产科同类器材的处理。

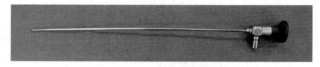

图 7-26　电切镜镜头

2. 操作手件(图 7 - 27)的处理与操作注意事项

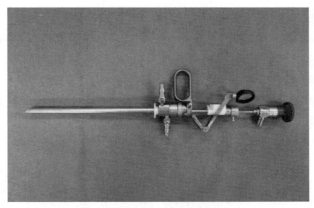

图 7 - 27 操作手件

(1) 在外科手术完成后,应立即开始清洁,除去黏液、血液等污染物,不要让其在器械表面干涸。

(2) 用流动水对器械进行初步冲洗,用高压水枪对管腔进行冲洗。

(3) 器械可拆卸部分必须拆开至最小单位。器械拆卸后进行流动水冲洗。钳子手柄的清洁孔通向内部腔隙和空间,清洗时,打开清洁孔帽,用压力水枪反复冲洗管腔,以提高管腔器械的洁净度。

(4) 使用医用清洗剂进行器械及附件的洗涤,刷洗应在水面下进行。器械的轴节部、弯曲部、管腔内用软毛刷彻底刷洗。

(5) 可用超声清洗的器械使用超声波清洗机进行超声清洗,时间为 3～5 分钟。亦可根据器械污染情况适当延长清洗时间,但不应超过 10 分钟。超声清洗的方法应符合 WS 310.2—2016 附录中的相关规定。

(6) 管腔类器械在漂洗时应用高压水枪对管腔进行冲洗,水流应通畅,喷射的水柱成直线、无分叉。

(7) 器械可采用湿热消毒法或者采用 75% 的酒精进行消毒。在消毒过程中,要确保管腔类器械冲洗口保持密封盖打开状态。

(8) 器械及附件在包装前应确保干燥,不应使用自然干燥法进行干燥。采用干燥柜干燥时,金属类器械及附件的适宜温度为 70～90 ℃,塑胶类器械及附件的适宜温度为 65～75 ℃。橡胶垫圈、密封圈等塑胶类配件的干燥温度不能过高。管腔类器械可使用压力气枪进行彻底干燥处理,注意保证气枪的干燥时间。

(9) 器械包装前,应在放大镜下对器械及附件进行全面清洁度检查,确保器械表面、关节、齿牙处、管腔内清洁,无血渍、无水垢、无锈斑等。

(10) 可采用喷雾或浸泡方法对器械的可活动节点、轴节、螺纹螺帽、阀门处进行润滑保养,以保证器械的灵活度。润滑剂的配置和使用方法应按生产厂家的使用说明书执行。

(11) 包装时应进行器械的功能检查:器械零件应齐全无缺失,每件器械应结构完整,轴节关节灵活无松动;器械关节及固定处的铆钉、螺丝等应齐全并正常紧固;器械操作钳关闭前端时应闭合完好。

（12）器械包装时应将拆卸的器械重新进行组合、装配。

（13）器械应采用固定架、保护垫或使用保护帽进行保护,注意松紧适宜。所有的空腔、阀门应打开,以保证灭菌介质的穿透,避免由于压力改变时对器械造成不必要的损伤。

（14）生锈的器械采用专用除锈剂进行处理,特别要注意器械的轴节面、弯曲部、管腔内,确保手术器械的良好性能,提高工作效率。

（15）灭菌时必须严格按照生产厂家的说明书以及灭菌建议选择灭菌参数,不应超过灭菌建议所规定的温度和时间。

3. 镜鞘(图 7 - 28)的处理与操作注意事项　同妇产科同类器械的处理。

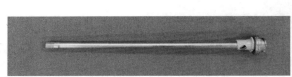 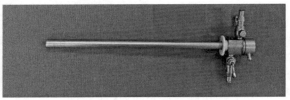

A. 内镜鞘　　　　　　　　　　　　　　　　　　B. 外镜鞘

图 7 - 28　镜鞘

(三) 输尿管镜与抓钳(图 7 - 29、7 - 30)的处理与操作注意事项

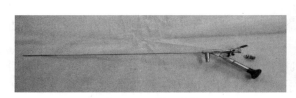 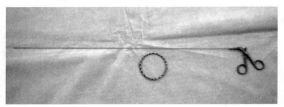

图 7 - 29　输尿管镜　　　　　　　　　　　　图 7 - 30　输尿管抓钳

（1）硬式内镜是侵入式诊疗器械和手术器械,其清洗、消毒必须遵循卫生部颁发的 WS 310.2—2016 行业标准执行,确保器械使用安全。

（2）光学目镜手工清洗时宜单独清洗,轻拿轻放,可放置在硅胶垫上防止滑落;注意防止划伤光学目镜镜面。不应使用超声清洗。

（3）在外科手术完成后,应立即开始清洁,除去黏液、血液等污染物,不要让其在内镜表面干涸。

（4）不要将内镜浸泡在热水、酒精、消毒剂或防腐剂中,以免体液的凝结。在任何液体中不要浸泡超过 2 小时。

（5）只能使用柔软的毛刷或软布清洁内镜,不要使用钢丝球、钢丝刷或者腐蚀性清洁剂,否则会造成器械的损坏。可使用含医用清洗剂的海绵或低纤维絮软布进行洗涤和擦拭。用流动水对器械表面进行初步冲洗,用高压水枪对管腔进行冲洗。应使用医用清洗剂进行器械及附件的洗涤,刷洗应在水面下进行。器械的轴节部、管腔内用软毛刷彻底刷洗。器械的管腔在漂洗时应用高压水枪对管腔进行冲洗,水流应通畅,喷射的水柱成直线、无分叉。

（6）可采用75％的酒精进行擦拭消毒。在消毒过程中，要确保管腔类器械冲洗口呈通畅状态。

（7）内镜清洗消毒后，应进行清洁度检查，目测检查目镜表面、镜面、目镜端、物镜端、导光束接口处，均应符合清洗质量标准，应清洁、干燥。

（8）光学目镜在包装前应确保干燥，不应使用自然干燥法进行干燥。宜使用专用镜头纸擦拭光学目镜镜面进行干燥。管腔可使用压力气枪进行彻底干燥处理，注意保证气枪的干燥时间。

（9）可采用喷雾或浸泡方法对器械的可活动节点、轴节、螺纹螺帽、阀门处进行润滑保养，以保证器械的灵活度。润滑剂的配置和使用方法应按生产厂家使用说明书执行。

（10）光学目镜在包装时应进行功能检查，观察镜体是否完整无损、镜面是否有裂痕、导光束接口处是否有损坏的情况，检查镜头成像质量（将镜头对参照物缓慢旋转360°进行目测，图像应清晰、无边形）。为便于查看光学目镜成像质量，参照物距离目镜应在5 cm之内。若图像不清晰，排除污物残留，重新清洗、干燥或用酒精清洁镜面；如仍不清晰，用放大镜仔细检查镜面有无裂痕、划痕或碎屑。有弧影但视野清晰表明内镜外壳上有凹陷；若物镜（盖玻片）上有雾，表明密封圈有泄漏，应联系厂家进行维修。

（11）根据生产厂商的说明书将光学目镜安全放置在专用带盖的、有卡槽的器械盒内进行单独包装，避免造成损伤。

（12）按照光学目镜生产厂家的使用说明书选择正确的灭菌方式。内镜上标有"可耐压力蒸汽灭菌（Autoclave）"标识的设备，可选用压力蒸汽灭菌。操作时必须严格按照生产厂家的说明书以及灭菌建议选择灭菌参数，不应超过灭菌建议所规定的温度和时间，相对长的灭菌时间会对器械产生较大的损坏。

（四）电子镜（图7-31）的处理与操作注意事项

（1）使用后，如不对内镜及设备进行有效的清洗，会危及患者的安全。为了降低交叉感染的风险，使用后，必须彻底清洗内镜和其他设备，然后对外表面和所有管道进行清洗、消毒和灭菌处理。

（2）在每次清洗、消毒、灭菌处理期间，都必须对内镜的所有管道、附件进行清洗、消毒和灭菌，即使某些管道和附件在上一个病例中并未用到。内镜的清洗、消毒和灭菌不当，可能会对下一次使用内镜的患者和（或）操作者造成感染危险。如果内镜未经过彻底清洗，将无法实现有效的消毒和灭菌。应在消毒和灭菌前对内镜及附件进行充分清洗，以去除影响消毒和灭菌效果的微生物或有机物。

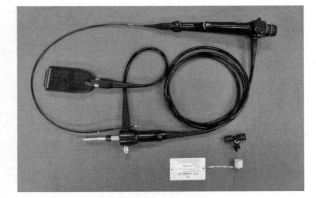

图7-31　电子镜

（3）确保手工清洗前对内镜进行测漏试验。使用漏水的内镜会导致内镜图像损坏或其他功能异常，并造成感染风险。若发现内镜漏水切勿使用。向内镜管道内换气或灌流时，气压或水压应严格遵循生产厂家的使用说明书。压力过大会导致内镜损坏。

（4）将内镜浸入清洗或消毒液前，应确认ETO帽未安装在内镜上。必须使用经过生产厂商验证能与清洗内镜设备兼容，并通过权威机构认证的洗涤液，否则会导致内镜和附件损坏。使用医用级别、低泡沫制剂(pH中性制剂或加酶制剂),并遵循生产厂商建议的稀释方法和温度。请勿重复使用洗涤液。过多洗涤液泡沫会阻碍液体与内腔(如管道)充分接触。必须使用符合国家和地方条例或规定的、已通过验证的洗涤剂,否则会有感染风险。

(5)将内镜浸泡在洗涤液期间,用低纤维絮软布擦去内镜外表面上的所有碎屑。按照洗涤剂厂商建议的时间、温度和浓度浸泡内镜。

(6)使用管道清洗刷时,如果刷头弯曲或扭缠,会导致刷子头端损坏或脱落。每次使用前后都应确认清洗刷未发生损坏或其他异常。如刷子部件掉落到内镜内部,应立即将其找出,并通过使用新的管道清洗刷或其他内镜诊疗附件穿过管道,仔细确认内镜的管道内部没有遗留任何部件。否则,遗留在管道内的部件会在下次检查过程中落入患者体内。由于掉落位置的不同,用新管道清洗刷或其他内镜诊疗附件穿过管道也可能无法取出脱落部件。

(7)用低纤维絮软布彻底擦干内镜的外表面。检查内镜上是否残留有碎屑。如仍有碎屑,应重复清洗的程序。

(8)灭菌时必须严格按照生产厂家的说明书以及灭菌建议选择灭菌参数。

1)依据内径、管道长度选择灭菌系统。进行灭菌时,ETO帽必须安装到通风接头上。如灭菌过程中未将ETO帽安装在内镜上,内镜中的气体会膨胀,并可能导致弯曲部表皮破裂和(或)弯曲机能受损。

2)可高温、高压灭菌的附件在厂家指导的参数条件下进行灭菌。进行蒸汽灭菌时,遵循医院的规定和灭菌设备厂商的说明。对附件进行高温、高压灭菌后,让设备温度逐渐冷却至室温。温度骤变会导致设备损坏,切勿使用冷水或其他液体加速冷却。

(五)膀胱镜(图7-32)的处理与操作注意事项

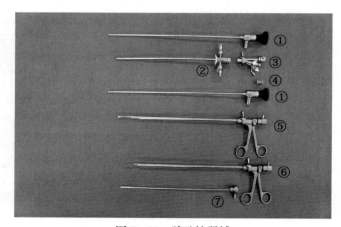

图7-32 膀胱镜器械

①光学目镜;②镜鞘;③连接桥;④帽子;⑤抓钳;⑥活检钳;⑦闭孔器

1. 光学目镜(图7-33)的处理与操作注意事项 同妇产科同类器材的处理。

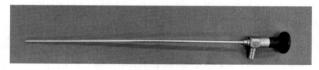

图7-33 膀胱镜镜头

2. 镜鞘(图 7-34)的处理与操作注意事项 同妇产科同类器材的处理。

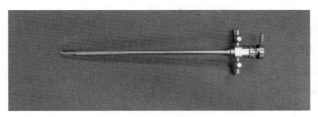

图 7-34 镜鞘

3. 连接桥(图 7-35)的处理与操作注意事项

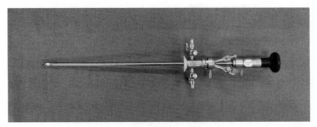

图 7-35 连接桥

(1) 在外科手术完成后,应立即开始清洁,除去黏液、血液等污染物,不要让其在器械表面干涸。

(2) 用流动水对器械进行初步冲洗,用高压水枪对管腔进行冲洗。

(3) 器械可拆卸部分必须拆开至最小单位。器械拆卸后进行流动水冲洗,钳子手柄的清洁孔通向内部腔隙和空间,清洗时,打开清洁孔帽,用压力水枪反复冲洗管腔,以提高管腔的洁净度。

(4) 应使用医用清洗剂进行器械及附件的洗涤,刷洗应在水面下进行。器械的轴节部、弯曲部、管腔内用软毛刷彻底刷洗。

(5) 可用超声清洗的器械使用超声波清洗机进行超声清洗,时间为 3~5 分钟。亦可根据器械污染情况适当延长清洗时间,但不应超过 10 分钟。超声清洗的方法应符合 WS 310.2—2016 附录中的相关规定。

(6) 管腔类器械在漂洗时应用高压水枪对管腔进行冲洗,水流应通畅,喷射的水柱成直线、无分叉。

(7) 器械可采用湿热消毒法或者采用 75% 的酒精进行消毒。在消毒过程中,要确保管腔类器械冲洗口保持密封盖打开状态。

(8) 器械及附件在包装前应确保干燥,不应使用自然干燥法进行干燥。采用干燥柜干燥时,金属类器械及附件的适宜温度为 70~90 ℃,塑胶类器械及附件的适宜温度为 65~75 ℃。橡胶垫圈、密封圈等塑胶类配件的干燥温度不能过高。管腔类器械可使用压力气枪进行彻底干燥处理,注意保证气枪的干燥时间。

(9) 可采用喷雾或浸泡方法对器械的可活动节点、轴节、螺纹螺帽、阀门处进行润滑保养,以保证器械的灵活度。润滑剂的配置和使用方法应按生产厂家的使用说明书执行。

(10) 包装时应进行器械的功能检查:器械零件应齐全无缺失,每件器械应结构完整,轴节关节灵活无松动;器械关节及固定处的铆钉、螺丝等应齐全,并正常紧固;器械操作钳关闭前端时应闭合完好。

（11）器械包装时应将拆卸的器械重新进行组合、装配。

（12）器械应采用固定架、保护垫或使用保护帽进行保护，注意松紧适宜。所有的空腔、阀门应打开，以保证灭菌介质的穿透，避免由于压力改变时对器械造成不必要的损伤。

（13）生锈的器械采用专用除锈剂进行处理，特别要注意器械的轴节面、弯曲部、管腔内，确保手术器械的良好性能，提高工作效率。

（14）灭菌时必须严格按照生产厂家的说明书以及灭菌建议选择灭菌参数，不应超过灭菌建议所规定的温度和时间。

4. 抓钳、活检钳（图7-36）的处理与操作注意事项　同妇产科同类器材的处理。

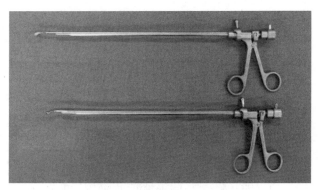

图7-36　膀胱镜抓钳、活检钳

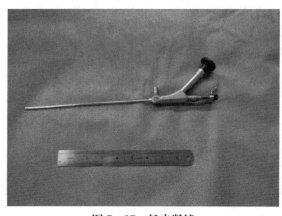

图7-37　经皮肾镜

（六）经皮肾镜（图7-37）的处理与操作注意事项

（1）硬式内镜是侵入式诊疗器械和手术器械，其清洗、消毒必须遵循 WS 310.2—2016 行业标准执行，确保器械使用安全。

（2）光学目镜手工清洗时宜单独清洗，轻拿轻放，可放置在硅胶垫上防止滑落。注意防止划伤光学目镜镜面。不应使用超声清洗。

（3）在外科手术完成后，应立即开始清洁，除去黏液、血液等污染物，不要让液体在内镜表面干涸。

（4）不要将内镜浸泡在热水、酒精、消毒剂或防腐剂中，以免体液的凝结。在任何液体中不要浸泡超过2小时。

（5）只能使用柔软的毛刷或软布清洁内镜，不要使用钢丝球、钢丝刷或者腐蚀性清洁剂，否则会造成器械的损坏。可使用含医用清洗剂的海绵或低纤维絮软布进行洗涤和擦拭。用流动水对器械表面进行初步冲洗，用高压水枪对管腔进行冲洗。应使用医用清洗剂进行器械及附件的洗涤，刷洗应在水面下进行。器械的轴节部、管腔内用软毛刷彻底刷洗。器械的管腔在漂洗时应用高压水枪对管腔进行冲洗，水流应通畅，喷射的水柱成直线、无分叉。

（6）可采用75％的酒精进行擦拭消毒。在消毒过程中，要确保管腔类器械冲洗口呈通畅状态。

（7）内镜清洗消毒后,应进行清洁度检查,目测检查目镜表面、镜面、目镜端、物镜端、导光束接口处,均应符合清洗质量标准,应清洁、干燥。

（8）光学目镜在包装前应确保干燥,不应使用自然干燥法进行干燥。宜使用专用镜头纸擦拭光学目镜镜面进行干燥。管腔可使用压力气枪进行彻底干燥处理,注意保证气枪的干燥时间。

（9）可采用喷雾或浸泡方法对器械的可活动节点、轴节、螺纹螺帽、阀门处进行润滑保养,以保证器械的灵活度。润滑剂的配置和使用方法应按生产厂家使用说明书执行。

（10）光学目镜在包装时应进行功能检查,观察镜体是否完整无损、镜面是否有裂痕、导光束接口处是否有损坏的情况,检查镜头成像质量(将镜头对参照物缓慢旋转360°进行目测,图像应清晰、无边形)。为便于查看光学目镜成像质量,参照物距离目镜应在5 cm之内。若图像不清晰,排除污物残留,重新清洗、干燥或用酒精清洁镜面;如仍不清晰,用放大镜仔细检查镜面有无裂痕、划痕或碎屑。有弧影但视野清晰表明内镜外壳上有凹陷;若物镜(盖玻片)上有雾,表明密封圈有泄漏,应联系厂家进行维修。

（11）根据生产厂商的说明书将光学目镜安全放置在专用带盖的、有卡槽的器械盒内进行单独包装,避免造成损伤。

（12）按照光学目镜生产厂家的使用说明书选择正确的灭菌方式。内镜上标有"可耐压力蒸汽灭菌(Autoclave)"标识的设备,可选用压力蒸汽灭菌。操作时必须严格按照生产厂家的说明书以及灭菌建议选择灭菌参数,不应超过灭菌建议所规定的温度和时间,相对长的灭菌时间会对器械产生较大的损坏。

五、整形科腔镜器械的处理

整形外科常用的腔镜器械见图7-38所示。

（一）整形科腔镜的回收

1. 光缆线、电凝线的回收

（1）光缆线、电凝线使用后,及时检查光缆线、电凝线的完好性,科室及时装入污物箱内密闭保存,避免干燥。并在箱盖记录包名称及数量,以便与消毒供应中心工作人员交接。避免在使用科室清点、核对污染器械、物品,减少交叉感染。

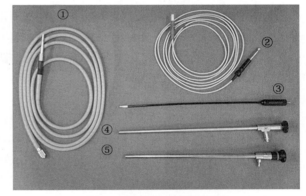

图7-38 整形科腔镜器械

①光缆线;②电凝线;③电凝勾;④0°镜头;⑤30°镜头

（2）消毒供应中心转运工作人员定时带上清洁的污物箱按照规定的路线到手术室回收污染的器械,污物箱回收到科内,并与手术科室人员交接、记录。

（3）回收后,回收人员与清洗人员交接物品数量,并清点、核对包内物品是否齐全、是否完好。每次回收后,清洁消毒回收箱,干燥存放。

（4）如手术室发现光缆线、电凝线损坏时应该及时与消毒供应中心联系并记录。如回收人员带回消毒供应中心,在与手术室人员交接、记录时发现损坏,应联系使用者手术室房间号进行确认并记录。

（5）及时保护好光缆线、电凝线头端与尾端,防止掉落或敲击造成损坏。

2. 电凝勾的回收

(1) 电凝勾使用后应及时清洁使用头端,及时检查电凝勾的完好性,并及时装入污物箱内密闭保存,避免干燥。同时在箱盖记录包名称及数量,以便与消毒供应中心回收人员交接。避免在使用科室清点、核对污染器械、物品,减少交叉感染。

(2) 消毒供应中心转运工作人员定时带上清洁的污物箱按照规定的路线到手术室回收污染的器械,污物箱回收到科内,并与手术科室人员交接、记录。

(3) 回收后,回收人员与清洗人员交接物品数量,并清点、核对包内物品是否齐全、是否完好。每次回收后,清洁消毒回收箱,干燥存放。

(4) 如手术室发现电凝勾损坏时应该及时与消毒供应中心联系并记录。如回收人员带回消毒供应中心,在与手术室人员交接、记录时发现损坏,应联系使用者手术室房间号进行确认并记录。

(5) 及时保护好电凝勾头端与尾端,防止掉落或敲击造成损坏。

3. 镜头的回收

(1) 镜头使用后应及时检查镜头的清晰度,及时检查镜头的完好性,并及时装入污物箱内密闭保存,避免干燥。同时在箱盖记录包名称及数量,以便与消毒供应中心回收人员交接。避免在使用科室清点、核对污染器械、物品,减少交叉感染。

(2) 消毒供应中心转运工作人员定时带上清洁的污物箱按照规定的路线到手术室回收污染的器械,污物箱回收到科内,并与手术室人员交接、记录。

(3) 回收后,回收人员与清洗人员交接物品数量,并清点、核对包内物品是否齐全、是否完好。每次回收后,清洁消毒回收箱,干燥存放。

(4) 如手术室发现镜头损坏时应该及时与消毒供应中心联系并记录。如回收人员带回消毒供应中心,在与手术室人员交接、记录时发现损坏,应联系使用者手术室房间号进行确认并记录。

(5) 因镜头较昂贵,应及时保护好镜头目镜端与物镜端,防止掉落或敲击造成损坏,回收时应用橡胶软垫进行回收放置。

(二) 分类

(1) 分类者按个人防护要求着装,与回收人员交接回收物品数量。

(2) 根据器械不同材质、性状、精密程度、污染状况进行分类。

(3) 损伤性废物放入利器盒内,感染性废物放入黄色污物袋内。

(三) 清洗

1. 光缆线、电凝线的清洗

(1) 可采用手洗方法清洗,电源连接头端禁止浸泡,严禁放置干燥柜进行干燥。

(2) 清洗基本流程:冲洗→洗涤(手工+酶)→漂洗(再冲洗)→终末漂洗(软化水)。

1) 冲洗:用流动水去除明显的污物(若器械表面污物变干,可适当延长浸泡时间)。

2) 洗涤(2~5分钟):酶可以分解有机物,抑菌防锈,自然降解,无残留;水温20~40℃,带关节的器械尽量打开。污物已凝固或污染严重的器械在水面下刷洗。

3) 漂洗:用自来水冲洗(2~4分钟)。

4) 终末漂洗:采用软化水冲洗。

(3) 清洗后用气枪进行干燥处理,并用含有消毒剂的无絮擦布进行擦拭。

2. 电凝勾的清洗

(1) 电凝勾可采用多种清洗方式,如手洗方法清洗、清洗机清洗、超声机清洗、蒸汽机清洗等。

（2）清洗基本流程：冲洗→洗涤（手工＋酶）→漂洗（再冲洗）→终末漂洗（软化水）。

1）冲洗：用流动水去除明显的污物（若器械表面污物变干，可适当延长浸泡时间）。

2）洗涤（2～5分钟）：酶可以分解有机物，抑菌防锈，自然降解，无残留；水温20～40℃，带关节的器械尽量打开。污物已凝固或污染严重处的器械在水面下刷洗。

3）漂洗：用自来水冲洗（2～4分钟）。

4）终末漂洗：采用软化水冲洗。

（3）清洗后用气枪进行干燥处理，并用含有消毒剂的无絮擦布进行擦拭。

（4）注意电凝勾头端不可用百洁布进行清洗，以减少损坏保护头端；必要时使用保护套进行保护，防止头端断裂。

3．镜头的清洗

（1）镜头采用手洗方法清洗，而且严禁放置干燥柜进行干燥。

（2）清洗基本流程：冲洗→洗涤（手工＋酶）→漂洗（再冲洗）→终末漂洗（软化水）。

1）冲洗：用流水去除明显的污物（若器械表面污物变干，可适当延长浸泡时间）。

2）洗涤（2～5分钟）：酶可以分解有机物，抑菌防锈，自然降解，无残留；水温20～40℃，带关节的器械尽量打开。污物已凝固或污染严重的器械在水面下刷洗。

3）漂洗：用自来水冲洗（2～4分钟）。

4）终末漂洗：采用软化水冲洗。

（3）清洗后用气枪进行干燥处理，并用含有消毒剂的无絮擦布进行擦拭。

（4）清洗后再次检查镜头的完好性。

（四）消毒

选用湿热方法消毒，水温≥90℃，时间≥5分钟。

（五）干燥

（1）宜选用干燥设备进行干燥处理。耐热耐湿的器械选用气枪吹干或放入干燥柜进行干燥；不耐湿不耐热的精密贵重器械，则使用气枪吹干后再用消毒的低纤维絮擦布对器械、器具和物品进行干燥处理。

（2）抓钳、吸引器等管腔器械，使用95%乙醇进行干燥处理。

（3）不应使用自然干燥方法进行干燥。

（六）器械检查与保养

（1）采用目测法或使用带光源放大镜对干燥后的每件器械、器具和物品进行检查。器械表面及其关节、齿牙处应光洁，无血渍、污渍、水垢等残留物质和锈斑；功能完好，无损毁。

（2）清洗质量不合格的，应重新处理；有锈迹，应除锈；器械功能损毁或锈蚀严重者，应及时维修或予报废。

（3）应使用喷洒的腔镜专用油或配比1∶200的腔镜润滑油进行器械保养，以确保灵活度。不应使用石蜡油等非水溶性的产品作为润滑剂。

（七）包装

（1）包装者首先检查包装材料质量，在灯光下检查准备好的清洁干燥的（纺织类）包布，无破损者方可使用。

（2）包装者再次核对器械的种类、规格和数量，拆分的器械零件应齐全无缺失，结构完整配套。

（3）盘、盆、碗等器皿单独包装；剪刀和血管钳等轴节类器械不应完全锁扣；有盖的器皿应开盖,摞放的器皿间应用吸湿布、纱布或医用吸水纸隔开;管腔类物品应盘绕放置,保持管腔通畅;精细器械、锐器等采取保护措施。

(4) 灭菌物品包装采用闭合式包装方法,由 2 层包装材料分 2 次包装。密封式包装如使用纸塑袋等材料,应单独包装器械。

(5) 包装重量与体积:器械包重量不宜超过 7 kg,敷料包重量不宜超过 5 kg。灭菌包体积不超过 30 cm×30 cm×50 cm。

(6) 包装完后,每包外都应贴灭菌化学指示物。闭合式包装使用专用胶带,胶带长度应与灭菌包体积、重量相适宜,松紧适度。封包应严密,保持闭合完好性。高度危险性物品灭菌包内还应放置包内化学指示物。

(7) 所需灭菌物品包装的标识应注明物品名称、包装者等内容。灭菌前注明灭菌批次、灭菌日期和失效日期。标识应具有可追溯性。

(八) 灭菌

(1) 检查灭菌前的准备、灭菌物品的装载、灭菌操作、无菌物品卸载和灭菌效果监测是否严格按操作程序进行。

(2) 每批次确认灭菌过程合格,包外、包内化学指示物合格;检查灭菌物品无污染和无破损。这些都符合要求才视为灭菌质量合格。

(九) 储存

(1) 灭菌后物品应分类、分架存放在无菌物品存放区。

(2) 物品存放架或柜应距地面高度≥20 cm,离墙≥5 cm,距天花板≥50 cm。

(3) 物品放置应固定位置,设置标识。接触无菌物品前应洗手或手消毒。

(4) 消毒后直接使用的物品应干燥,包装后专架存放。

(5) 灭菌物品储存有效期:储存无菌物品间室内环境温度应<24 ℃、湿度<70 ℃。使用纺织品材料包装的无菌物品有效期宜为 14 天;未达到环境标准时(梅雨季节),有效期宜为 7 天。使用医用无纺布包装的无菌物品,有效期宜为 180 天;使用一次性纸塑袋包装的无菌物品,有效期宜为 180 天;硬质容器包装的无菌物品,有效期宜为 180 天。

(十) 无菌物品发放

(1) 发放者按要求着装并洗手或手消毒。

(2) 无菌物品发放时,应遵循先进先出的原则。

(3) 发放时应确认无菌物品的有效性。植入物及植入性手术器械应在生物监测合格后方可发放。

(4) 发放的无菌物品都应具有可追溯性。

(5) 运送无菌物品的器具使用后,应清洁处理,干燥存放。

(十一) 被朊毒体或气性坏疽及突发原因不明的传染病病原体污染的诊疗器械、器具和物品的处理

(1) 朊毒体污染的处理

1) 疑似或确诊朊毒体感染的患者宜选用一次性诊疗器械、器具和物品,使用后应进行双层密闭封装焚烧处理。

2) 可重复使用的污染器械、器具和物品,应先浸泡于 1 mol/L 氢氧化钠溶液内作用 60 分钟,再按照《清洗消毒及灭菌技术操作规范》标准进行处理,压力蒸汽灭菌应选用 134～138 ℃、18 分钟,或 132 ℃、30 分钟,或 121 ℃、60 分钟。

3）注意事项：①使用的清洁剂、消毒剂应每次更换；②每次处理工作结束后，应立即消毒清洗器具，更换个人防护用品，进行洗手和手消毒。

（2）气性坏疽病原体污染的处理应符合《消毒技术规范》的规定和要求。应先采用含氯或含溴消毒剂 1 000～2 000 mg/L 浸泡 30～45 分钟，有明显污染物时应采用含氯消毒剂 5 000～10 000 mg/L 浸泡至少 60 分钟后，再按照 WS/T 367 的规定进行处理。

（3）突发原因不明的传染病病原体污染的处理应符合国家发布的规定要求。

六、神经外科腔镜器械的处理

在神经外科中，"微创"的理念是以最小的创伤保护神经组织和血管，从而带来更好的治疗效果。目前在脑外科术中，腔镜技术的应用仅应用于某些疾病，主要是内镜下的经蝶窦外科，包括切除鞍区和斜坡肿瘤，脑脊液漏的修补手术等。除此以外就是脑室镜技术，经大脑皮质进入到充满脑脊液的脑室腔中，以切除肿瘤和进行脑脊液的循环沟通等。

1. 硬式内镜（图 7-39）的处理与操作注意事项　同胸心外科同类器械的处理。

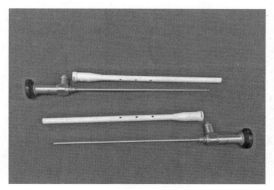

图 7-39　神经外科硬式内镜

2. 管腔类器械（如冲洗鞘、吸引器，图 7-40、7-41）的处理与操作注意事项

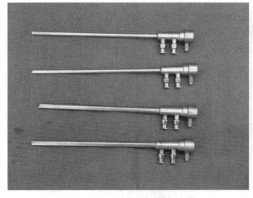

图 7-40　神经外科冲洗鞘

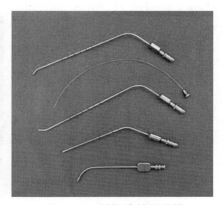

图 7-41　神经外科吸引器

（1）吸引器是神经外科手术中经常使用的器械，主要用于手术中的血液、体液、脓液等污物的吸取，使用后管腔内沾染大量有机物，如不及时清洗极易导致有机物干涸，给清洗工作带来很大的困难。该类器械清洗时先冲洗去除明显污物，血迹干涸可延长浸泡于多酶溶液中的时间。手工清洗后放入超声机清洗。机器清洗将器械放置有管腔进水的清洗架上，保证管腔内壁能够清洗干净。

（2）由于吸引器头较长，呈管状，且管径小，管腔狭窄，不容易清洗，可配套使用通条或细毛刷去除污物。使用水枪反复冲洗管腔内壁及冲洗口，保证管腔器械清洗质量。

（3）吸引器及冲洗鞘清洗时将器械拆分至最小单位，以保证清洗质量。包装时小零件配套组装好，以防止丢失；大零件可不予组装。

（4）有弯曲或角度的吸引器，应保持原有弯曲或角度，使吸引器处于功能位，或按照医生手术习惯保持由医生造成的吸引器弯曲弧度，不可将吸引器掰回原有位置，这易造成吸引器的折断。

3. 神经外科手持类（剪刀、抓钳，图 7 - 42、7 - 43）器械处理与操作注意事项

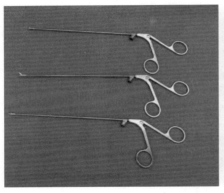
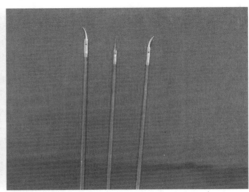

图 7 - 42　神经外科剪刀器械

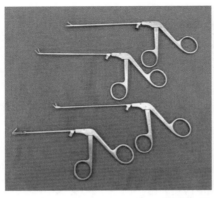
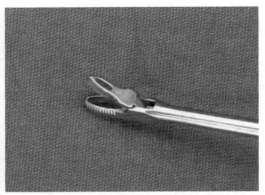

图 7 - 43　神经外科抓钳器械

（1）在外科手术完成后，应立即开始清洁，除去黏液、血液等污染物，不要让污物在器械表面干涸，及时使用保湿剂；持物钳头端齿牙部位用小毛刷轻轻刷洗，然后用高压冲洗枪将藏在关节部位的污物冲洗干净，再按清洗流程处理。

（2）清洗时用压力水枪反复冲洗管腔及冲洗口，提高管腔器械的洁净度，从而保证管腔器械灭菌质量。器械包装前，应在放大镜下对器械及附件进行全面清洁度检查，确保器械表面、关节、齿牙处、管腔内清洁，无血渍、无水垢、无锈斑等残留物。

（3）在消毒过程中，要确保管腔类器械冲洗口呈打开状态。

（4）剪刀等锐利器械注意保护好头端，可套硅胶管保护，松紧适宜。

（5）检查轴节处是否松动、锈蚀。生锈的器械采用专用除锈剂进行处理。特别要注意器械的轴节、管腔内清洁，确保手术器械的良好性能。

4. 神经外科剥离器及刮勺类（图 7-44、7-45）器械处理与操作注意事项

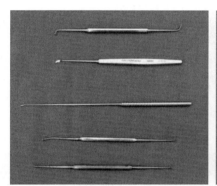
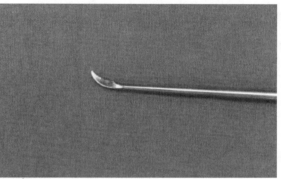

图 7-44 神经外科剥离器类器械

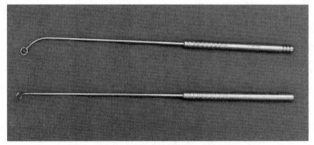

图 7-45 神经外科刮勺类器械

（1）神经外科剥离器及刮勺属于常规手术器械，应按照规范进行清洗、消毒、灭菌。

（2）神经外科剥离器及刮勺较精细操作过程应注意保护，避免弯曲、折断、挤压变形。

（3）钩突刀等锐利器械注意保护头端，可套硅胶管保护，松紧适宜；注意刮勺内有无污物残留为清洁。

七、关节外科腔镜器械的处理

关节镜是观察关节内情况的一组光电仪器，由关节镜镜头、摄像头、主机、显示器和冷光源等组成。关节镜镜头为长 20 cm 左右、直径 4～5 mm 的细棒，用来插入关节腔，棒内含一组光导纤维和一组透视，光导纤维将光线传入关节，透视则将关节内的影像传出。在关节外，一根光缆将

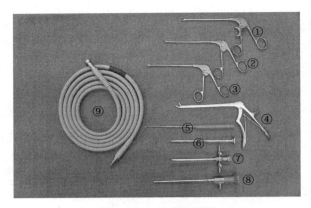

图 7－46　关节镜器械

①持物钳；②篮钳翘头；③蓝钳；④髓核钳；⑤探针；⑥套管针芯；⑦镜头套管；⑧光学目镜；⑨光缆线

光导纤维与冷光源相连接，这样冷光源可以照亮关节；一个摄像头将透镜与主机和显示器相连接，从而把关节内的影像反映到显示器上。可以在近乎生理环境下对关节内病变进行观察和检查，有"把眼睛和手指放入关节内"之称，可对关节进行动力性检查，提高了诊断能力，某些疾病如滑膜皱襞综合征，是通过关节镜才确立的。

关节镜可施行以往开放性手术难以完成的手术，如半月板部分切除术等。除了对多种运动损伤具有治疗作用外，关节镜技术在关节炎外科治疗中也可大显身手，发挥重要的作用。常用关节镜器械如图 7－46 所示。

（一）关节镜（硬式内镜）处理与操作注意事项

（1）硬式内镜是侵入式诊疗器械和手术器械，其清洗、消毒必须遵循 WS 310.2—2016 行业标准执行，确保器械使用安全。

（2）硬式内镜使用后应立即用流动水彻底冲洗，除去黏液、血液等污染物；镜子导光束接头内光纤受污后要及时清洗或擦

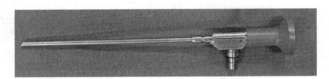

图 7－47　关节镜镜头

干净。处理后的内镜分别放置在专用篮筐或容器中，避免与其他器械混装，防止因碰撞造成镜身内部柱状晶体碎裂，影响成像。内镜运送到清洗消毒供应中心时，还应将盛装内镜的篮筐或容器再置于密闭的容器中转运。

（3）回收、核查清洗处理前应检查和评估器械的完好状态，注意观察镜身有无变形，如因受力弯折或摔落造成变形，将影响正常成像；观察钳类张开闭合是否灵活；外套管或电凝器械绝缘体有无表皮破裂；镜子前端物镜是否被电刀、激光、动力等辅助治疗设备损伤等。

（4）分类预清洗

1）关节镜的镜体宜采用手工清洗方法，或根据器械厂商建议选择使用机械清洗方法。不能使用超声波清洗的方法，避免造成镜面的损坏。关节镜器械可选用机械清洗方法。

2）将能够拆卸的器械分解后清洗并摆放整齐，如分解穿刺器芯多功能阀、穿刺器套管等器械附件。分解后的器械应按顺序摆放在台面上，不要堆放，避免器械损坏，利于器械的组合；密封圈等小的零部件应放在带盖的清洗网盒中，防止丢失。

3）采用手工清洗方法进行预清洗、冲洗。在流动水中进行器械表面的冲洗、刷洗或软布擦洗关节镜的镜身；打开所有的开口，彻底冲洗管腔；使用毛刷刷洗管腔器械，可用压力水枪进行管腔以及表面器械铰链、缝隙处冲洗。

（5）清洗

1）机械清洗方法：经过手工预处理后开始常规清洗步骤，采用喷淋清洗器进行洗涤、漂洗、

终末漂洗和消毒干燥处理。清洗前,应将硬式内镜装载于专用清洗架上,确保器械表面和管腔内部得到彻底清洗,其他附件应放置于清洗篮筐中清洗。建议清洗硬式内镜的清洗篮筐使用塑料制品,防止不锈钢篮筐损伤内镜和器械表面。

2) 手工清洗:预处理之后,如采用手工清洗方法,其操作步骤如下:

第 1 步:将镜体、镜鞘、操作钳等配件浸没于酶清洁剂内。酶清洁剂的配置和浸泡时间参照厂家使用说明,一般浸泡时间为 5～10 分钟。器械应完全浸没在清洗剂中,内镜镜体以移动或倾斜的方式放入清洗剂中,以排除管腔中的空气。

第 2 步:在清洗液中用软毛刷刷洗镜鞘、操作钳的轴节、齿牙处及器械表面,不应使用金属刷;弯曲部以及管腔内使用管腔清洗刷,刷洗时必须两头见刷头。不能使用硬毛刷子和超声波清洗,避免造成镜面损伤或透镜撕裂,密封受损,或图像中出现尘粒或起雾,使成像模糊,甚至视野全黑不成像等问题。

第 3 步:清洗导光接头处,应拆开清洗。如果清洗不彻底会引起镜子导光性能差,图像显示偏暗。清洗内镜镜头可使用 75%乙醇棉签擦拭。

第 4 步:清洗器械附件的关节,关节内必须每次清洗干净。可用软毛刷清洗拆分的手柄、外套管和内腔三部分,外套上有冲洗孔易清洗。残留污迹会影响器械的功能,造成器械张开或闭合偏紧。

第 5 步:用流动水冲洗器械表面,用高压水枪、气枪反复多次交替冲洗内腔,直至内腔清洁;注意器械的轴节部、弯曲部、管腔内使用相匹配的软毛刷进行彻底刷洗。

(6) 消毒:首选清洗消毒器进行湿热消毒,也可采用 75%乙醇擦拭消毒,或清洗后即可在清洁的环境条件下干燥处理。操作中防止发生二次污染,包装后及时灭菌处理。

(7) 干燥:用清洁软布擦干或用气枪吹干光学视管的各个部位;可耐受机械处理的部件采用机械干燥方法;管腔器械烘干处理后,需要再使用气枪进行吹干处理。

(8) 检查、保养和包装

1) 目测或借助放大镜检查器械的清洗质量。

2) 组装器械时检查部件的完好性。密封件和密封环是否出现磨损或损伤。目镜检查是否存在划痕、凸起、末端头灼伤等问题。检查目镜清晰度,透过镜头观察写有文字且不反光的纸,开始目镜前端先距纸 8～10 cm,然后由远慢慢移近距纸 2～3 cm 处,图像应清晰、变形度最低;如图像模糊,可用 75%乙醇擦拭镜头,再次复检;如果仍然模糊或变形,则不应使用。检查器械绝缘层是否出像裂缝、裂纹和整体松动的问题,可用手检查绝缘体与金属环结合是否紧密,如果出现移动应由专业维修人员修理后再使用。也可使用电子测试设备进行绝缘性能的检验,检查中出现绝缘体损坏设备会自动发出声响。

3) 所有器械关节轴、可活动的连接、螺纹、阀门等清洗完毕后必须加入润滑油,部件移动顺畅,不能僵硬;组装尖锐的器械应选用适当的防护用具,包括器械保护套、保护袋、器械盒、垫等产品或自制的保护用具。

4) 包装根据硬式内镜选用的灭菌方法,选用特殊的包装材料及包装方法。

(9) 应根据生产厂商的建议选择灭菌方法。建议不要随意变换灭菌方法,以利于延长器械使用寿命。可以采用压力蒸汽灭菌的内镜,一般在内镜上标注有"Autoclave"。适于压力蒸汽灭菌的内镜或者内镜部件应当采用压力蒸汽灭菌,注意按关节镜说明书要求选择温度和时间;对于可用压力蒸气灭菌的镜头,应该在 134 ℃的温度下进行灭菌,因为 134 ℃下所需的灭菌时间比

121 ℃短,对材料的损伤相比要小;环氧乙烷灭菌方法适于各种内镜及附件的灭菌;低温过氧化氢等离子灭菌方法处理效率较快,与大部分器械兼容,如果不兼容器械会发生外观的变化和退色。不能采用压力蒸汽灭菌的内镜及附件且没有低温灭菌设备时,可以使用 2‰碱性戊二醛浸泡 10 小时灭菌。用消毒液进行消毒、灭菌时,有轴节的器械应当充分打开轴节,带管腔的器械腔内应充分注入消毒液。采用其他消毒剂消毒器械必须符合《医院消毒技术规范》的规定,并参照《内镜清洗消毒技术操作规范》的方法。灭菌操作时应根据生产厂商的说明将镜头安全放置,避免造成损伤;灭菌后的物品应按照无菌物品进行储存和管理。

（10）注意事项

1）关节镜及附件进行浸泡和清洗时,水的温度不要超过 40 ℃。

2）刷洗镜面时避免划伤。勿将镜头、照相系统和光缆使用超声波清洗。

3）目镜、物镜或光缆玻璃表面的残留污渍可以用生产厂商推荐的清洁剂或操作方法去除。若用以上方法无法去除镜面上的污浊,应将器械送往生产厂商处检测。

4）导光束等线圈类的接头部不可水洗,可用蘸清水软布擦拭清洁。

5）含 3％H_2O_2 溶液能够帮助分解高频手术器械上的硬结。管腔刷洗时刷头上有污物时应清除后再继续使用,以保证清洗效果。

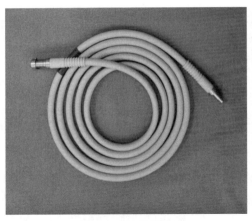

图 7-48　光缆线

6）清洗后的器械应干燥彻底,不能残留有水分,防止器械锈蚀。

7）清洗、检查和包装等操作中,不要把内镜及器械等交叉或重叠放置,各个器械应单独平稳放置。

（二）光缆线（图 7-48）的处理与操作注意事项

（1）清洗光缆时,不要折叠,无直角盘旋,并检查光缆有无划痕、有无裂缝,表皮橡胶有无老化。

（2）清洗后,目测检查光缆表面清洁度,是否符合清洗质量标准。

（3）检查光缆线导光性能,如发现导光束光源灰暗,提示光纤可能断裂。

（4）根据生产厂商的说明书将光缆线盘旋放置在专用器械盒内或一次性纸塑包装袋内灭菌。

（三）管腔类器械（镜头套管,图 7-49）的处理与操作注意事项

（1）在关节镜手术完成后,应立即开始清洁,除去黏液、血液等污染物,不要让液体在器械表面干燥。

（2）腔镜钳的清洁孔通向内部腔隙和空间,清洗时打开清洁孔帽,用压力水枪反复冲洗管腔,以提高管腔器械的洁净度。

（3）在消毒过程中,要确保管腔类器械冲洗

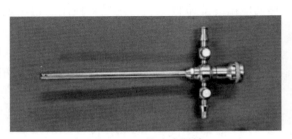

图 7-49　管腔类器械

口保持密封盖打开状态。

（4）管腔类器械包装前，应在放大镜下对器械及附件进行全面清洁度检查，确保器械表面、关节、齿牙处、管腔内清洁，无血渍、无水垢、无锈斑等残留物。

（四）金属钳器械类（图 7-50）的处理与操作注意事项

（1）结构与传统器械基本一致，仅作加长等调整，手感熟悉，切口较大，夹持力较大。

（2）检查支点是否松动，检查金属钳尾端卡扣是否松弛、弯曲或锈蚀。

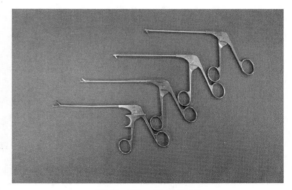

图 7-50　钳式器械

八、脊柱外科腔镜器械的处理

椎间孔镜与脊柱内镜类似，是一个配备有灯光的管子，它从患者身体侧方或者侧后方（可以平或斜的方式）进入椎间孔，在安全工作三角区实施手术。在椎间盘纤维环之外做手术，在内镜直视下可以清楚地看到突出的髓核、神经根、硬膜囊和增生的骨组织。然后使用各类抓钳摘除突出组织、镜下去除骨质、射频电极修复破损纤维环。

椎间孔镜技术通过专利的扩孔器和相应的医疗仪器，逐渐扩大椎间孔，完全摘除任何突出或脱出的碎片以及变性的炎性髓核。并可对病变部位进行持续灌洗消炎，运用射频电极修补纤维环，消融神经致敏组织，阻断环状神经分支，解除患者软组织的疼痛。

（一）椎间孔镜器械硬式内镜处理及操作

硬式内镜是一种侵入式诊疗器械和手术器械，必须遵循并符合 WS 310.2—2016《内镜清洗消毒技术操作规范》进行清洗、消毒，保证器械使用的安全。

（1）建立的关节镜管理和清洗、消毒及灭菌技术操作流程。

（2）承担清洗灭菌等处理的操作人员应经过专项培训，了解内镜的性能与功能等方面的知识，了解在消毒清洗和存储保养等方面的注意事项。

（3）清洗去污操作时，工作人员应当穿戴必要的防护用品，包括工作服、防渗透围裙、口罩、帽子、手套等，符合 WS 310.2—2016 附录 A 的要求。

（4）具备硬式内镜及器械的基本清洗消毒设备，包括专用的流动水清洗消毒槽、负压吸引器、超声清洗机、高压水枪、干燥设备，与所采用的消毒、灭菌方法相适应的必备消毒、灭菌器械，各种清洗用的刷子等消耗品。

（二）精密器械处理与操作注意事项

1. 椎间孔镜镜头（图 7-51）的处理与操作注意事项　同关节镜的处理。

注意事项：

（1）切勿用超声清洗机清洗内镜。

（2）避免内镜受到任何的外力冲击。

（3）配置合适的清洗工具并每日清洗消毒。

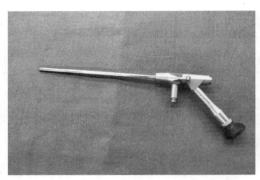
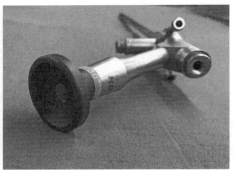

图 7－51　椎间孔镜后路镜头

（4）镜头功能端切勿上油，以免影响清晰度。

（5）刷洗时两头见毛刷并洗净刷头上的污物。

（6）带开关控制的管腔类，冲洗时注意开关位置。

（7）骨科器械骨屑多容易卡在器械凹槽、缝隙内，注意处理干净。

2.椎间孔镜扩张管、管腔类器械（图 7－52）的处理与操作注意事项　同关节外科管腔类器械的处理。

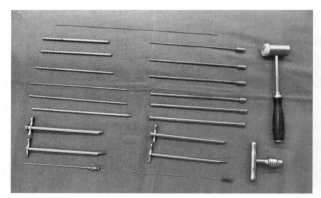
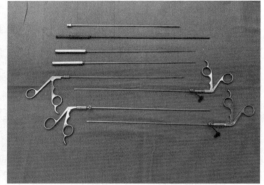

图 7－52　椎间孔镜管腔类器械　　　　图 7－53　椎间孔镜钳式器械

3.椎间孔镜金属钳器械类（图 7－53）的处理与操作注意事项　同关节外科金属钳器械类的处理。

九、耳鼻咽喉科腔镜器械的处理

耳鼻咽喉科器官的解剖特点是位置深凹、腔小洞深，对这些器官进行检查或手术时，必须借助一定的设备才能更清晰地暴露这些部位结构。近年来，内镜的应用，促进了耳鼻咽喉科的检查与手术的快速发展。

（一）鼻内镜

1901 年 Hirschman 首次试用改良膀胱镜检查鼻腔，成功地检查到中鼻道内情况，并在镜下试行中鼻甲及筛泡手术,获得了成功。1925 年 Maltz 建议用这一内镜技术诊断鼻旁窦疾病,并首次称此内镜技术为鼻窦镜。但旧式膀胱镜为前端灯泡照明,受温度和直径大小的限制,不能得到比较满意的亮度,因而不能推广应用。

英国 Hopkins 曾假定一种理论,即光学玻璃的导光能力比空气要高数倍,若在内镜构造中占少数的玻璃凸镜由空气代替,而占多数的空气段改为柱状玻璃,亦即原镜是空气中有几个玻璃凸镜,新镜改玻璃棒间有少许空气,这样由导光力强的玻璃与导光力差的空气这一交换,会提高新的亮度与清晰度。根据这一理论,德国 Storz 公司利用冷光源系统,试制成新式内镜,由于其镜身细、导光力强、视野大和无限焦距的性能,显示出它的优越性。

1971 年奥地利 Messerklinger 与 Storz 公司合作,将 Hopkins 理论的柱状潜窥镜型内镜制成适合鼻用鼻内镜和鼻旁窦内镜。新式的内镜利用冷光源系统,使原内镜接物端的光源改为远距离光源,并用玻璃纤维导光,使制成细杆内镜成为可能。现在使用的鼻内镜直径 4 mm 和 2.7 mm,亮度比旧式内镜提高约 6 倍,视野是原镜的 3 倍,另外无焦点的潜窥镜型性能,近到镜面前 1~2 mm,远到几百毫米,视野都非常清楚。结合各种角度的内镜,可检查鼻腔及鼻旁窦的各个角落。

Messerklinger 和 Draf 等 1978 年正式发表了他们使用 Hopkins 式鼻内镜的总结,对鼻科学影响极大。1980 年世界各国都相继引进该技术,并推广应用,发展迅速。

我国于 1980 年由天津最先引进此镜,1984 年开始开展鼻内镜手术。现在全国各地许多医院都相继开展了此项技术。

1971 年,鼻部应用的 0°、30°、45°、70°内镜及系列手术器械在德国问世。此后鼻内镜手术迅速在国际上广泛开展,目前国际上有多种鼻内镜产品。

1. 鼻内镜型号 直径为 2.7、4.0 mm 的 0°、30°、45°、70°鼻内镜(图 7 - 54),镜身长 20~23 cm。直径为 2.7 mm 内镜适合对儿童进行鼻腔、鼻旁窦检查。

2. 各种型号鼻内镜的用途

(1) 0°鼻内镜:鼻腔、鼻咽部检查,鼻内镜下鼻甲手术,鼻内镜鼻中隔手术,鼻内镜鼻息肉或肿瘤摘除手术,鼻内镜筛窦、蝶窦手术。

(2) 30°鼻内镜:鼻腔、鼻咽部检查,鼻内镜下鼻甲手术,鼻内镜鼻中隔手术,鼻内镜鼻息肉或肿瘤摘除手术,鼻内镜上颌窦、筛窦、蝶窦手术。

(3) 45°鼻内镜:鼻腔、鼻咽部检查,鼻内镜下鼻甲手术,鼻内镜鼻中隔手术,鼻内镜鼻息肉或肿瘤摘除手术,鼻内镜上颌窦、筛窦、蝶窦手术。

(4) 70°鼻内镜:鼻内镜上颌窦、额窦手术。

3. 鼻内镜手术重要器械——电动吸割器 目前应用比较多的是由控制台、脚踏开关和微型切割器头组成。微型吸割器头由手机和刀头组成,手机内有驱动刀头的电动机和中央吸引通道。刀头由内外两个空心管组成,远端有开口。手术时将吸割器的刀头远端伸入鼻腔内,刀头可以将息肉吸入刀头远端的开口内,由于内刀片的转动,吸入的组织立即被切碎并吸走。通过刀头侧面的开口,可以准确控制组织切除的范围,对息肉周围组织的损伤减少到最小程度。由于连续的吸引,使术野清晰。

由于微型吸割器头工作时产生嗡嗡的响声,因此有人又将它称为 Hummer(蜂鸣器)。

微型吸割器头型号与用途:有 0°直形、40°弯形、60°弯形、反角 40°弯形(图 7 - 55),前三种型号用于鼻内镜息肉或肿瘤摘除手术、鼻内镜鼻旁窦手术,最后一种型号用于腺样体切除手术。

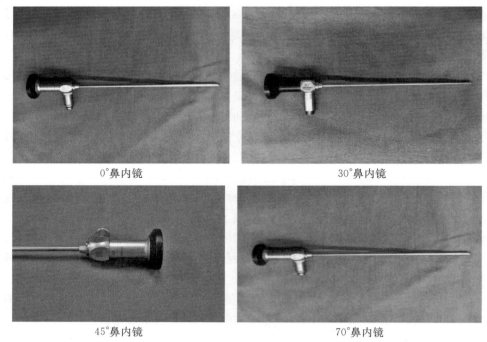

0°鼻内镜　　　　　　　　30°鼻内镜

45°鼻内镜　　　　　　　　70°鼻内镜

图 7 - 54　鼻内镜

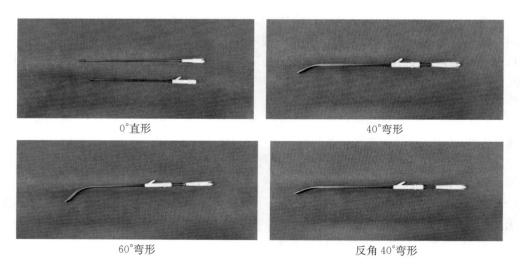

0°直形　　　　　　　　40°弯形

60°弯形　　　　　　　　反角 40°弯形

图 7 - 55　微型吸割器头

4. 鼻内镜器械与设备的消毒和保养

鼻内镜和手术器械以及录像、摄像、照相系统均属精密贵重仪器,须由专人保管。

(1) 鼻内镜:内镜镜身内部是一条玻璃柱,如果玻璃柱断裂,则光线将无法通过,因此要轻拿轻放,以防碰撞或摔落。内镜镜面为光学玻璃,受潮易发霉,因此要放在干燥的器皿内保存。

(2) 光缆:其内部是导光纤维,容易折断,使用时要避免扭曲。

(3) 手术钳、吸引管和其他手术器械手术后要刷洗干净,烘干后涂以石蜡油。

(4) 鼻内镜、光源缆、摄像镜头和照相机等可以用低温等离子消毒,不可以用高温、高压消毒。每次不少于 40 分钟。

（5）门诊使用的鼻内镜，可以用 75％酒精消毒法消毒：将清洗过的鼻内镜用 75％的酒精里外擦拭后晾干，用纯净水冲洗晾干。或用 0.5％碘伏擦拭法消毒：将清洗过的鼻内镜用 0.5％碘伏擦拭里外面后，用纯净水冲洗后晾干。

5. 吸割器头的清洗与消毒

（1）冲洗：①0°直形吸割器头：取出内管用清洁毛刷彻底刷洗孔道及吸割器头，高压水枪冲洗内外管道。刷洗时前端必须漏出刷头，并洗净刷头上的污物。②弯形吸割器头：因内管不能取出，需清洁毛刷彻底刷洗孔道及吸割器头，高压水枪冲洗内管道。

（2）酶洗：将擦干后的鼻内镜置于酶洗槽中（多酶洗液的配置 1：100），用注射器抽吸多酶液 100 ml，冲洗送气、送水管道，用吸引器将含酶洗液吸入孔道中。操作部亦用多酶洗液擦拭，将擦干后的吸引器按钮和活检口阀门用多酶洗液浸泡 3～5 分钟。多酶洗液于酶洗内镜后更换。

（3）清洗：多酶洗液浸泡后用流动水冲洗，用高压水枪彻底冲洗各管道，以去除管道内的多酶洗液及松脱的污物。用 50 ml 的注射器向各管道充气，排出管道内的水分，以免稀释消毒液。将内镜置入流水清洗槽内，在流动水下彻底冲洗，并用纱布反复擦洗镜身。

（4）消毒：必须用纯水擦拭后再用 75％乙醇擦拭消毒，浸泡 10～15 分钟（结核杆菌及其他分枝杆菌等特殊感染患者使用后的内镜浸泡不少于 45 分钟）。

（二）喉镜

喉镜的出现极大地推动了对咽喉部疾病的认识。从最初的间接喉镜到直接喉镜，从硬性喉镜到软性喉镜，从纤维喉镜到电子喉镜，经过一代代的发展，目前已经成为耳鼻喉科医生手中的一种重要工具。

1. 间接喉镜　喉镜用过后立即用多酶洗液冲洗 2～5 分钟，并用清水彻底清洗，清除表面的黏液和血迹等污染物，用纯净水冲洗后晾干，浸泡在 2％戊二醛消毒液中，半小时后取出再用流动水反复冲洗镜身和镜面，将消毒液彻底冲净，用 75％酒精冲洗控干备用。

2. 直接喉镜　1895 年，德国内科医生 Alfred Kirstein 对硬性食管镜进行了改进，发明了一种能够直接观察到喉部的检查器械，称为"autoscope"，开辟了直接喉镜临床应用的先河。1906 年，美国的 Chevalier Jackson 结合了硬性内镜和电灯照明设计制造出著名的 Jackson 式直接喉镜。以 Jackson 内镜为基本原理的各式硬性喉内镜应用了近半个世纪。由于最初的直接喉镜需要检查者用一只手提喉镜柄，才能使直接喉镜固定在某一位置，1910 年德国医生 Gustav Killian 设计了一种原始的悬吊喉镜（suspension laryngoscopy），改变了手工提举喉镜费力且不能持久的局面，使外科医生的双手解放出来，从而为 20 世纪中期逐步开展的显微喉镜手术奠定了基础。1961 年德国医生 Oskar Kleinsasser 发明支撑喉镜（self-retaining laryngoscope），利用放在胸部的一种支撑装置，将硬性喉镜伸入咽喉部并固定，能够很好地显露出喉内的结构。这种原始的支撑喉镜设备随后得到逐步完善并在临床上得到快速推广应用，通过联合应用光源、摄像头、显微镜等设备，可以放大观察喉部影像并进行手术操作。到了 1970 年，美国医生 Jako 对支撑喉镜进一步改良，率先将激光技术引进喉部手术。

直接喉镜属于硬性内镜的范畴，通过硬管在外部直接观察，无论从图像的清晰度还是光线的亮度上受到了很大的制约。20 世纪 60 年代后 Hopkins-玻璃纤维-杆状透镜光学系统得到成熟和发展后，出现了光线亮度和图像清晰度明显提高的硬性喉内镜，其与直接喉镜结合应用后，大大促进了喉部检查和显微外科技术的发展，这种技术一直延续使用到现在。

喉镜用过后立即多酶洗液冲洗 2～5 分钟,再用清水彻底清洗,清除喉镜表面的黏液和血迹等污染物,同时用毛刷反复刷洗管腔壁,用纯净水冲洗后晾干,高温消毒。

3. 动态喉镜　又称频闪喉镜,是一种用来观察声带振动和黏膜波传播的电子仪器。

动态喉镜用过后立即用清水彻底清洗,清除喉镜表面的黏液和血迹等污染物,同时用毛刷反复刷洗管腔壁,然后将动态喉镜浸泡在 2% 戊二醛消毒液中,半小时后取出再用流动水反复冲洗镜身和管道,将消毒液彻底冲净,用 75% 酒精冲洗控干备用。

也可以采用:①75% 酒精消毒法,将清洗过的喉镜用 75% 的酒精里外擦拭后晾干。用纯净水冲洗晾干。②0.5% 碘伏擦拭法,将清洗过的喉镜用 0.5% 碘伏擦拭里外面后晾干,用纯净水冲洗后晾干。

将喉镜按程序清洗、冲洗干净风干后低温等离子灭菌。

4. 纤维喉镜　硬性喉镜在局麻检查中有一定的局限性,人们希望用可弯曲的软管内镜以减少检查过程中患者的痛苦和降低并发症。光导纤维的发展,为硬性不可弯曲内镜变为可曲性内镜提供了基础。20 世纪 50 年代初,荷兰 Heel 和美国 Brien 相继将玻璃纤维制成束状,使光线能通过每根纤维向前透射。1954 年英国 Hopkins 和 Kapany 又按光学原理将玻璃纤维有规则地排列成束,制造出了用于体腔观察的内镜,并称之为纤维镜(fibroscope)。1957 年美国消化科医生 Basil Hirschowitz 与其他人合作发明了第一根胃十二指肠纤维镜。但在当时,内镜的照明是靠安装在内镜顶端的小电灯泡来完成的,亮度有限,不能够有效地进行图像的观察和记录。为了克服这一缺点,日本的 Shigeto Ikeda 设想通过玻璃导光纤维将外部更亮光源的光线传送到内镜的前端,从而取代安装于前端的小灯泡,于 1964 年请求 Machida 公司生产出了世界上第一台纤维支气管镜的原型。1966 年日本生产出真正意义上的纤维支气管镜。纤维喉镜的发展落后于纤维消化内镜和纤维支气管镜,1968 年日本东京大学言语与嗓音医学研究所的 Sawashima 和 Hirose 首先报道了用于喉部检查的纤维喉镜。20 世纪 80 年代后,纤维喉镜的目镜部分与摄像机连接,组合成电视纤维喉镜,可将病变放大并在电视屏幕上实时显示病变的图像或手术过程,改变了过去医师单人窥视及治疗的状态,能够提供多人同时观察,便于示教。纤维内镜的出现宣告软性内镜时代的到来,使内镜下的检查及治疗进入一个新的篇章,成为临床上非常重要的诊断工具。

纤维喉镜用过后立即多酶洗液冲洗 2～5 分钟,用清水彻底清洗,清除内镜表面的黏液和血迹等污染物,同时用毛刷反复刷洗管腔壁,然后将纤维喉镜浸泡在 2% 戊二醛消毒液中,半小时后取出再用流动水反复冲洗镜身和管道,将消毒液彻底冲净,用 75% 酒精冲洗控干备用。

也可以采用:①75% 酒精消毒法,将清洗过的纤维喉镜用 75% 的酒精里外擦拭后晾干。用纯净水冲洗晾干。②0.5% 碘伏擦拭法,将清洗过的纤维喉镜用 0.5% 碘伏擦拭里外面后晾干,用纯净水冲洗后晾干。

将纤维喉镜按程序清洗、冲洗干净风干后低温等离子灭菌。

5. 电子喉镜　是继硬性内镜和纤维内镜之后出现的新一代软管内镜,被认为是内镜发展史上的一个重要里程碑事件。电子喉镜的出现与计算机和微电子技术的发展密不可分。1983 年美国 Welch Allyn 公司研制并应用微型图像传感器——电荷耦合器件(CCD)代替了纤维内镜的光导纤维导像束,宣告了电子喉镜的诞生。1984 年富士公司研制出日本国内第一套电子喉镜。由于鼻咽喉部各器官解剖结构的特殊性,需要非常纤细的管径才能通过鼻腔再探查到咽喉部,而 20 世纪 80 年中后期生产的集成电路微型摄像机体积偏大,不能经鼻腔置入。到了 20 世纪 90 年代初,微型计算机集成电路的生产能力逐渐成熟,日本的 Asahi Optical 公司于 1993 年首先生产出外径为 4.9 mm 的电子鼻咽喉镜 Pentax VNL‑1530。日本东京都立大冢病院的耳鼻喉科医生 Kawaida 于 1994 年首先报道了该内镜的使用情况,并与纤维喉镜做了对比,认为电子喉镜的图像要明显优于纤维喉镜。1995 年 Asahi Optical 公司又推出了带活检孔道的治疗性电子鼻咽喉镜 Pentax VNL‑2000。随后 Kawaida 于 1998 年和 2002 年又报道了更为纤细的内镜前端为 4.1 mm 的电子鼻咽喉镜和内镜前端为 3.9 mm 电子鼻咽喉镜的临床应用情况,从此电子喉镜基本接近成熟状态,并朝着更加纤细、更加高清的方向发展和完善。

清洗、消毒方法同其他喉镜。

十、达芬奇手术机器人器械的处理

(一)达芬奇手术机器人概述

500 多年前意大利著名画家列奥纳多·达芬奇发明了世界上第一个机器人。20 世纪 90 年代美国 Intuitive Surgical 公司成功地将最先进的太空遥控机器手臂技术转化为临床应用,研制医疗手术机器人,命名为达芬奇手术机器人(da Vinci Surgical System)。

1997 伊索(Aesop)机械臂扶持内镜,提供稳定清晰的腔内影像,支持声控操作功能,可预先录入动作指令。1998 年宙斯(Zeus)机械结合伊索,机械臂扶持内镜和手术器械,支持远程操控。1999 年初,由两家美国公司(Computer Motion 和 Intuitive Surgical)先后独立研制的宙斯和达芬奇两套手术机器人系统,分别经欧洲 CE 认证,次年获得美国 FDA 批准,标志着手术机器人正式在世界范围内应用于临床。

2001 年 9 月 7 日,法国医生 Marescaux 领导的一个医疗小组完成了著名的跨大西洋远程 Zeus 机器人胆囊切除术——"林德伯格手术",手术医生在美国的纽约,患者在法国的斯特拉斯堡,相距 6 230 km,由大西洋海底光缆联通信号传输(双向延迟 115 毫秒),54 分钟完成胆囊切除术。局限是普通远程通信技术的延迟和稳定性无法满足手术要求。

第一代达芬奇移动机械臂系统具有 1 条镜头臂和 3 条器械臂,器械有 7 个自由度、3D 视野、EndoWrist 可转腕器械,Intuitive 直觉式操控,支持单双极电能量平台,不支持远程操控;第二代达芬奇 S 具有 3D 高清视野(720p)、多功能输入输出接口、互动式显示、画中画功能;第三代达芬奇 Si 具有 3D 超高清视野(1080i)、双操控台配置、更多的新型手术器械,支持单孔手术,支持 FireFly 荧光显影;第四代达芬奇 Xi 具有 3D 超高清视野(1080p)、更方便的手术室设置,整合更多辅助功能。

达芬奇手术机器人系统由三部分组成:医生操作系统、床旁机械臂系统、视频处理系统。外科医生坐在医生控制台无菌区外,利用眼睛、手和脚,通过两个主控制器和 7 个脚踏板控制 3D 内镜和 EndoWrist 器械,可记忆每个操控医生的机器操作的位置。

(二)达芬奇手术机器人器械管理程序

消毒供应中心负责达芬奇手术机器人手术器械的转运、清洗、消毒、灭菌和发放。建立专岗责任制,专人负责,工作人员必须经过培训后考核通过,方可上岗。工作人员必须熟悉达芬奇手术机器人所有器械的性能、用途,掌握清洗、消毒、保养、包装和灭菌等参数和操作,严格执行各类物品的处理流程,保证各类精密器材、物品完整,性能良好。

所有器械统一由消毒供应中心按规范要求进行清洗、消毒、灭菌后方可使用,使用后经手术室预处理后及时交接给转运人员,送回消毒供应中心。供应中心护士接收器械后立即清点,必须在 45 分钟内清点完毕,若有损坏及时联系手术室,明确器械损坏责任人。供应中心工作人员按照工作流程做好器械的回收、清洗、包装、灭菌与发放工作,及时供应手术器械,保证手术器械的正常使用。

建立回收、清洗、包装、灭菌等操作过程的追溯系统,记录保存清洗消毒器和灭菌器运行参数打印资料。对清洗、消毒、灭菌质量的日常监测和定期监测进行记录,记录应具有可追溯性,根据追溯系统可查看器械包的情况。清洗、消毒监测记录及资料保存期应大于 6 个月;灭菌监测记录和资料保存期应大于 3 年。

(三)达芬奇手术机器人器械的处理

消毒供应中心转运人员定时使用清洁的污物箱按照规定的路线到手术室回收污染的达芬奇手术机器人器械,并与手术室人员交接、记录。转运人员将污物箱回收到中心内,与清洗人员交接器械包,并清点、核对包内物品是否齐全。每次回收后,转运人员清洁消毒污物回收箱,干燥存放。使用后的一次性物品和医疗废物不得回收到消毒供应中心再处理。

1. 回收 供应中心专职护士接收时应查验达芬奇手术机器人器械包的名称、数量,机器人手臂功能是否良好,是否对器械做过预处理,是否需要特殊消毒处理以及是否需要急件处理等。检查达芬奇镜头(图 7-56)时查看镜头机器接头端锁扣是否灵活,镜头杆身无凹陷,物镜端和目镜端镜片无划痕、无损伤、无雾气,对光检查镜片透光性良好。检查镜头的清晰度也可透过镜头观察写有文字且不反光的纸,开始目镜前段先距离纸 8~10 cm,然后慢慢由远及近距纸 1~3 cm,图像应清晰;如图像变模糊,可用 75% 乙醇擦拭镜头,再次复检。如果仍然模糊或变形,不应使用,立即联系手术室或厂家。回收人员查看器械的使用次数等,由手术室的工作人员负责机械臂更新,并认真做好追溯标识。

检查达芬奇机械臂(图 7-57)时首先检查壳体正反面无损坏、无裂缝,之后检查壳体反面的

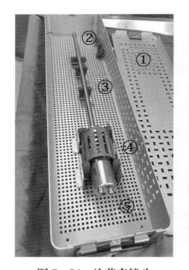

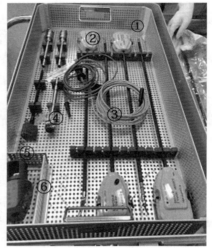

图 7-56 达芬奇镜头

①镜头盒;②物镜端;③镜头杆身;④镜头接头端锁扣;⑤目镜端

图 7-57 达芬奇器械盒

①硬质容器盒;②达芬奇机械臂;③电凝线;④达芬奇 chock;⑤chock 内芯;⑥十字校准器

四个旋钮(图7-58),两手同时转动上层的两个旋钮,检查机械腕的旋转程度,查看旋转是否灵活(可360°旋转);再次旋转下层的两个旋钮,检查机械腕的打开程度(可180°打开),可充分暴露器械的咬合面,方便清洗时的刷洗。注意旋转按钮时是否顺畅。之后检查机械臂杆身无凹陷或裂痕,机械腕外观无损坏,内部钢丝无断裂、无变形,可灵活旋转。最后检查机械臂持物端头。若污物较多,先去除污物后再检查。端头可完全闭合,咬合面能对齐无错位,可灵活打开;咬合面齿缝纹路清晰。若是检查剪刀,检查剪刀刃面有无缺口。冲洗剪刀臂时应注意:剪刀的主、次冲洗口的出水可从机械臂端头流出,其他机械臂的出水经主冲洗口冲入机械臂内,流经机械杆身的内部反流回机械臂的壳体,从壳体缝隙流出;次冲洗口只是冲洗壳体内部,出水也是从壳体缝隙流出(图7-59)。

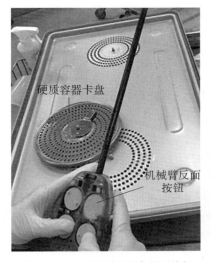

图7-58 达芬奇机械臂反面按钮

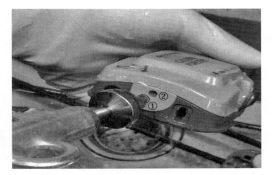

图7-59 机械臂冲洗口水流途径

① 主冲洗口;② 次冲洗口

2. 分类 将已回收的达芬奇手术机器人器械包进行分类处理。

(1) 将镜头单独放于清洗网篮内,使用流动的自来水冲洗掉镜头表面的污物,随后浸泡于现配置的腔镜酶溶液中。

(2) 将两根电凝线放于清洗网篮内,使用流动的自来水冲洗掉镜头表面的污物,随后浸泡于现配置的腔镜酶溶液中。需要特别注意:该电凝线可浸泡于水中,但时间不宜过长,清洗结束后应充分干燥。

(3) 将达芬奇机械臂放于清洗网篮内,使用流动的自来水冲洗掉镜头表面的污物,装载到达芬奇专用全自动清洗机的装载架上,选择达芬奇器械清洗程序进行机器清洗;或者浸泡于现配置的腔镜酶溶液中,使用50 ml注射器抽吸腔镜酶溶液,然后将腔镜酶溶液注入达芬奇机器臂主、次冲洗口,直至溶液充满,随后将机器臂放入超声机内进行超声清洗,时间大约为10分钟。

(4) 去除达芬奇器械包内的杂物,一次性物品、耗材等丢入黄色垃圾袋,棉布放入污染储物袋内,无纺布丢入黄色垃圾袋,硬质容器器械盒及镜头盒浸泡于腔镜酶溶液中或者装载到全自动清洗机的装载架上,进机器清洗。

3. 清洗　不同器械、物品,根据器械材质及污染程度采用不同的清洗方法。清洗方法分为手工清洗、全自动清洗机清洗、超声波清洗等。

(1) 达芬奇机械臂的清洗:

1) 手工清洗:拆卸到可拆卸的最小单位→刷洗→冲洗(主、次冲洗口)→喷洗端头→超声加酶洗10分钟→刷洗→漂洗→高压水枪冲洗主、次冲洗口→注射器吹干主、次冲洗口→消毒→干燥→检查。

- 经冲洗刷除器械表面污物后将器械完全浸泡于中性至弱碱性酶清洗剂中。
- 使用带 Luer 接头的注射器向主冲洗口灌注至少 15 ml 同种清洗剂,浸泡 30 分钟。
- 遵循清洗剂制造商的说明,弱碱性清洗剂的浓度不得超过 1%。
- 刷洗:使用流动水及柔软的尼龙毛刷刷洗。之后使用 4 倍放大镜检查是否清洁,如有需要,应重新刷洗。
- 冲洗:冲洗主冲洗口至少 20 秒,最低压力 0.2 MPa(2 bar);使用同样的压力喷洗头端至少 30 秒。
- 灌注和超声清洗:向主冲洗口灌注至少 15 ml 中性至弱碱性(pH≤11)的酶清洗剂中;将其放入超声清洗机,完全浸没器械,至少 10 分钟。
- 重复冲洗至水变清澈,重复刷洗。
- 漂洗:使用流动纯水终末漂洗机械臂外表面、主冲洗口、次冲洗口、机械腕及端头。
- 使用 75% 酒精纱布消毒擦拭机械臂。
- 将机械臂端头朝上冲洗口朝下放入专用的清洗网篮中,可将清洗网篮倾斜放入干燥柜中,打开电源。选择干燥温度:70℃ 或 90℃,一般选择 70℃;选择干燥时间,根据实际情况进行选择,一般选择 30~45 分钟。之后按开始键进行干燥。

2) 全自动清洗机清洗:首选机器清洗。能进行机洗的器械必须上清洗架进行机器清洗,不能进行机洗的器械(如镜头)必须手工清洗。

流程:拆卸到可拆卸的最小单位→浸泡、灌注(主、次冲洗口)→冲洗(主、次冲洗口)→刷洗、喷洗端头→漂洗→装载放入清洗机→选择适应的清洗程序→启动清洗机→卸载→检查。

- 经冲洗刷除器械表面污物后将器械完全浸泡于中性至弱碱性酶清洗剂中。
- 使用带 Luer 接头的注射器向主冲洗口灌注至少 15 ml 同种清洗剂,浸泡 30 分钟。
- 遵循清洗剂制造商的说明,配置清洗剂溶液,选择柔软的尼龙毛刷刷洗。
- 冲洗:冲洗主冲洗口至少 20 秒,最低压力 0.2 MPa(2 bar);使用同样的压力喷洗头端至少 30 秒。
- 刷洗:使用流动水刷洗。之后使用 4 倍放大镜检查是否清洁,如有需要,应重新刷洗。
- 使用流动的纯水终末漂洗机械臂外表面、主冲洗口、次冲洗口、机械腕及端头。
- 将机械臂的主、次冲洗口对准达芬奇专用清洗架上冲洗口,并且将机械臂的头端放入清洗架的卡槽内,然后将固定架放下固定机械臂;将进水口的滤网打开查看,检查滤网是否清洁无杂物,然后安装滤网固定好锁扣;打开清洗架上的测试卡卡槽,将涂有模拟污染物的测试卡放进卡槽内拧紧卡槽。
- 检查清洗机摆臂能够灵活旋转,器械无遮挡摆臂。检查清洗机处于备用状态。
- 选择相适应的清洗程序,按开始键启动清洗机。清洗机的清洗程序为冲洗、洗涤、漂洗、润滑、消毒、干燥。清洗过程中注意巡视清洗状态,正常运行无报警。

● 清洗结束后卸载机械臂。首先查看测试卡,检查清洗前使用的管腔清洗测试卡是否合格。测试卡清洗前对照区为空白无污物,测试区为模拟污物,经过清洗后测试区模拟污物全部清洁干净表示合格,若未清洁干净有残留则表示清洗不合格。此时要及时查找并解决造成清洗失败的原因。

按装入时的相反程序卸载机械臂,检查血迹、污迹等是否被清洗干净。机器清洗的机械臂已经过湿热消毒及干燥,但是机械臂内壁管腔细长,存在干燥不彻底的情况,可根据实际选择是否放入干燥柜干燥。

（2）达芬奇镜头的清洗：达芬奇镜头只能进行手工清洗。流程：冲洗→洗涤→漂洗→终末漂洗→消毒→干燥→检查。

1）经冲洗刷除器械表面污物后将器械完全浸泡于中性或腔镜专用的酶清洗剂中。

2）浸泡10～15分钟。根据污物的情况,如污物已干涸,可延长浸泡时间。

3）漂洗至水变清澈。镜头污物干涸可使用柔软的毛刷刷洗。

4）使用流动的纯水终末漂洗镜头表面。

5）使用75％酒精纱布消毒擦镜头。

6）使用高压气枪进行干燥,直至镜头表面无水滴。

（3）配件的清洗：配件分为chock、chock内芯、十字校正器、电凝线、钢尺、器械盒、镜头盒。配件清洗可手工清洗也可机器清洗,优先机器清洗。电凝线只能手工清洗,清洗方法同达芬奇镜头的清洗流程。

达芬奇chock为一体灌注,没有螺丝等小附件。chock、chock内芯、十字校正器、钢尺、器械盒、镜头盒的清洗方法相同。

1）手工清洗的流程：冲洗→洗涤→漂洗→终末漂洗→消毒→干燥→检查。

● 经冲洗刷除器械表面污物,使用毛刷刷洗chock内壁,然后将器械完全浸泡于中性或腔镜专用的酶清洗剂中。

● 浸泡10～15分钟,根据污物的情况,如污物已干涸,可延长浸泡时间。

● 漂洗至水变清澈。配件污物干涸者可使用柔软的毛刷刷洗,注意刷洗chock内壁。

● 使用流动的纯水终末漂洗。

● 使用75％酒精喷壶喷洒酒精于清洗表面进行消毒。

● 将配件放入干燥柜内干燥,至水分干燥彻底,取出器械待包装。

2）全自动机器清洗流程：拆卸chock、chock内芯→刷洗→漂洗→装载→选择适应的清洗程序→启动清洗机→卸载→检查。

● 经冲洗刷除器械表面污物,使用毛刷刷洗chock内壁,然后将器械完全浸泡于中性或腔镜专用的酶清洗剂中。

● 浸泡10～15分钟。根据污物的情况,如污物已干涸,可延长浸泡时间。

● 漂洗至水变清澈。配件污物干涸者可使用柔软的毛刷刷洗,注意刷洗chock内壁。

● 将配件装载到清洗机上,可以与达芬奇机械臂同时清洗。清洗流程同达芬奇机械臂的机器清洗方法。

4. 检查与保养

（1）清洗质量效果检查：清洗器械后,查看血迹、锈迹及污垢等是否被冲洗干净。清洗消毒机清洗物品时,查对器械装载质量和程序选择是否正确,如器械轴节是否完全打开,器具高度是否高于旋转臂,所有器械的表面均能被水冲洗等。检查管腔清洗测试卡是否合格;定期使用ATP荧光测试仪测试清洗质量。

1)目测检查法:在正常光线下,肉眼直接观察,根据检查的原则检查器械。对干燥后的每件器械、器具和物品进行检查。器械表面及其关节、齿牙处应光洁,无血渍、污渍、水垢等残留物质和锈斑;功能完好,无损毁。清洗质量不合格的,应重新处理;如有锈迹,应除锈;器械功能损毁者应及时维修或报废。带电源器械应进行绝缘性能等安全性检查。

2)放大镜检查法:是借助手持式放大镜或带光源放大镜进行质量检查。

3)ATP生物荧光检测法:是利用荧光素酶在镁离子、ATP参与下,催化荧光素氧化脱羧,产生激活态的氧化荧光素,放出光子,产生560 nm的荧光,细菌裂解后释放的ATP参与上述酶促反应,用荧光检测仪可定量测定,从而获知ATP的含量,进而得知细菌含量。

(2)保养:应使用喷洒的腔镜专用油或配比1∶200的腔镜润滑油进行器械保养,以确保灵活度。不应使用石蜡油等非水溶性的产品作为润滑剂。

5. 包装 配包者和包装者应具有一定资质,由经过系统的达芬奇机器人岗位培训的工作人员专人负责,双人查对。随机清洗的器械筐内应放置网篮标牌,打印追溯标签后便于包装人员快速识别和查对包装。器械包装时,由配包者准备包内所有器械,并遵循相关质量要求检查器械质量、数量、规格和功能,并按要求正确摆放。达芬奇镜头应单独包装,因镜头体积较大需配备专用器械盒进行包装。选择器械盒应注意与等离子灭菌器的兼容性;量好镜头摆放位置设置卡槽,妥善固定镜头防止镜头在运输过程中发生碰撞造成镜头的损坏;机械臂固定于卡槽内,并注意显微器械的功能部位、尖锐器械的锐利部位的保护等。包装者负责器械核对,包内化学指示物正确摆放,放入灭菌指示卡等,确认合格后选择合适的包装材料进行包装,并在器械配置内单上双人签名。包装完成后将器械包存放于待灭菌包处。

(1)包装方法:器械经过清洗、消毒和检查保养处理后有可遵循包装操作规程进行打包。

达芬奇镜头只能选择等离子灭菌,需要无纺布进行包装,通常使用闭合式包装。主要包装方法有信封折叠和方形折叠。

机械臂及配件选择硬质容器的包装。首先检查硬质容器的表面无污迹已清洁干净,无凹陷,卡盘(图7-58)按钮灵活无损坏。将一次性无纺布滤膜安装在透气孔,使用卡盘固定并关上锁扣,用手轻轻旋转查看是否能够转动,固定在位未旋转表示卡盘性能良好。放入已配置好的器械筐,放入高压指示卡。若为单层则对角线放置,若为双层则上下层的对角线放置。再次核对内单与标签,核对正确后关闭器械盒,贴上标签。器械盒两侧使用一次性带灭菌指示卡功能的锁扣,表明器械盒未开启。

(2)包装注意事项

1)工作人员应着清洁区工作服、戴圆帽(须遮盖全部头发)、清洁双手。环境应清洁、无尘、光线明亮。物品方面如包装材料、封包胶带、包内化学指示卡、包装标识、器械、器械网篮、器械清单等要备齐。

2)无纺布是一次性使用的包装材料,不得重复使用。

3)带电源器械应进行绝缘性能等安全性检查。打开绝缘检测仪开关,连接好电线接头,选择合适检测接头,将检测仪的接头缓慢地扫过电凝线,若电凝线合格则顺利通过无报警音,若存在漏电,扫到漏电处则发出啪啪的报警音,告知手术室该电凝线已漏电需更换。

6. 灭菌

（1）根据厂家提供建议选用压力蒸汽灭菌或过氧化氢等离子灭菌，并根据灭菌包选择合适的程序。

（2）使用预真空压力蒸汽灭菌器前消毒员必须严格检查灭菌器附件、蒸汽管道、水压、压力蒸汽、压缩空气等参数，检查正常后才启动灭菌器工作。B-D试验结果消毒员应与质检人员双人核对，符合要求后，方可进行灭菌工作。过氧化氢等离子灭菌器每锅次进行生物检测。

（3）每批次灭菌过程中，消毒员密切观察及准确记录灭菌器运行状况、灭菌关键参数，以及所有临界点的时间、温度与压力值等。

（4）消毒员再次核对待高压灭菌物品包的体积、质量、外包装、标签信息，再次核查物品密封完好性，合格后进行装载灭菌，并注意各精密器械的灭菌方式。迅速检查灭菌设备、压力表，设备工程师和厂家代表进行功能评估或维修。检查每次的物理监测、化学监测及生物监测的工作记录参数。

达芬奇镜头不应使用压力蒸汽灭菌，5 mm 内镜是唯一可以使用压力蒸汽灭菌的镜子；可使用过氧化氢等离子、环氧乙烷灭菌。STERRAD® 的 100NX® 中 EXPRESS 循环是唯一经厂家验证的灭菌循环，EXPRESS 循环过氧化氢浓度较低，不损坏内镜密封性，也可以使用 STERRAD 100s、STERRAD 200、STERRAD 50 灭菌镜头。

责任护士进行过氧化氢等离子灭菌：检查灭菌物品包的体积、质量、外包装、标签信息、物品密封完好性、纸塑袋的密封性，按要求进行装载，将生物指示剂放置在最难灭菌的位置，关闭仓门选择对应的程序，按开始键。密切观察及准确记录灭菌器运行状况、灭菌关键参数。灭菌结束后判断物理监测结果，以及高压灭菌过程验证装置（PCD）结果，等离子化学指示胶带、生物监测的变色结果，符合要求后，方可进行卸载。

（5）灭菌注意事项

1）预真空蒸汽高压灭菌时，温度 134～137 ℃，灭菌时间 3～4 分钟，冷却时间 30 分钟以上。

2）器械装载时不可过多，尤其是过氧化氢等离子灭菌，因卡匣内过氧化氢溶液是固定的，器械装载过多，等离子浓度不足，影响灭菌质量。

3）过氧化氢等离子灭菌过程中会出现报警中断。100S 灭菌器在刚开始的抽真空阶段出现报警，多是因为灭菌的器械含有水分。过氧化氢为注射扩散，器械表面没有过氧化氢等离子，若是其他阶段或其他灭菌器，器械表面可能沾有过氧化氢等离子，再接触检查时要做好个人防护，可以佩戴手套。

4）卸载器械后应及时进行生物监测的培养，并做好同批次对照组的培养。在培养皿上注明灭菌器的名称及批次、灭菌日期与时间；对照组注明为对照培养皿、灭菌器的名称及批次、灭菌日期与时间。使用卡夹夹碎内部的培养液，轻轻摇晃培养皿，使培养液与培养菌片充分融合，之后将培养皿放置于培养机器上，具体培养时间根据生物培养仪来决定，培养结束再查看结果。对照组为阳性、灭菌组为阴性则表示生物培养合格，该批次灭菌质量合格；若是其他结果则表示培养失败，需查找原因。

7. 发放 发放无菌物品时应遵循先进先出原则，确认无菌物品的有效期，查看每件灭菌物品包外灭菌化学指示物变色合格，外包装完整、清洁、无潮湿、无破损、无松散，标签信息齐全、字迹清晰等；硬质容器检查透气孔密封是否严密，两侧的一次性锁扣是否锁住，合格者予以发放。供应中心转运人员将器械送至手术室，并与手术室护士双人核对并签名。

8. **追溯及召回** 一旦出现灭菌失败，应立即停止使用相关灭菌器，并马上确认该灭菌器编号及批次之后全部物品的流向，报告科主任、院感染科、手术室，联系灭菌器工程师进行检测维修，确认物品对患者可能造成的伤害程度，并根据物品发放情况，执行以下处理程序：

（1）未发出的物品：迅速停止发放该锅次的所有灭菌物品，立刻查找原因，对事件发生的过程及环节进行分析，并详细记录，归档备查。所有器械重新处理。

（2）发出但未使用的器械包：根据追溯系统立即查出该锅次及之后的所有资料，依照记录马上通知手术室召回相关批次器械。要求手术室立即查找并停止使用这些物品，并马上召回到消毒供应中心，确保所有潜在不安全的物品均被召回。

（3）已经使用的物品：通知医院感染部门进行风险评估，告知事实经过，一旦证实错误的发生，通知可能受到影响的科室开始采取改正措施。找出可能受影响的患者，包括姓名、住院号、接触暴露日期、所有污染器械的种类、列出感染风险、病原体及感染部位和评估在患者身上可能产生的后果。病区应详细记录患者情况，密切观察病情，必要时进行检查和采取预防治疗措施。

（4）复查生物监测结果，重做 3 锅次生物监测，避免污染造成的假阳性，培养结果均为阴性视为合格。

（5）消毒供应中心应定期分析检测设备的运行状况，以确保医疗器械正常运行和达到规定性能的要求，针对问题及时处理。

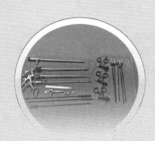

第八章

科室管理及追溯系统介绍

第一节　科室管理和人员培训

一、科室管理

（一）消毒供应中心排班管理制度

（1）为了全面落实国家有关部门的相关规定与精神，应用护理排班系统软件加强医院护理科学管理，以进一步提高护理质量和服务水平。

（2）根据护理工作的数量、质量、技术难度和患者满意度考评护理绩效，根据护理排班系统软件客观计算临床科室的人均护理工作量，实施公开透明、全程跟踪、动态管理的人力监测和考核机制。

（3）实施护理岗位管理依法执业，未取得《中华人民共和国护士执业证书》者或未办理执业注册地点变更者，不得任命或者聘用为科室内护士。

（4）科室护理排班与护理人力资源管理相一致，必须明确单独值班护士的工作职责及内容，专科护士须经本、专科培养2年以上，并通过护理部考核获得合格证书者，方可持证上岗。

（5）护士长应根据护理排班制度及各种假期排班规定进行排班，明确护士长及护士的每日工作时段及时间，考勤管理系统根据每月的法定工作日与护士的实际工作天数差额，自动计算护士的积休或欠休。原则上每季度积休不超过3天。

（6）护理排班系统为临床各科室排班使用，各级人员的晚夜班、周末及节日上班数将由本系统直接统计，作为护理部人员动态监测及调配管理的依据。

（7）护理部负责全院护理人员调入及转出的动态管理，定期补充、调整护士的实际需求。系统会自动将本科护士纳入护理排班管理。

（8）护士长负责本病区护理班次、名称管理，按照整体护理工作模式，以责任包干制为核心进行排班，每周三下午完成下周的科室护理排班，并及时提交护理部。

（9）护士长应及时填写护士考勤管理，如果护士已经在请假管理中申请了休假，在排班表中会自动生成。护士长参加院值班每次补休4小时，由护理部按月统一录入。系统可查询本科所有护士的工作数据情况，护士本人也可查询了解自己的工作统计。

（10）护理排班应按照医院统一规定的符号进行排班，并在备注栏内应说明：本科室的各班时段说明；备班要求；周安排及其他等内容。护理排班系统模块也包括护理进修生及实习生的排班。

（11）每月科室护理人员晚夜班统计及每月科室护士人数均由护理排班系统自动生成，护理部每月抽查核对科室上报数据的准确性、真实性，并与科室护理管理考评挂钩。

（二）消毒供应中心工作人员管理制度

（1）消毒供应中心人员必须遵守院规、院纪和各项规章制度。

（2）各岗位工作人员按岗位职责及操作流程工作。

（3）热情接待各临床科室的人员，文明用语，优质服务，不推诿临床科室的合理需求，做到首接负责制，从而更好地为临床服务。

（4）出现以下情况者，工人退回后勤中心处理。

1）发生以下情况中的一项者：①不遵守院规、院纪，违反劳动纪律及科室规章制度；②出严重差错；③不服从工作安排及调配；④上班时间内吵架、骂人、打架。

2）同一项错误发生3次：①损坏贵重仪器及设备；②私拿公物；③不能独立完成岗位职责；④在科室内做私事；⑤上班时间串岗。

（5）所有消毒供应中心新员工均有3个月试用期，试用期内考核不合格者不予正式录用。

（6）人员管理要求

1）合理的人员配比，包括护士、消毒员、工人、信息技术人员、物流人员。

2）人员素质：①相应岗位持证上岗，做好岗前培训；②良好的职业道德和慎独精神；③熟练的专业技术（消毒、包装、灭菌、质量监控的专业知识）；④合理的岗位流程：回收、下送、清洗、包装、无菌物品发放、一次性物品发放；⑤岗位职责明确，护理人员、工勤人员、信息技术人员各司其职；⑥健全的培训制度。

（三）消毒供应中心工作制度

（1）消毒供应中心工作人员必须严格执行工作规范流程，遵守岗位职责，掌握有关消毒隔离制度及消毒灭菌知识。

（2）严格控制人员出入，非本科室人员未经许可不得随意进入工作区域，各区域人员不得随意相互跨区。严格控制去污区、检查包装及灭菌区、无菌物品存放区的人流、物流、气流，不得逆行。

（3）工作人员必须熟悉各类器械与物品的性能、用途、清洗、消毒、保养、包装和灭菌方法，严格执行各类物品的处理流程，保证各类器材、物品完整，性能良好。

（4）各类无菌物品应清洁、齐全、无破损，包外注明物品名称、包装者、核对者、灭菌者、灭菌器编号、批次号、灭菌日期、失效日期，以便追溯。

（5）分工明确，相互协作，当日工作当日完成，共同完成各项任务，做好相关统计工作。

（6）消毒供应中心应备有一定数量的无菌物品，以备急用。各临床科室如有抢救任务，接通知后全力以赴，积极配合，保证物品的供应。

（7）各区域人员相对固定，以严肃认真的态度遵守标准防护原则，认真执行规章制度和技术操作流程，有效防范工作缺陷和安全事故的发生。

（8）爱护科室环境和财物，勤俭节约，严格按照器械、物品破损报废规定处理流程处理破损报废物品。定期检查，做到账物相符。

（9）树立职业防护意识，做好个人防护，确保职业安全。

（10）交换物品时必须做到主动热情、文明用语、优质服务，加强与服务对象的沟通，定期收集意见、建议,不断改进工作。

(11)做好科室的安全检查工作,下班前检查及关闭电源、蒸汽等开关及各区域的门。

(四)消毒供应中心分区管理制度

工作区和生活区严格分开。工作区严格三区划分:去污区、检查包装及灭菌区、无菌物品存放区。物品符合单向流程的原则,由污至洁,不交叉。

1. 去污区 设缓冲间,对回收的器械进行分类、清洗、消毒。

(1)做好标准预防。

(2)规范操作流程。

(3)特殊感染物品处理流程规范,符合要求。

(4)合理正确地使用防护用品。

2. 检查、包装及灭菌包 设缓冲间,有空气净化层流装置。对清洗消毒后的诊疗器械、器具和物品进行检查、装配、包装及灭菌。

(1)根据不同的器械选择不同的包装材料和包装方法。

(2)器械装配、包装、封包、包外标识符合要求。

(3)灭菌装载符合要求,根据不同的物品选择相应的灭菌程序。

(4)各种监测(物理、化学、生物)符合要求。

3. 无菌物品存放区 设缓冲间,有空气净化层流装置。为存放、保管、发放无菌物品的区域。无菌物品存放符合无菌物品存放原则。

(1)发放时做好核对制度(核对科室、无菌物品名称、有效期、各种监测结果)。

(2)做好手消毒。

4. 水处理间

(1)地面承重应符合设备要求,地面进行防水处理并设地漏。

(2)水处理间维持合适的室温,并有良好的隔音和通风条件。水处理设备应避免日光直射。

(3)水处理间的自来水供给量应满足要求,入口处安装压力表,压力符合设备要求。

5. 一次性物品存放间

(1)专人负责。

(2)严格验收:记录进货时间、厂家,供货单位,产品名称、数量、规格、批号、灭菌日期、有效期。

(3)规范储存:①室温 18~22 ℃,湿度 35%~70%;定期清洗空调过滤网;②遵循先进先出的原则。

(4)核对发放:①发放时认真查验名称、数量、规格、灭菌日期、失效期、包装情况等;②专人配送,装于密闭车中,专车专用。

(五)各种仪器设备的管理

(1)定点放置,呈良好的使用及备用状态,如清洗机、干燥柜、超声清洗机、灭菌器、生物监测培养仪等。

(2)仪器保管由专人负责,每天清洁,做相应的维护并做好记录。

(3)定期更换配件(如灭菌器的门封等),做好记录。

(4)定期做好检测工作。

1)环氧乙烷灭菌器应定期检测环氧乙烷浓度,将检测报告留存。

2）压力蒸汽灭菌器每 3 个月检测蒸汽发生器性能,将检测报告留存。

（5）做好交接记录。

（6）维修:掌握简单故障的排除方法。若不能处理及时报修。所有的仪器设备均不能私自拆卸,应由专业工程师处理。

（六）各种管理制度及突发事件应急预案的管理

1. 制度的管理

（1）组长负责:设清洗组长 1 名、包装组长 1 名或护士长、腔镜组长 1 名、外来器械组组长 1 名、质检组长 1 名、无菌间组长 1 名、敷料间组长 1 名、下收下送组长 1 名,下设组员若干,在主任指导下由组长负责对本组工作做统筹安排。

（2）交班问责制:各区域及岗位做好本班工作交接记录,环环相扣,遇事问责,并与奖惩挂钩。

2. 突发事件应急预案的管理　各个环节均设相应的应急预案,保证人员的安全性,工作的连续性,质量安全的可追溯性。

（七）院内感染管理

（1）有兼职感染监控员。

（2）严格执行院内感染标准作业程序(SOP)相关要求。

（3）落实手卫生措施。

（4）定期进行水质检测,并做好相关登记。

（5）每日进行有效的空气消毒。

（6）严格执行医疗垃圾的分类处理。

（7）医护人员每年体检并做好自我防护。

（八）消毒供应中心交接班制度

（1）交接班工作必须准时、严肃、认真地进行,交班者和接班者必须全部参加。

（2）每日由科主任或护士长主持,各区域组长和相关岗位报告本班工作情况。

（3）交班者本班工作必须完成,如有特殊情况不能完成时,必须与接班者当面交接并做好交接班记录。

（4）交班者必须认真书写交班记录,字迹清楚,重点突出,简明易懂。

（5）在接班者未到之前,交班者不得离开工作岗位。

（6）接班者准时到岗,上岗后应认真查看交班记录,有疑问当面交接,当交不交发生问题由交班者负责,当接不接由接班者负责。

（7）清洗间交班内容

1）当日临床科室与手术器械清点中数目、数量与清点不符情况;下班前尚未处理的或发生的情况;需提醒以后工作中注意的事项。

2）仪器设备的运行异常及处理。

3）由清洗间接收的新器械,对清洗方法、包装、灭菌、存放、转运及注意事项应系统交班。

4）工作流程、程序或岗位职责等发生变动(经主任或护士长核准)的情况。

5）清洗间使用物品的增减、放置变动应交班。

（8）手术器械交班内容

1）新增器械包或包内增减器械,对清洗方法、包装、灭菌、存放、转运及注意事项,清点单、基数单的更改等,均应系统交班。

2) 器械基数变更或临时损坏应及时交班。

3) 遇特殊情况(如学术会议、教学、大量移植、突发事件)时,器械的处理准备情况。

(9) 腔镜交班内容

1) 当日腔镜手术台次、特殊科室腔镜次、已完成台次及器械处理情况。

2) 次日腔镜手术台次,是否有加急使用的器械。

3) 新增器械包或包内增减器械,对清洗方法、包装、灭菌、存放、转运及注意事项,清点单的更改等,均应系统交班。

(10) 质检交班内容

1) 质检常规监测(清洗质量、仪器设备、生物监测、纯水、外来器械等)的情况及发生异常的处理。

2) 质量持续改进相关内容。

(11) 无菌间交班内容

1) 次日手术台次、手术配包完成情况。

2) 对无菌间存放基数增减应交班。

(12) 其他岗位交班内容

1) 追溯:追溯系统当日运行情况及实际操作中需注意的问题。

2) 晚间特殊事件的处理,如延续至次日或与次日工作相关,除书面交班外,还要为所涉及岗位,在明显位置留便笺以示提醒。

3) 特殊事件汇总给值班组长,如某些涉及本区域次日工作开展,需在明显位置留便笺以示提醒。

二、人员培训

(一) 培训内容

(1) 职业道德培训:职业道德素质、职业道德意识、敬业精神、慎独修养、职业道德实践行为。

(2) 专业知识培训:专业基础理论知识、相关法律法规、与本专业相关知识。

(3) 专业技能培训:专业基本操作技能、新的专业技能培训。

(4) 人文知识培训:更新知识和服务理念、提高服务意识,增强质量意识、竞争意识和人际沟通技巧。

(5) 其他:需要什么培训什么,缺什么补什么。

(二) 学习总目标

(1) 掌握消毒供应中心的布局及工作区划分和各区功能。

(2) 掌握消毒供应中心的工作程序及运作模式。

(3) 掌握消毒供应中心医院感染控制措施。

(4) 掌握消毒供应中心规章制度、操作规程、质量标准、各班职责、工作流程、医疗文件记录。

(5) 掌握消毒供应中心应急预案及应急处理措施,并有效地执行。

(6) 在去污区能遵守标准预防措施,并有效地进行回收和处理各类污染物品。

(7) 在检查包装区能正确有效地进行包装前医疗器械的检查、调配及包装各类诊疗包。

（8）在灭菌区能掌握灭菌物品的正确装载和灭菌器操作及灭菌效果的监测。

（9）在无菌物品储存及发放区能掌握无菌物品的存放和发放原则，并能正确地发放各类无菌物品。

（10）掌握一次性无菌医疗用品的管理原则。

（11）掌握下收下送工作及其过程中的感染控制，具有良好的服务态度和人际沟通技巧。

（12）掌握职业安全与健康的相关知识，并能照顾自己和他人。

（13）掌握与消毒供应中心相关的法律法规、国家标准。

（14）随时掌握消毒供应中心的新标准、新规范。

（15）了解外来器械的处理流程，为接收外来器械做好准备。

（16）掌握达芬奇外科手术器械的处理流程。

（三）培训方式

消毒供应中心定期举行理论讲座、小讲课、实际操作演示、个案指导。

（四）考核方式

按职级进行考核。

（1）新入科人员：每周提问＋随机提问，岗前3个月理论考试、技能考试，合格方可上岗。

（2）45岁以下员工：每月基础＋专科理论考试，每周提问一次，每月技能考试一次。

（3）45岁以上员工：每月专科理论考试，每周提问一次，每月技能考试一次。

（4）消毒员：每月提问一次，每月理论考试一次，每季技能考核一次。

（5）职工：以提问为主，内容主要为工作职责、下收下送感染控制、消毒液配置、与岗位相关的消毒隔离知识等。

（五）新入消毒供应中心护士培训计划

1. 学习目标　完成培训期后，新护士应做到：

（1）初步掌握消毒供应中心的功能、服务宗旨和目标、组织结构、布局、分区、基本运作模式。

（2）初步掌握去污区回收器械的模式和各类污染器械的消毒、清洗流程，全自动喷淋清洗机、超声波清洗机的清洗原理并能操作。

（3）能辨认及简述常用器械包中器械的名称、规格、构造、特点与用途。

（4）初步掌握检查包装区器械的保养、检查、调配、包装，以及包装材料的检查方法。

（5）初步了解压力蒸汽灭菌器和环氧乙烷灭菌器、等离子灭菌器的工作原理、灭菌参数、操作程序。

（6）初步掌握无菌物品储存和发放原则。

（7）初步掌握供应中心规章制度、岗位职责、工作流程、应急处理措施、主要医疗文件记录。

（8）具有良好的服务态度、沟通技巧，熟悉下收、下送的注意事项。

2. 培训方式

（1）培训时间：无菌物品储存发放区1周、准备包装区2周、去污染区1周、灭菌区1周。

（2）培训方法：介绍、讲解、操作演示，专人带教，同班次工作。

（3）考核方式：理论提问、实际技能操作、跟班工作情况。

（六）1～3年护士培训计划

1. 培训目标

（1）通过1～3年的临床实践和培训，达到消毒供应中心护士水平。

（2）培训重点是爱岗敬业、团队协作的职业道德培养。

（3）掌握消毒供应中心功能、服务宗旨及目标、组织结构、运作模式、基础的专业理论和基本业务操作技能。

2．培训方式

（1）通过定期和不定期的院内、中心内讲课，阶段考核等方式进行培训。

（2）职业道德培训，以自学为主，根据医院统一安排进行。

（3）专业理论知识培训，以自学为主，授课为辅；参加院内、科内讲座。

（4）专业技能培训，在上级护士的指导下，以实践为主。

（5）人文知识的培训，以参加院内、科内不定期的授课培训和自学相结合。

3．培训内容

（1）医务人员医风医德规范，护士行为规范。

（2）护理基本理论、基本知识、基本技能。

（3）消毒供应中心功能、服务宗旨及目标、组织结构、运作模式和流程管理。

（4）消毒供应中心专业理论知识，包括规章制度、工作职责、消毒隔离、操作规程、感染预防措施、工作流程、应急处理措施、质量标准、职业防护等。

（5）消毒供应中心基本技能操作，如无菌技术、穿脱隔离衣、心肺复苏、各种诊疗包打包法、超声波清洗机的使用、环氧乙烷灭菌器的操作、等离子灭菌器的操作、洗手技术等。

（6）与消毒供应中心有关的法律法规，新的国家标准。

（七）护师培训计划

1．培训目标

（1）通过 3～5 年的专科临床实践和培训，达到消毒供应中心护师水平。

（2）培训重点是专科理论水平的提高和新技术、新业务的掌握。

（3）熟练掌握消毒供应中心基础的专业理论和基本业务操作技能。

（4）具有一定的临床教学、管理和科研综合能力。

2．培训方式　通过定期和不定期的院内、中心内讲课，院外培训学习、学术交流，参加通讯继续教育、阶段考核等方式进行培训。

3．培训内容

（1）医务人员医风医德规范，护士行为规范。

（2）在熟练掌握"三基"的基础上开展新业务、新技术。

（3）熟记消毒供应中心功能、服务宗旨及目标、组织结构、运作模式和流程管理。

（4）专业理论知识，包括规章制度、工作职责、消毒隔离、操作规程、感染预防措施、工作流程、应急处理措施、质量标准、职业防护等。

（5）基本技能操作，如无菌技术、穿脱隔离衣、各种诊疗包打包法、超声波清洗机的使用、环氧乙烷灭菌器的操作、等离子灭菌器的操作、洗手技术等。

（6）与消毒供应中心有关的法律法规，新的国家标准。

（7）参加院内、科内临床教学，指导下级护士及护生，参与科室质控管理、科研设计及论文撰写。

（八）主管护师培训计划

1．培训目标

（1）培训重点是开展消毒供应中心新技术、新业务。

（2）能指导下级护士进行消毒供应中心专业理论和基本业务操作技能训练。

（3）承担临床教学和科研工作。

（4）协助主任或护士长做好消毒供应中心的各项管理工作和质量控制。

（5）每年至少有1篇学术论文或学术报告发表或参加学术交流。

2. 培训方式　通过参加定期和不定期的院内、中心内讲课，院外培训学习，参加国家级继续教育项目培训，阶段考核等方式进行培训。

3. 培训内容

（1）消毒供应中心新技术、新进展。

（2）计算机基础知识。

（3）护理科研设计、护理论文的撰写。

（4）指导下级护士开展消毒供应中心消毒灭菌操作技术。

（5）协助主任或护士长做好消毒供应中心的管理工作。

（6）熟练掌握消毒灭菌监测技术。

（7）参与继续教育的教学工作。

（8）熟知与消毒供应中心相关的新的国家标准、法律法规；并能指导下级护士进行学习。

（九）副主任护师以上的培训计划

1. 培训目标

（1）更新管理理念，掌握管理策略。

（2）提升护理管理水平。

（3）提升领域专科护理水平。

（4）进行专科学组的建立。

（5）做好全面管理工作。

（6）护理核心期刊每年发表护理论文1篇以上。

（7）具备基础的英语交流水平及计算机水平。

2. 培训内容

（1）依据护理部的要求进行集中理论培训，培训内容包括：医院服务理念、科室文化建设及凝聚力提高、患者服务满意度、如何开展护理科研、护士长的绩效管理和目标责任书解读、英语学习、护患沟通、实习带教以及护理授课与PPT制作等课程。

（2）护理管理实践、护理质量及护理工作计划讨论等培训。

（3）进行专科建设。

（4）专业领域内授课。

（5）主持科内业务学习。

（6）承担片内培训授课及主持护理教学查房、疑难病例讨论。

（7）学术会议发言。

（8）主持科内科研学术氛围建设。

（9）举办继续教育学习班。

（10）国家卫生行业标准WS 310—2016新规范解读。

3. 培训方式

（1）院内业务培训。

（2）院外参观学习、交流。

（3）参加每年的护理部组织的护理管理会议、护理部组织的检查与考核工作、院外管理培训研讨班。

（4）出国对外交流学习。

（5）护理质量管理学习。

（6）科研管理能力交流培训。

（7）协助护理部做好主管护师与护师的晋职、晋级的业务考核工作。

（8）参与市内医院评审护理论文，以及新业务、新技术的成果鉴定工作。

4. 考核方式

（1）现场考核。

（2）面谈，由护理部主任面谈。

（十）消毒员培训计划

1. 培训目标

（1）培训重点是掌握压力蒸汽灭菌器的正确操作。

（2）通过培训取得压力容器操作上岗证。

（3）能正确装放灭菌物品。

（4）掌握压力蒸汽灭菌的各项参数选择。

（5）掌握各类医疗用品的灭菌方法。

（6）掌握灭菌效果的监测方法。

（7）掌握灭菌器的维护和日常保养。

（8）掌握灭菌后无菌物品的处理。

（9）掌握防烫伤的措施。

2. 培训方式　通过定期讲解、操作示范督导、院内讲座、中心内讲座、消毒员上岗证培训等方式。

3. 培训内容

（1）消毒及灭菌的原则。

（2）消毒员工作职责、操作规程、规章制度、工作流程、质量标准。

（3）压力蒸汽灭菌器、环氧乙烷灭菌器、等离子灭菌器的原理、优缺点；灭菌时间、灭菌参数、灭菌程序的选择。

（4）灭菌物品装载原则，如大包、中包、小包、金属类、敷料类、容器类、液体类、纸塑包装袋的装载原则。

（5）灭菌过程效果监测，如物理、化学、生物监测，B-D试验的结果判断。

（6）各类医疗器材的灭菌方法选择，如金属器械、敷料、液体、B-D测试。

（7）灭菌器的日常维护与保养。

（8）灭菌后物品的处理，如灭菌效果核对、灭菌物品放置、湿包的处理、相关文件记录。

（9）遇停电、停水、停中央蒸汽、泛水、冷空气团、生物监测阳性、化学监测不合格等应急处理措施。

（10）职业防护与健康，如防护装备，防烫伤等意外伤害的预防。

（十一）消毒供应中心分层级护理人员培训计划

1. 入院新护士

（1）培训目标

1）完成《新护士考核手册》及院、科岗前培训，取得护理部颁发的各项培训证书。

2）初步掌握消毒供应中心的功能、服务宗旨和目标、组织结构、布局、分区、基本运作模式。

3）初步掌握去污染区回收器械的模式和各类污染器械的清洗、消毒流程，全自动喷淋清洗机、超声波清洗机、干燥柜、蒸汽清洗机的清洗原理及操作。

4）能辨认及简述常用器械包中器械的名称、规格、构造、特点、用途。

5）初步掌握准备包装区器械的保养、检查、调配、包装，以及布类的检查方法。

6）初步了解压力蒸汽灭菌器和环氧乙烷灭菌器、等离子灭菌器的工作原理、灭菌参数、操作程序。

7）初步掌握无菌物品储存和发放原则。

8）初步掌握供应中心规章制度、岗位职责、工作流程、应急处理措施、主要医疗文件记录。

9）具有良好的服务态度、沟通技巧，熟悉下收、下送的注意事项。

（2）培训内容

1）岗前培训：医院简介、护理管理核心制度、法律法规知识、防火应急预案、护理文书书写、医院感染防控、人文交流沟通、心肺复苏技能、基础护理操作部分。

2）素质训练（1周）：思想教育与体能训练相结合。

3）护理技术操作技能培训：采取科室培训与护理部考核相结合形式。考核项目：血糖监测、皮内注射技术、心肺复苏技术、密闭式静脉输血技术、氧气吸入技术、口服给药法、轴线翻身法。护理部按计划完成所有培训人员的护理部层面的考核项目，科室按计划完成科考项目，考试合格后取得《CPR合格证书》《便携式血糖仪操作合格证书》二项证书。

4）专科、基础理论：参加护理部、片区规范化培训课程，下载网络教学APP学习，以及科室的业务学习小讲课，请外院老师授课，护士三基题库的训练。

5）专科、基础操作：每月参加科室操作小教员专科操作及基础操作示范课。

（3）培训方式

1）培训时间：去污区1个月、检查包装区1个月、灭菌区2周、无菌物品存放2周。

2）培训方法：介绍、讲解、操作演示，专人带教，同班次工作。

3）考核方式：理论提问、实际技能操作、跟班工作情况。

2. 1级护士

（1）培训目标

1）完成全院规范化相关内容，取得护理部颁发的各项培训证书。

2）通过1年的临床实践和培训，达到消毒供应中心护士水平。

3）培训重点是爱岗敬业、团队协作的职业道德培养。

4）掌握消毒供应中心功能、服务宗旨及目标、组织结构、运作模式、基础的专业理论和基本业务操作技能。

（2）培训内容

1）医务人员医风医德规范，护士行为规范。

2) 基本理论：掌握"三基"相关内容。参加护理部每年组织的 1 次考试,考核形式：上机考核。完成规范化培训指定课程：护理核心制度,水电解质、酸碱平衡、输血、职业安全防护等核心课程及全部文明礼仪理论课程。

3) 基本护理操作：科室培训与护理部组织考核相结合,考核合格后取得《27 项护理技能操作考核合格证书》。

4) 文明礼仪规范培训：理论和全脱产实践培训 3 天,经考核合格后颁发合格证书。

5) 静脉穿刺 300 针：急诊或手术室轮转 1 周,完成静脉穿刺 300 针,并做好登记。确认完成后取得《静脉穿刺 300 针合格证书》。

6) 消毒供应中心功能、服务宗旨及目标、组织结构、运作模式和流程管理。

7) 消毒供应中心专业理论知识,包括规章制度、工作职责、消毒隔离、操作规程、感染预防措施、工作流程、应急处理措施、质量标准、职业防护等。

8) 消毒供应中心基本技能操作：无菌技术、穿脱隔离衣、心肺复苏、各种诊疗包打包法、超声波清洗机的使用、环氧乙烷灭菌器的操作、等离子灭菌器的操作、洗手技术等。

9) 与消毒供应中心有关的法律法规,新的国家标准。

（3）培训方式

1) 基础理论知识培训：参加护理部、片区规范化培训课程以及中心内小讲课,下载网络教学 APP 学习。

2) 职业道德培训：以自学为主,根据医院统一安排进行。

3) 专业理论知识培训：以自学为主,授课为辅；参加院内、中心内讲座；请外院老师授课。

4) 专业技能培训：在上级护士的指导下,以实践为主。

5) 基础操作：每月参加科室操作小教员专科操作及基础操作示范课。

6) 人文知识的培训：参加院内、中心内不定期的授课培训和自学相结合。

3. 2 级护士

（1）培训目标

1) 完成全院规范化相关内容,取得《初级临床教师资格》证书。

2) 通过 2 年的临床实践和培训,达到消毒供应中心护士水平。

3) 培训重点是爱岗敬业、团队协作的职业道德培养。

4) 掌握消毒供应中心功能、服务宗旨及目标、组织结构、运作模式、基础的专业理论和基本业务操作技能。

5) 提高科研能力。

（2）培训内容

1) 基本理论：完成分层级培训计划中基础和专科理论。完成规范化培训指定课程：心肺复苏指南、常见心电图识别、呼吸机操作、血气分析、临床常见异常、指标分析、危重症病情观察、监护仪器报警设置等。掌握"三基"相关内容。参加护理部每年组织的 1 次考试,考核形式：上机考核。

2) 基本护理操作：消毒供应中心培训与护理部考核相结合,毕业 3 年内的护士由护理部抽考基础护理操作,全年全覆盖。

3) 消毒供应中心功能、服务宗旨及目标、组织结构、运作模式和流程管理。

4) 消毒供应中心专业理论知识,包括规章制度、工作职责、消毒隔离、操作规程、感染预防措施、工作流程、应急处理措施、质量标准、职业防护等。

5）消毒供应中心基本技能操作：无菌技术、穿脱隔离衣、心肺复苏、各种诊疗包包装法、超声波清洗机的使用、环氧乙烷灭菌器的操作、等离子灭菌器的操作、洗手技术等。

6）与消毒供应中心有关的法律法规，新的国家标准。

（3）培训方式

1）基础理论知识培训：参加护理部、片区规范化培训课程以及中心内小讲课，下载网络教学APP学习。

2）职业道德培训：以自学为主，根据医院统一安排进行。

3）专业理论知识培训：以自学为主，授课为辅；参加院内、中心内讲座；请外院老师授课；外出学习培训。

4）专业技能培训：在上级护士的指导下，以实践为主。

5）基础操作：每月参加科室操作小教员专科操作及基础操作示范课。

6）人文知识的培训：以参加院内、中心内不定期的授课培训和自学相结合。

7）科研能力培训：如发表论文、申报课题、申请专利等。

8）带教能力培训：拟晋升护师人员参加由护理部举办的"临床护理师资培训班"学习，考核合格，取得《初级临床教师资格》证书。

9）科室轮转：根据护理部统一安排，手术室与消毒供应中心新护士对口轮转3个月。

4. 3～4级护士（护师）

（1）培训目标

1）通过3～4年的专科临床实践和培训，达到消毒供应中心护师水平。

2）基本理论：完成分层级培训计划中基础和专科理论。参加护理部规范化培训课程（3级以上护士）及院级题库训练。参加医院组织的"全院护理人员业务学习"及护理查房、疑难病例讨论、专业学组培训课程、片内培训课程。

3）基本操作：消毒供应中心培训与护理部考核相结合。

4）培训重点是专科理论水平的提高和新技术、新业务的掌握。

5）熟练掌握消毒供应中心基础的专业理论和基本业务操作技能。

6）具有一定的临床教学、管理和科研综合能力。

7）提高英语口语能力。

（2）培训内容

1）基本理论：完成分层级培训计划中基础和专科理论。参加护理部规范化培训课程（3级以上护士）及院级题库训练。参加医院组织的"全院护理人员业务学习"及护理查房、疑难病例讨论、专业学组培训课程、片内培训课程。

2）基本操作：消毒供应中心培训与护理部考核相结合，无菌技术、穿脱隔离衣、各种诊疗包打包法、超声波清洗机的使用、环氧乙烷灭菌器的操作、等离子灭菌器的操作、洗手技术等。

3）医务人员医风医德规范，护士行为规范。

4）在熟练掌握"三基"的基础上开展新业务、新技术。

5）熟记消毒供应中心功能、服务宗旨及目标、组织结构、运作模式和流程管理。

6）专业理论知识，包括规章制度、工作职责、消毒隔离、操作规程、感染预防措施、工作流程、应急处理措施、质量标准、职业防护等。

7）与消毒供应中心有关的法律、法规、新的国家标准。

（3）培训方式

1）通过定期和不定期的院内、中心内讲课，院外培训学习、学术交流、参加通讯继续教育、阶段考核等方式进行培训。

2）科研能力培训：参加护理部组织的护理科研培训，符合晋升5级护士条件者需在护理核心期刊发表论文1篇以上，参加全院护理论文报告会。

3）外语能力培训：参加科室组织英语小组学习以及自主学习。

4）接受危重症患者急救监护技能培训1个月，考核合格取得《危重症监护护理技能培训》证书。

5. 5～6级护士（主管护师）

（1）培训目标

1）通过5～6年的专科临床实践和培训，达到消毒供应中心主管护师水平。

2）培训重点是专科理论水平的提高和新技术、新业务的掌握。

3）熟练掌握消毒供应中心基础的专业理论和基本业务操作技能。

4）具有一定的临床教学、管理和科研综合能力。

5）培训重点是开展消毒供应中心新技术、新业务。

6）能指导下级护士进行消毒供应中心专业理论和基本业务操作技能训练。

7）承担临床教学和科研工作。

8）协助护士长做好消毒供应中心的各项管理工作和质量控制。

9）每年有至少1篇学术论文或学术报告发表或参加学术交流。

（2）培训内容

1）消毒供应中心新技术、新进展。

2）计算机基础知识。

3）护理科研设计、护理论文的撰写。

4）指导下级护士开展消毒供应中心消毒灭菌操作技术。

5）协助主任做好消毒供应中心的管理工作。

6）熟练掌握消毒灭菌监测技术。

7）参与继续教育的教学工作。

8）熟知与消毒供应中心相关的新的国家标准、法律法规，并能指导下级护士进行学习。

9）参加护理部组织的检查与考核工作；协助完成年度护士长目标管理指标。

10）掌握一门外语，具备带教外训生的能力。由护理部统一安排选派参加英语培训班。

（3）培训方式

1）通过定期和不定期的院内、中心内讲课，院外培训学习、学术交流、参加国家继续教育、阶段考核等方式进行培训。

2）科研能力培训：参加护理部组织的护理科研培训。

3）外语能力培训：参加消毒供应中心组织英语小组学习以及自主学习。

4）管理能力培训：每年的护理部组织的护士长护理管理会议；参加护理部组织的检查与考核工作；参加院外管理培训研讨班。

5）专科能力培训：依据安排进行出国深造、对外交流学习。

6. 7～8 级护士（副主任护师及以上）

（1）培训目标

1）更新管理理念，掌握管理策略。

2）提升护理管理水平。

3）提升领域专科护理水平。

4）进行专科学组的建立。

5）做好全面管理工作。

6）护理核心期刊每年发表护理论文 1 篇以上。

（2）培训内容

1）依据护理部的要求进行集中理论培训，培训内容包括：医院服务理念、科室文化建设及凝聚力提高、患者服务满意度、如何开展护理科研、护士长的绩效管理和目标责任书解读、护患沟通、实习带教以及护理授课与 PPT 制作等课程。

2）护理管理实践、护理质量及护理工作计划讨论等培训。

3）进行专科建设。

4）专业领域内授课。

5）主持科内业务学习。

6）承担片内培训授课及主持护理教学查房、疑难病例讨论。

7）学术会议发言。

8）主持消毒供应中心科研学术氛围建设。

9）举办继续教育学习班。

10）国家卫生行业标准 WS 310—2016 新规范解读。

（3）培训方式

1）院内业务培训。

2）院外参观学习、交流。

3）参加每年的护理部组织的护士长护理管理会议；参加护理部组织的检查与考核工作；参加院外管理培训研讨班。

4）出国对外交流学习。

5）护理质量管理学习。

6）科研管理能力交流培训。

（十二）消毒供应中心专科护士培训计划

1. 培训目标　消毒供应中心是当代医院相配套的现代化中心，担负着整个医院的供应任务，包括临床的需求、手术室的供给、一次性医疗耗材的配给，在整个医院的医疗构架中体现着重要作用。消毒供应中心是"污染""无菌"并存的科室，处理医院内污染的物品，同时承担无菌物品的供应，作为消毒供应中心护士，必须能够准确、迅速、有效地掌握好"污染""无菌"概念的区分，随时处置各类感染突发事件，熟练掌握器械清洗、包装、灭菌的各种技能，熟练操作各种进口仪器、设备，并能够处理简单的技术类故障，同时不断学习外院、国际先进的消毒、供应系统经验，提高整体护士素质水平。

2. 培训对象　器械包装护士、腔镜包装护士。

3. 培训周期　3 个月。

4. 培训内容

（1）质量监测的标准操作

1）定期做各类物品监测

● 一次性物品做好登记：进货日期；产品名称及厂家；大、中、小包装是否符合标准；进货总量；检测数量以及是否合格。

● 高压蒸汽灭菌器：①B-D试验，每日清晨第一锅；②每锅包内、包外化学指示监测；③生物指示剂（嗜热脂芽胞杆菌），每周监测1次，每锅监测上、中、下3层，培养后并登记；④灭菌器新安装、移位和大修后应连续监测3次，合格后方可使用。

● 环氧乙烷灭菌器：①物理监测，观察并记录灭菌时的温度、压力、时间等灭菌参数；②化学监测，包内、包外化学指示监测；③生物监测，每灭菌批次进行生物监测（枯草杆菌黑色变种芽孢）。

2）每日做好工作量及各病区物品消耗统计。

3）紫外线：每月测灯并登记。

4）纯水：①每月做热原监测及细菌培养各1次，每次做5只标本；②每月测出水量1次。

5）消毒剂：每周定期抽查1‰三效热原灭活剂及含氯消毒剂的浓度1次，并登记。

6）空气培养：每月对无菌室做空气培养1次。

7）物品培养：每月对一次性使用医疗用品、高压灭菌物品及环氧乙烷灭菌物品进行抽样（≥10样）做细菌培养1次。

（2）生锈器械清洗标准操作

1）准备

● 操作者：穿抗湿罩袍或围裙，戴圆帽、口罩、防护面罩或护目镜、橡胶手套或防刺穿乳胶手套。

● 用物：清洗剂、除锈剂、毛刷、网篮框、干燥柜。

2）操作

● 检查器械的完整性，查看有无干涸的血迹、油迹、污物等的污染，尤其要注意轴节部、管腔内壁、齿槽处。

● 干涸的污渍应先用含酶清洗剂浸泡，使用浓度及浸泡时间按说明书执行，浸泡后再刷洗或擦洗；油迹用碱性清洗剂毛刷刷洗，使用浓度按说明书执行。血迹、油迹、污物处理完毕再进行除锈操作。

● 用除锈剂在生锈器械的局部进行涂擦除锈，不主张用除锈剂浸泡，以免加重器械损坏，经除锈处理效果不满意，建议报废器械。

● 器械经以上处理后再用流动水刷洗并冲洗，最后使用软水、纯化水或蒸馏水进行终末漂洗，然后进行湿热消毒。湿热消毒应遵循的原则：消毒后直接使用的诊疗器械A0值应≥3 000，消毒后继续灭菌处理的A0值应≥600。器械消毒后，使用软水、纯化水或蒸馏水再次进行冲洗，冲洗后的器械放入清洁网篮内，送干燥柜烘干。

● 刷洗器械时，一定要在水面下操作，避免气溶胶产生和水滴飞溅，造成周围环境的污染和个人职业暴露。

（3）超声波清洗机使用标准操作

1）准备

- 操作者：穿抗湿罩袍或围裙，戴圆帽、口罩、护目镜或防护面罩、橡胶手套或防刺穿乳胶手套。
- 用物：清洗剂、超声波清洗机。

2）操作

- 确保没有异物落到超声波清洗机腔体底部，如有必须清除。
- 配置清洗液：在清洗槽内按比例加水和清洗剂。
- 打开电源开关，机器进行自检。
- 打开除气开关排除气体。
- 设置溶液温度，加热清洗液。加热设置温度不能超过 45 ℃。
- 流动水下初步冲洗器械后，将器械放入超声波清洗机清洗网篮内。必须使用清洗网篮装载，不能直接放置在超声波清洗机腔体底部清洗。器械必须充分打开，可拆开的器械分离各组件，吸引管等细长中空器械开口朝下倾斜放置，确使腔内注满溶液。清洗液液面浸过器械 2～4 cm。
- 盖好超声波清洗机的盖子，设置清洗时间，开始超声清洗。超声清洗时间在 3～5 分钟，不宜超过 10 分钟。
- 器械超声清洗后继续后续的清洗、洗涤、漂洗、终末漂洗及消毒处理。超声清洗完毕后排出超声波清洗机内液体。

（4）复用手术器械包装标准操作：

1）准备

- 操作者：戴圆帽，穿包装区专用工作服及鞋。做好手卫生。
- 用物：器械保护套、包内化学指示卡、包外化学指示胶带、标签、包布、纸塑包装袋、封口机及切割机、润滑油、器械网篮。

2）操作

- 检查器械清洗质量，各种器械肉眼观察应清洁干燥、无锈、无污垢、无血迹及胶布痕迹，必要时使用放大镜检查。清洗不合格的器械退回去污区重新清洗。
- 根据器械用途检查其功能，器械外形应完整、无裂隙；带电源器械应进行绝缘性能检查；器械轴节部位应使用水溶性润滑剂进行保养；尖锐、精细器械如尖剪、眼科剪、眼科镊等前端必须用保护套套好，注意轻拿轻放，避免器械的损坏，同时要注意避免尖锐器械损伤自己。
- 依据器械包装清单或装配要求，核对器械种类、规格和数量，拆卸的器械应组装好；手术器械应放在篮筐或有孔的盘中进行配套包装；止血钳及剪刀等轴节不能完全锁扣；有盖的器皿应开盖；摞放的器皿间用吸湿布、纱布或医用吸水纸隔开；包内中心位置放置化学指示卡。
- 再次核对器械种类、规格和数量是否正确，标签标识是否清晰、正确、完整，正确无误后选择合适的包装材料进行包装。
- 使用无纺布、皱纹纸或棉布包装器械，应根据包的大小选择适宜尺寸的包布，然后再检查包布是否清洁干燥、有无破损及有无异物及纤维絮黏附，棉布需透光检查。手术器械采用闭合式包装方法，棉布由 2 层包装材料分 2 次包装并使用专用胶带封口。包外合适位置贴上标签。包装好的包松紧适宜，重量不超过 7 kg，外形尺寸不超过 30 cm×30 cm×50 cm。
- 若使用纸塑包装袋包装，应根据所包装物品的大小选择不同规格的纸塑包装袋；纸塑袋密封包装其热封口宽度应≥6 mm，被包装物品距离密封处≥2.5 cm。标签标识要清晰、正确、完整,不要遮住封口处;不宜用笔在包装袋纸面写字,以免笔油在灭菌过程中污染袋内器械,如必须注明科室,只能在撕口处塑面书写。

（5）新启用器械清洗标准操作:

1）准备

● 操作者:穿抗湿罩袍或围裙,戴圆帽、口罩、防护面罩或护目镜、橡胶手套或防刺穿乳胶手套。

● 用物:碱性清洗剂、除锈剂、毛刷、清洗网篮、干燥柜。

2）操作

● 评估检查器械的完整性,查看有无锈迹、油迹等。

● 有锈的器械流动水冲洗后,用除锈剂局部涂擦除锈后,再用流动水刷洗,最后使用软水、纯化水或蒸馏水进行终末漂洗,然后装入清洁网篮内送干燥柜干燥。

● 有油迹的器械用碱性清洗剂毛刷刷洗,碱性清洗剂浓度按厂家说明书使用;碱性清洗剂刷洗后再用流动水刷洗和冲洗,最后使用软水、纯化水或蒸馏水进行终末漂洗,然后装入清洁网篮内放干燥柜干燥。

● 器械刷洗时,一定要在水面下操作,避免气溶胶产生和水滴飞溅,造成周围环境的污染。

5. 考核形式

（1）理论考核:以书面考核形式进行一次专科理论考核。

（2）技能考核:根据专科技能培训项目,组织操作考核一次。

考核成绩合格后上报护理部,复核审批后上岗。

第二节　工作沟通

沟通是信息交流的重要手段,良好的沟通能让人与人之间的了解变得畅通无阻。通过沟通协作获得多部门的支持与帮助。消毒供应中心是承担医院各科室所有重复使用诊疗器械、器具和物品的清洗、消毒、灭菌和供应的部门,属医院感染管理重点部门,在医院服务中和临床科室一起发挥着重要作用。消毒供应中心技术性、专业性非常强,工作节奏快,要为临床各科室提供优质的服务保障,与临床科室建立有效的沟通机制,可积极地发挥相互之间的协作功能,有利于管理工作的有效性、针对性和及时性。

一、与管理部门的沟通

随着医疗事业的发展,基于消毒供应中心工作的重要性,中心主任或护士长需经常向领导汇报中心工作,提出建议,如设备更新、设备维护、人员配置、绩效考核等。

（一）与医务处的沟通

在院党委的统一领导下,合理发放医用耗材和医疗物品,做好外来器械的管理和消毒工作。

（1）伴随着科技进步,新技术的开展,手术器械种类日新月异,每个手术科室均需要新器械的使用;消毒供应中心设备陈旧老化,需要采购新的设备;手术的需要,更改器械清洗消毒及灭菌方式。这些时候均需要向医务处报告并备案,出示书面申请报告。

(2)当有特殊事件及突发事件发生时,需第一时间向医疗科相关部门的当班人员报备,告知该事件发生的应急预案流程,如停电、停水、停蒸汽等情况影响手术器械供应等都需要立即报备。同时与各科室有工作上的问题需要协调时,需要医务处出面协调解决。

(二)与护理部的沟通

消毒供应中心工作人员类型多,有护士、工人、文员。其中护理人员是该部门的主要核心骨干,担任重点岗位的工作,由护理部进行统一管理。

(1)根据消毒供应中心的特殊性,护理人员培训内容不止局限于护理方面的知识,应拓展到消毒供应的领域,采用护理与消毒供应知识相结合的模式制定护理培训计划,规范化培训,包括理论授课、操作培训、外出学习等。

(2)新技术的开展,消毒供应新规范的出台,手术器械全部集中供应处理,使消毒供应中心越来越向专业化发展,护理人员人力不够的情况下,需要护理部协调;在绩效方面,以公平公正的原则,根据工作量给予绩效分配。

(3)出现突发不良事件、事故处理,需要向护理部报备,由护理部出面协调解决。

(三)与仪器设备科的沟通

时代的变迁,手术量不断增加,消毒供应中心作为医院无菌物品供应地,更应引进先进的设备、准备合理的耗材应对医院新技术的开展。

(1)科室设备使用超龄时、设备不够时、申领使用耗材时,均需要向仪器设备科提出书面申请,进行申购。

(2)科室各类设备及耗材使用时如有问题发生,要及时向仪器设备科报告,联系厂家进行售后维修。

(四)与感染办的沟通

消毒供应中心是医院感染防控的一个重点科室,在实际工作中要抓好医院感染的监控管理工作,控制医院感染发生。消毒供应中心是向全院提供无菌器材、无菌敷料、无菌物品的科室,其工作质量与医院感染、交叉感染、热源反应的发生有密切的关系。因此,要不断组织科室人员学习《消毒技术规范》《医院感染管理规范》等文件,树立严肃认真的工作态度,强化预防医院感染的意识,严格无菌流程工作观念,认真执行各项技术操作规程和质量检验标准,做到供应医疗灭菌物品的绝对无菌和使用安全。这就要求消毒供应中心的每一位工作人员始终把"质量第一""全程监控"的思想贯穿于消毒灭菌工作的每一个过程。为避免交叉感染,应洁、污分流,严格"区域"划分,按工作程序,合理开展工作。各环节按照职责、设备、工作项目分配任务,形成合理的工作流线。由"污"到"洁"的单向途径,不得逆行、交叉,流程为:接收→清洗→检查、打包→灭菌→监测→无菌间分类、储存→发放。

(五)和人力资源部的沟通

随着患者的增加,手术量的增加,需要与人力资源部积极沟通,加强科室人员的队伍建设,构建一支德才兼备、充满活力的人才梯队,选派优秀员工到国内外知名医院进行学习和研修。建立和完善青年骨干的业务培训,参加高层次的学术会议、多类型的人才培训体系。建立有效的人才激励机制,稳定员工的心,努力给科室人员构筑良好的工作和生活环境,真正做到关心人才,留住人才,用好人才。

二、与本中心人员的沟通

以质量管理为核心,加强对服务细节的管理,充分调动每位工作人员的积极性,树立优质的服务理念。注重换位思考,以服务对象为重点,以满足临床治疗及护理需要为目的宗旨,努力完善服务的各个环节,转变工作思想,完善沟通技巧。组织科内员工学习行业标准 WS 310.1—2016,以及《医院实施护理服务工作标准》《优质护理服务示范工程活动方案》,使员工充分认识到,本科室的各项工作虽然不是直接为患者提供服务,但其工作质量的好坏直接影响患者各项诊疗工作的顺利实施,甚至对患者能否痊愈起着直接、主导的作用。

(1)转变员工的服务理念,由被动服务转为主动服务,为临床各科室提供方便、快捷、高效、安全的服务。树立强烈的服务意识,为服务对象留下良好的形象,提高服务人员的服务品质,激发服务潜能、维持服务热忱、规范服务礼仪、提高服务质量。通过持续分析各种服务投诉事例以及各科室反映中心工作过程中的不妥之处,提高中心员工与各科室员工的沟通技巧,规范服务用语,开展"接待热心、工作细心、解释耐心、接受意见虚心"的"四心"服务。并通过制定首问负责制、首接负责制,使各科室反映的问题能够得到及时、快速的解决,不断规范工作人员的服务礼仪。

(2)认真学习专业知识,加强岗前培训,树立良好的职业道德,端正服务态度,激发和培养员工的事业心和责任感,不断提升自我的专业层次。提供人性化服务,中心主任或护士长利用每日科交班、每月的工作质量分析会,引导员工在工作中站在各科室的角度换位思考,同时调动各方面的积极因素,创造有利条件,激发员工的潜能,最大可能地满足各科室的合理要求。

(3)学习国外先进的管理理念,每天采用走动式管理,管理者到无菌间、包装间、清洗间,深入到员工中间,了解工作进展,以及他们在工作中都遇到了什么样的困难,通过观察询问来指导员工更好地发现问题、解决问题。

(4)各区域采取组长负责制,经常洞察组内人员的工作、生活、思想情况,发现异常及时交流,帮助和解决员工的实际困难,缓解心理压力,提供轻松和谐的工作环境。排班征求员工意见,对员工的工作长处多给予表扬、鼓励,工作薄弱环节提出警示,制定奖惩制度。

三、与手术室沟通

(1)首问负责制:手术器械组长主动向手术室负责人了解情况,对手术室老师提出的问题做到首问负责制,认真对待,及时解决;不能解决的问题,及时上报中心主任或护士长,保证在最短的时间内解决手术室提出的问题。

(2)换位思考:安排本中心护士到手术室轮转培训,了解手术所用的器械,熟悉手术的过程,了解手术室的工作流程和工作特点。

(3)及时清点:当污染器械到消毒供应中心,清洗间护士要及时清点手术器械数量和质量。手术器械本上记录手术房间号、操作者,发现有误,要及时打电话通知手术室护士进行核查。如果手术室护士打开器械包清点器械时发现有误,要及时打电话与消毒供应中心工作人员进行沟通。

（4）手术器械绿色通道：为了保证手术的顺利进行，实行手术器械的绿色通道。当手术室需要加急手术器械时，只需在手术器械清单上标记加急字样或打电话通知加急器械的名称，消毒供应中心在最短时间内进行器械的清洗、消毒、检查和打包，并在标签醒目处用红色标上加急的字样，灭菌后的器械及时送到手术室。

（5）规范流程与操作：消毒供应中心护士在检查打包时，按医生的习惯用法按顺序摆放好，同时要求手术室护士下台时也按顺序串好并清除刀片、利器、组织等废物，这样接收清点流程顺畅，包装快捷，节省时间，保障手术器械的正常周转。

（6）螺丝钉的固定：要求消毒供应中心的护士从接收到包装每个环节都认真检查，并在每个区域配备螺丝刀，发现松懈螺丝及时拧紧。对结构复杂的器械由专人负责清洗，保证清洗质量。

（7）建立手术室-消毒供应中心沟通本：每月消毒供应中心有专人负责到手术室对本月工作中存在的问题进行沟通，建立手术室-消毒供应中心沟通本，及时反馈双方意见，达到理解与共识的目的。

（8）利用微信建立工作交流群：建立微信群，传递信息更加及时广泛，通过图片、视频有效传递问题的关键点，直观地反映了器械损坏的部位、损坏的程度、少螺丝、少配件、少内容物、多内容物、器械包与标签不符、预处理不到位、需要加急器械等。对科室质量能及时改进，对反馈问题能及时解决，有效提高了工作效率。

四、与病区沟通

临床对消毒供应中心的认识不足，首先要改变临床科室的传统思想。临床科室认为消毒供应中心只需要为临床提供所需器材和一次性无菌物品，和医疗质量没有直接的关系，不重视消毒供应中心的工作。临床科室工作人员对于医院感染、消毒灭菌的知识缺乏了解。虽然在医疗技术不断发展的前提下，临床治疗中越来越关注医院感染的情况，但是部分工作人员对于临床感染情况不够了解，不能满足新时代医院发展需要，使消毒供应中心与临床沟通受到影响。为了提高临床科室工作人员对消毒供应中心的工作流程、工作性质、工作范围和医疗器械性能、作用的了解，定期或不定期组织临床科室相关人员到消毒供应中心学习、参观，充分掌握消毒供应中心工作时间、流程与范围等，尽量减少两者间的误会。消毒供应中心的工作人员还要和临床工作人员一起学习医疗器械的安全使用，以及各种物品在使用后处置的正确方法。医疗器械使用结束后，一些被患者分泌物、血液与体液污染的器械应及时冲洗；锐器运送、包裹方式要正确，且交接的过程中要把需要注意的问题告诉消毒供应中心工作人员，比如特殊感染等要做好标识，防止造成病毒、细菌感染与职业伤害。定期在全院开展"消毒供应中心知识"专题讲座，使医护人员不断学习，懂得清洗、消毒、灭菌的重要性，不断提高主观认识，确保医疗护理质量。

（1）更新服务理念。一切以临床需要为出发点，加强与院内相关科室的沟通，准确掌握各科室对于消毒供应服务的需求，主动征求各科室在加强消毒供应中心管理方面的意见和建议，并不断改进。向各科室护士长、科主任了解使用专科无菌物品的专业特点，掌握专用器械、用品的结构、材质特点和处理要点，对新使用的器械进行跟进，配合临床需要。进行满意度征询，除征询本月存在的问题与建议外，还要征询各科室上月反映存在问题改进情况，促进消毒供应中心工作质量持续改进,定期进行随访检查,及时监控相关医疗器械的质量安全情况,避免发生不良事件。合理安排相关器械的清洗、消毒及转运时间,优化工作程序。

(2)开展人性化服务。根据专科需要进行包内物品的个性化调整。根据不同科室物品使用情况弹性安排物品回收时间、发放时间与次数。在物品的回收过程中,对多出的器械主动与科室联系并归还科室,对混放在普通器械中的专科器械积极寻找失主。及时了解各科室的医疗器械、备品、敷料等无菌用品的使用情况,针对不同科室的使用情况,提供有针对性的服务,不断满足各科室的治疗及护理需求。了解并准确记录各科室对于相关用品的需求情况,准确核对各类物品的进出情况,按时发放相关医疗用品,保证服务对象对器具、用品的需求。

(3)加强工作人员的服务意识,规范员工服务礼仪和文明用语。定期到科室听取意见和建议,将收集的资料进行总结和分析,总结存在的问题,并制定出相应的整改措施,确保在最短时间内满足科室的需要,并保证服务质量。对于消毒供应中心不能解决的问题,要及时和临床科室做出解释,并将问题汇报给上级领导,要求领导给予解决。当工作人员和临床科室发生矛盾时,要学会换位思考,相互理解;在沟通过程中要注意语言,不能用过激言论,态度保持端正;在发生矛盾后也要完成自己手头上的工作,确保临床科室的工作能正常开展。

(4)开展下收、下送服务。消毒供应中心本着服务临床、方便临床的服务意识,做到每天坚持下收、下送的工作。根据临床科室所需物品的类别及数量,及时准确地将各类物品送到所需的临床科室。消毒供应中心员工主动与临床科室护士交流,做好宣传和解释工作。科室使用过的物品应该当面交接,清点种类和数量,确认没有问题再离开。下收、下送的各种单据,每天均记录在册,以便及时查对,杜绝差错。

五、与外来器械商沟通

外来器械往往在各大医院流通使用,其临时性和流动性较大,风险系数高;并且常常存在器械包名称不规范,器械数量和清单明细不统一,重量超过标准要求,无规范的器械装盒情况。为保障患者安全,加强医院感染控制,保障手术顺利进行,应将外来器械完全纳入消毒供应中心标准化管理流程,从器械的清洗、消毒、包装、灭菌、储存、发放、使用及日常保养均按消毒技术规范要求严格管理。消毒供应中心制定外来器械的规章制度。

(1)所有的植入物必须是经过国家批准的,同时具备法人营业执照、医疗器械生产企业生产许可证、产品注册证、税务登记证,向医院提供植入物器械的清洗、消毒、灭菌方式方法的标准性文件或说明书。

(2)为确保灭菌质量,预防医院感染的发生,所有的外来器械必须提前一天按规定时间经仪器设备科审核后将器械送至消毒供应中心,以保证清洗、消毒、灭菌、生物培养所需的时间。双方清点核对外来器械公司名称,器械名称、数量、种类及功能完好性,并认真做好交接登记和标识,内容有日期、送达时间、器械名称、手术名称、主刀医生姓名、责任人(器械商、消毒供应中心接收员),双方签字,记录清晰完善。对于生锈或缺损等不合格器械不予清洗和消毒灭菌,严禁使用。确保使用的准确性,做好追溯,建立规范的操作流程、质量控制和追溯机制,发现问题立即启动召回流程。

(3)所有器械统一由消毒供应中心按规范要求进行清洗、消毒、灭菌后方可使用,使用后经手术室预处理后及时送回消毒供应中心,清洗消毒后方可交予器械商,双方清点无误后登记签名。

（4）清洗前清点、核对所有外来器械,拆卸至最小单位后清洗,精密、细小器械放入密网小筐,锐利器械做好保护措施,器械多应分筐清洗。

（5）严格按照要求核对包装,放置第五类化学指示物监测,超重组合式外来手术器械,由供应商提供灭菌参数。重器械在上,轻器械在下,并用吸水纸隔开,不要遗漏和丢失任何外来器械。

（6）包外贴器械包标识和化学指示胶带,标识字迹清晰,项目齐全,注明外来器械包名称、灭菌器编号、灭菌日期、失效日期、包装者及核对者等,标识具有可追溯性。

（7）植入性器械必须每批次进行生物监测,生物监测结果阴性方可放行使用。紧急情况下灭菌植入物时在生物 PCD 中放入 5 类化学指示物,第五类化学指示物合格作为提前发放标准。生物监测结果阅读后质控人员及时记录并通知相关使用部门。

（8）消毒供应中心人员拒绝接受不合格的器械及不规范的包装容器。

六、与其他部门的沟通

（一）与锅炉房的沟通

锅炉房与消毒供应中心关系紧密,要共同把好压力蒸汽的灭菌质量关。锅炉房工作人员多为后勤人员,工作时间较长,由于各种原因造成工作责任心不强,加之普遍文化水平偏低,对蒸汽质量与消毒灭菌质量的关系认识不足。为避免输送蒸汽出现问题,首先加强对锅炉房工作人员的培训,增强质量意识,履行岗位职责。组织锅炉房的工作人员进行蒸汽知识、蒸汽质量与灭菌效果的关系、规范化操作、院内感染知识等的培训,使他们能时常检测锅炉的性能及软水机的性能,观察软水的质量;在往锅炉加水的时候注意水平面不宜过高,不能接近出气口,以防蒸汽的含水量超过要求;在向压力蒸汽灭菌器输蒸汽时,不能向锅炉内输入冷水;为消毒供应中心输送蒸汽时,应尽量保持蒸汽压力的恒定。为保证输出的蒸汽为洁净的饱和蒸汽,应注意输送的蒸汽管道应以保温材料包裹,管道输送距离不宜过长,否则容易造成管内壁冷,将蒸汽冷凝成水雾;经常检查管道是否完整,有无破裂口,否则有可能混入冷空气,这些都将影响蒸汽的质量。

（二）与水电班的沟通

水电班的职能是给全院提供水和电。消毒供应中心作为一个特殊的部门,保障全院手术器械的供应,在清洗、消毒、包装、灭菌等环节都离不开水和电。

1. 水、电的重要性

（1）水的质量在清洗手术器械时至关重要,直接影响到清洗质量,间接影响灭菌质量、手术器械寿命。

（2）消毒供应中心的设备居多,清洗机、超声机、干燥柜、灭菌器等在使用过程中都需要用到电,在使用过程中若出现电路的问题,将直接影响到设备的使用及手术器械的供应。

2. 水电班工作要求

（1）水电班工作人员文化程度大多不高,要制定简单培训方案,定期培训提高他们对水电重要性的认识。

（2）根据医院方针政策,制定相应的工作计划,定期检查维修医院的水路管道、电闸,排查故障发生。制定水、电应急预案。

（三）与洗衣厂的沟通

洗衣厂的职能是清洗全院布类产品，如手术衣、工作服、包布等。这些布类产品清洗质量不可忽视，与患者、工作人员的生命健康息息相关。患者住院离不开床单、被罩的使用、一台手术的开展离不开辅料包的使用、医护人员工作时离不开工作服的穿戴，等等。洗衣厂在回收消毒供应中心的这些布类产品时应进行分类、预处理，再选用合适的清洗剂进行清洗。针对清洗质量问题，及时向洗衣厂反馈并查找原因；普及相关感染方面的知识，加强对布类产品清洗质量的监控。

第三节　工作安全管理及各种应急预案

近些年，消毒供应中心已经越来越受到关注和重视。由于消毒供应中心特殊的工作性质和环境，工作安全隐患较多，决定了从事这项工作的相关人员要承受各方面的压力并且具备过硬的综合素质。树立安全观的前提条件，以制度、预案进行学习培训，认真落实每项安全制度的要求，把存在于工作的每一环节安全隐患扼杀，以维护工作人员、器械、机器设备的安全作为使命，及时发现安全隐患，找出对策。

一、安全管理

（一）安全管理制度

（1）传达医院及上级安全工作指示精神，响应院里举行的各项安全检查活动，认真执行安全相关规定措施。区域全体工作人员必须树立"安全第一"的意识。

（2）严格落实逐级安全责任制，明确各级岗位安全职责，确定各岗位安全责任人，层层签订责任状；做到分工明确、责任到人，确保各项安全措施落实到位。

（3）制定安全教育培训计划，开展形式多样的安全教育，对区域工作人员进行经常化安全培训，提高自防、自救能力。

（4）加强对现有安全设施、器材的维护保养，确保其完整有效；保障疏散通道、安全出口畅通。

（5）对区域重点部位进行巡查并做好记录；落实值班夜查制度，消防安全重点部位的管理人员确保 24 小时在岗在位。

（6）结合区域实际情况，制定完善的各项应急预案，利用现有设施，定期组织员工进行应急演练。

（7）落实每日安全巡查工作，重点排除水、电、汽等安全隐患，每天下班前全面检查本区域水、电、汽等安全情况，并做好巡查记录。

（8）深入区域一线，了解职工思想动态，做思想政治工作，解决影响区域安全的各种思想问题，防患于未然。

（9）加强区域易燃、易爆、危险品管理。易燃、易爆物品，应放置在阴凉、安全的地方。严禁吸烟和明火作业。

（10）清洗机、水处理机、干燥柜、超声机等各型机电设备均应严格遵守操作规程，做好日常保养维护，严防事故的发生。

（二）成立安全工作小组

成立安全工作小组，在中心主任或护士长领导下，设区组长、安全员、区域骨干，全面落实各区域的安全工作。

（三）安全员工作职责

（1）坚持"安全生产、预防为主、重在预防"方针，认真学习医院有关安全方面的方针、政策、法律、法规和上级主管部门颁发的安全规程、规章制度。

（2）对所工作区域坚持"日常巡查"，及时发现安全事故隐患，及时整改消除安全事故隐患。

（3）坚持安全事故隐患报告制度。对工作区域存在的安全隐患，必须及时向上级报告。

（4）建立区域安全管理、排查安全隐患记录表，依次将检查过程中存在的重大危险源及隐患整改进行记录。

（5）负责制订本区域的安全工作计划、培训计划，并组织安全规程学习，全面提高人员的安全知识及技术业务水平。

（6）负责全面安全工作，参与事故调查；负责整理、汇总、上报安全方面有关资料、报表和总结。

（7）积极协助科室组织的安全检查，对检查中发现的问题与事故隐患，要及时提出整改意见，并做好记录。

（8）遵守工作制度，不准擅自离岗。

（四）安全负责人工作职责

（1）在安全责任人和管理人的领导下开展日常安全检查工作。

（2）落实各项安全规章制度，对存在的隐患提出整改意见，并积极参加隐患排查和整改工作。

（3）积极参加安全宣传教育和培训工作，掌握应急预案内容、安全处置能力、应急疏散及自救逃生知识，不断提高安全知识水平。

（4）按区域分工落实安全巡视和检查，每日对辖区范围内的各种消防器材、仪器设备、电器设备，以及各种水、电、汽等管路的使用进行巡回检查，发现问题及时上报，并做好各项检查记录。

（5）认真完成安全检查、隐患治理、安全宣传工作，积极参加以抢救人员生命为主的救援疏散等工作，不断提高区域安全隐患处置能力。

（6）积极做好负责工作区域的各种仪器的定期保养工作，及时发现隐患，并逐级上报，联系仪器厂家售后服务进行及时维修。

（五）安全员安全检查巡查制度

（1）对执行院、中心安全制度及落实安全管理的情况进行巡查，对区域每日巡查。

（2）填写巡查记录，在记录表上签名。巡查中应及时纠正违法违章行为，消除安全隐患，无法立即整改的要及时报告，并记录存档。

（3）组织区域每周定期进行安全大巡查。

（4）夜间值班人员安全巡查不少于 2 次。

（5）对区域中易燃、易爆、有毒危险物品的入库消耗进行核对。

（6）对区域中重要仪器的售后维护、保养进行监督。

（六）安全整改制度

（1）对存在的安全隐患，应当场改正，及时予以治理和清除。

（2）对不能当场改正的隐患，要及时将安全隐患向上级及医院安全管理部门书面报告，或通知仪器设备售后服务工作人员，并提出整改方案，协助方案落实。

（3）对随时可能发生的安全隐患或重大隐患，应停止危险部位范围内的各类活动，立即进行整改。

（4）安全隐患整改期间，区域应落实安全防范措施，严防死守，直至安全隐患消除。

（5）对科室安全小组检查或抽查发现的安全隐患，区域指定专人、限时、按标准落实整改。整改完毕后，写出隐患整改报告，签字存档备案。

（6）区域对检查发现的安全隐患要认真填写检查记录。

（7）区域安全隐患整改完毕，要申请科室安全小组进行检查验收。

（8）对本区域无力进行整改的安全隐患，要及时上报科室领导，由科室上报主管领导部门。

（七）工作人员常见安全隐患及对策

1. 工作人员常见安全隐患

（1）生物性因素：区域的工作人员每日重复回收、分类、清洗、消毒工作，若不遵守操作规程，注意力不集中，都可能导致利器伤，从而造成血液、体液暴露，甚至感染细菌。

（2）环境因素

1）夏季的时候，清洗消毒器、干燥柜在运行时会产生大量的热量，使去污区处于高温状态，工作人员操作不当极易造成烧伤、烫伤。

2）超声机、干燥柜、压力气枪等设备在运行时会产生噪声污染，长时间作用于人体，可造成听觉器官、中枢神经系统、心血管系统和内分泌系统的损伤。

3）洗涤工作是科室工作中的一个重要环节，即使在寒冷的冬季，工作人员不可避免地需要接触冷水，寒冷、潮湿也对身体造成一定的影响。

4）每日把各科室回收回来的布类、器械等物品统一在回收间再分类、整理清点，造成回收环境的污染，尤其接触患者的血液、体液等的致病菌体扩散到空气中形成气溶胶，造成回收间的环境及空气污染。

5）由于区域内各类大功率电器非常多，也会出现点击损伤的情况。

6）工作场所进行紫外线消毒时，虽然安排在工作间隙，但因工作需要常取放物品，工作人员经常接触紫外线，对人体造成不同程度的危害。

7）区域的工作人员工作时，经常站立操作，长时间工作会导致颈椎病、下肢静脉曲张等的发病率高于其他人群。

（3）化学因素

1）化学制剂如含氯消毒剂、各类洗涤剂、除锈剂等，均有一定的腐蚀性、刺激性、挥发性，可导致空气污染，严重者可引起头痛、眼红、呼吸道刺激等症状。

在配置、使用过程中，如不慎喷溅于皮肤、黏膜尤其是眼睛，可造成眼角膜与眼球外表黏膜的永久性伤害。

2）橡胶、乳胶类产品可引起变态反应。如手套在使用的过程中，滑石粉直接接触皮肤，引发过敏。其他类似医用品产生的粉类、颗粒等悬浮空气中,均可导致变态反应。

2. 预防工作人员安全隐患对策

(1)生物性因素:在进行各种操作时,按照标准预防要求正确穿戴防护用品。处理锐利器械时需集中注意力,在采光良好的环境下操作;对于针头、刀片等锐器,应养成用持针器或血管钳拆卸的习惯。刷洗器械、使用高压水枪或气枪时佩戴防护面罩。

(2)环境因素

1)使用干燥柜、清洗消毒器时,养成规范的操作习惯,注意烫伤。

2)超声清洗机运行时加盖,以减轻噪声。

3)各种设备定人管理,定期保养维护,保持性能良好,以减轻运行时产生的噪声;工作时不大声喧哗,各种操作动作轻缓。

4)清洗器械时一定要轻拿轻放。

5)使用紫外线消毒时尽量在下班的时候。打开紫外线灯管后,应戴防护镜,眼镜不要直视紫外线灯管,且尽快离开,不要停留该区域。消毒结束至少过 30 分钟才能进入。

6)中心工作人员在工作时注意节力原则,经常变换身体姿势,避免疲劳;工作结束后可做一些保健操或局部按摩,做好自我健康,防止发生职业病。

(3)化学性因素

1)工作人员熟练掌握消毒剂、洗涤剂的配制方法和注意事项,在配制使用消毒剂、清洗剂时,应根据不同消毒剂或洗涤剂的特性,戴手套、口罩、护目镜等防护用品,避免溅到眼睛、皮肤或吸入呼吸道致伤害。

2)配备有盖的消毒容器,使用时应注意加盖,避免消毒剂散发于空气中,使人长期吸入,引起呼吸道伤害。

3)使用无滑石粉的手套,减少皮肤变态反应的发生。

二、安全培训

(一)培训目标

(1)区域工作人员做好标准预防,减少职业病发生率,保证身体和心理的健康。

(2)熟练掌握各项机器如超声机、清洗消毒器、干燥柜、高压水枪、高压气枪等正规操作,了解机器常规故障发生的原因、机器日常保养维护,延长机器使用寿命,预防机器故障的发生。

(3)熟练掌握各类器械回收、分类、清洗、消毒、干燥各个环节的规范操作,处理好每一件器械,提高清洗质量。

(4)掌握医院消毒隔离制度、医疗废物管理制度、突发事件应急预案管理制度等。

(5)做好职业安全防护,熟知职业暴露后的处理流程。

(6)掌握特殊感染器械的处理流程。

(二)培训内容

(1)消毒供应中心的环境布局、规章制度、工作人员的工作程序和岗位职责。

(2)医院各项关于安全的制度,如消毒隔离制度、医疗废物管理制度、突发事件应急预案管理制度等。

（3）本区域内各项专科操作流程、质量标准，如手术器械的清洗、各类机器设备的使用、追溯系统的使用等。

（4）护理不良事件。

（5）职业暴露事件发生的处理流程。

（6）突发事件的处理流程。

（7）医院感染管理相关知识。

（8）器械清洗质量的监测。

（三）培训方式

分层级培训，针对工种的不同，因人而异，选择不同的培训方式进行培训，循序渐进，由浅入深，以示范教学为主，结合小讲课及书面的操作规程，运用图片、视频、有趣的说话方式等更加直观的学习形式提高学习效果，使区域的每一位工作人员都能熟练掌握安全知识。

1. 护理人员

（1）参加院内的多种形式的安全讲座及安全文化活动。

（2）参加中心不定期的安全讲座，对区域的工作人员进行宣传，如防火、灭火和应急逃生等常识培训。

（3）中心定期组织各区域工作人员开展消防演练，以区域为单位进行分组演练。

（4）利用空余的时间多读、多看、多问，自学安全知识，定期组织区域人员进行分组讨论。

2. 职工

（1）参加中心不定期的安全讲座，对区域的工作人员进行宣传，如防火、灭火和应急逃生等常识培训。

（2）中心定期组织各区域工作人员开展消防演练，以区域为单位进行分组演练。

（3）课下利用空余的时间多读、多看、多问，以自学为主学习安全知识，定期组织区域人员进行分组讨论。

（4）参加区域示教课。

（四）考核方法

1. 护理人员

（1）每周理论提问 1 次。

（2）每月闭卷理论考试 1 次。

（3）以应急预案为主每季度组织一次突发事件演练 1 次。

2. 职工

（1）以提问为主，主要以中心授课内容为主。

（2）以应急预案为主每季度组织一次突发事件演练 1 次。

三、消毒供应中心应急预案

（一）应急预案的含义

1. 狭义含义　应急预案又可以称为应急计划，是为保证迅速、有序、有效地针对已发生或可能发生的突发事件开展控制与救援行动，尽量避免事件的发生或降低其造成的损害，依照相关的法律、法规而预先制定的应急工作方案,主要解决"突发事件发生前做什么、事发时做什么、事发后做什么、以上工作谁来做"等4个问题,是应对各类突发事件的操作指南。

2. 广义含义　应急预案实际上是标准化的反应程序,以使应急救援活动能迅速、有序地按照计划和最有效的步骤来进行,它有6个方面的含义。

(1)事故预防:通过危险辨识、事故后果分析,采用技术和管理手段控制危险源、降低事故发生的可能性。

(2)应急响应:发生事故后,明确分级响应的原则、主体和程序。重点要明确政府、有关部门指挥协调、紧急处置的程序和内容;明确应急指挥机构的响应程序和内容,以及有关组织应急救援的责任;明确协调指挥和紧急处置的原则和信息发布责任部门。

(3)应急保障:是指为保障应急处置的顺利进行而采取的各种保证措施。一般按功能分为人力、财力、物资、交通运输、医疗卫生、治安维护、人员防护、通讯与信息、公共设施、社会沟通、技术支撑以及其他保障。

(4)应急处置:一旦发生事故,具有应急处理程序和方法,能快速反应处理故障或将事故消除在萌芽状态的初期阶段,使可能发生的事故控制在局部,防止事故的扩大和蔓延。

(5)抢险救援:采用预定的现场抢险和抢救方式,在突发事件中实施迅速、有效的救援,指导群众防护,组织群众撤离,减少人员伤亡,拯救人员的生命和财产。

(6)后期处置:是指突发公共事件的危害和影响得到基本控制后,为使生产、工作、生活、社会秩序和生态环境恢复正常状态所采取的一系列行动。

（二）应急预案的特点

应急预案的针对性较强,与一般的工作计划和方案相比有以下3个特点。

1. 科学性　应急预案的制定从事件或灾情设定、信息收集传输与整合、力量部署到物资调集和实施行动都要讲究科学。必须在经过科学论证的基础上确定方案,在实战演练中完善预案,在科学决策的基础上采取行动。

2. 可操作性　应急预案是针对可能发生事故灾害而制定的,主要目的就是在事故发生之时能根据预案来进行力量调度和物资调配,为灾害事故的有效处置打下扎实的基础。当事故(件)发生后,能按照预案进行力量部署、采取处置对策、组织实施,达到胸有成竹、起到速战速决的作用,将灾害损失控制在最小程度。

3. 复杂性　制定应急预案是一项细致复杂的工作。一是从制定的内容上来讲,应急预案既包括突发性公共事件,又包括自然灾害、事故灾难、公共卫生和社会安全等方面;二是从它的制定过程来看,需要收集资料、开展调研、确定力量部署等,还要进行实战演练以检验预案是否具有可操作性;三是从预案的实施过程和行动来讲,预案的制定是根据人们对灾害事故设想发生的情景来制定的,由于预案制定者认识的局限性、灾害事故发生点的不确定性以及事故现场千变万化等因素,使其不确定性增加。

（三）应急预案的分类

从预案类别上分为自然灾害、事故灾难、公共卫生事件和社会安全事件,每类再根据企业实际情况进行详细划分,形成层次。每一层次分为总体综合预案、专项预案和现场处置预案。

（四）应急预案的实施

(1)健全管理组织,根据《国家突发公共卫生事件应急预案》《突发公共事件总体应急预案》精神,按照医院相关规定,建立医院、护理部、科室三级应急组织,并成立以科室负责人为组长、科室组长及骨干为成员的应急小组,成员分工明确,各负其责。

(2) 根据消毒供应中心特点、危险程度和流程来制订严谨有效的应急预案。制订时,要让工作人员充分发表意见,集思广益,以增强应急预案的现场操作性和适用性。预案应列出在消毒供应中心整个工作流程中可能会遇到的问题,如锐器刺伤、突然停水、突然停电、设备故障,并针对这些问题提出排除故障措施,避免风险发生,使消毒供应中心工作得以正常进行。通过这个过程,既丰富了应急预案内容,也提高了工作人员的重视和认知程度。

(3) 加强应急意识,提高对应急工作重要地位和作用的认识,要认识到应急工作不只是发生事故后的处置,也是进行科学预防的有效途径,更是落实制度、保障医疗安全的重要内容。

(4) 组织全员进行应急预案培训,在培训时有目的地对每一个具体预案逐个进行学习、解析,使在岗位员工对预案的每一个流程都做到熟练掌握;当风险发生时,能够用最好、最快捷的方法应对风险,从而降低风险所带来的损失。

(5) 针对性演练是落实应急预案的关键,经过理论和演练考核,加强人员对应急预案的掌握程度,体现应急预案的科学性和实用性。

(五) 消毒供应中心相关应急预案

消毒供应中心是医院的一个重要组成部分,它既是向全院提供可重复使用诊疗器械的清洗、消毒、灭菌和一次性物品发放的保障科室,又是预防和减少医院重危感染发生的科室。为保证工作质量和安全,保证临床供应,保证能快速、高效应对突发事件,将损失减少到最低程度,应制订相关应急预案。

1. 停水和突然停水应急预案

(1) 预知停水

1) 接到通知立即通知本中心的工作人员,尽可能准备足量的水,做好停水的准备工作。

2) 改变清洗方法,优先处理加急件、要件,保证加急器械、重要器械的清洗。

3) 将灭菌的物品及一次性物品准备充足。

4) 必要时通知相关科室,汇报相关部门。

(2) 突然停水

1) 立即通知相关科室,必要时汇报给相关部门,联系后勤部门,找寻停水的原因及持续的时间,关闭水源,以防突然来水,造成泛水和浪费。

2) 动备用水源,改变清洗方法,优先处理加急件、要件,保证加急器械、重要器械的清洗。

3) 协调组织相应应急物质,调整工作方法、人员班次。

4) 必要时联系周边的医院,做好器械消毒各项准备工作。

2. 停电和突然停电应急预案

(1) 预知停电

1) 接到停电通知后,立即通知本中心的工作人员,做好停电的准备工作。

2) 将灭菌的物品及一次性物品准备充足。

3) 改变清洗方法,优先处理加急件、要件,保证加急器械、重要器械的清洗。

4) 必要时通知相关科室,汇报给相关部门。

(2) 突然停电

1) 立即查看各区域内的配电箱,如跳闸应重新打开开关。

2）与相关部门联系，了解停电原因和持续时间。

3）关闭相关仪器，以防突然来电损坏仪器。

4）使用应急照明设备，启用常规储存，保证正常供应；改变清洗方法，处理加急件、要件，保证加急器械、重要器械的清洗。

5）必要时通知相关科室，汇报给相关部门。

6）必要时联系周边医院，做好器械消毒各项准备工作。

3. 停汽和突然停汽应急预案

（1）预知停汽

1）接到停汽通知后，立即通知本中心的工作人员做好停汽的准备工作。

2）将灭菌的物品及一次性物品准备充足。

3）改变清洗方法，优先处理加急件、要件，保证加急器械、重要器械的清洗。

4）必要时通知相关科室，汇报给相关部门。

（2）突然停汽

1）与相关部门联系，了解停汽原因和持续时间。

2）改变清洗方法，优先处理加急件、要件，保证加急器械、重要器械的清洗。

3）必要时通知相关科室，汇报给相关部门。

4）必要时联系周边医院，做好器械消毒各项准备工作。

4. 泛水应急预案

（1）发现泛水时，马上关闭总水阀门，通知医院相关部门。

（2）及时寻找原因，尽快找到疏通下水管道的出口，如需要维修应立即进行。

（3）组织人员在最短的时间内转移物资，使损失降低到最小程度。

（4）泛水停止后，应对环境进行清洁和相应的消毒处理。

（5）发现设备、供水系统出现问题应及时维修，定期检修。

5. 火灾应急预案

（1）根据火势情况酌情拨打院内消防科电话或院外"119"，准确报告着火地点、起火部位、火势大小、燃烧物质。

（2）在火势较小，确保安全的情况下，组织本中心工作人员使用灭火器及其他方式灭火；如电起火应关闭总电源。尽快组织人员疏散，转移贵重物资。

（3）协助维护秩序，为救援人员、救援设备进入现场创造条件。

（4）易燃、易爆物品有醒目警示标志，保持安全通道顺畅。

（5）设立兼职消防安全员，每日对重点设备、重点部位巡检记录。

6. 洪灾应急预案

（1）成立洪灾应急救灾小组，组长为中心负责人，组员为各区域组长及骨干。

（2）发生洪水灾后立即启动洪灾预警，由组长统一指挥、安排、分工。

（3）若因通讯中断无法联络，各区域组长及骨干应自行第一时间到达中心集合，服从医院统一调配。

（4）立即组织在班员工检查科室有无漏水、泛水，无菌物品及一次性物品有无受灾，并及时疏散。

（5）增强各区域人力，必要时安排人员24小时值守，实施重点保障，优先保证突发事件所需人力。

（6）检查中心库存，根据需要增设或配备急救物资，如湿化瓶、清创包、缝合包等；一次性无菌物品库管人员应立即与厂家联系调配一次性物品，保障救灾物资充分及时供给。

7．地震应急预案

（1）成立地震应急救灾小组，组长为中心负责人，组员为各区域组长及骨干。

（2）发生地震灾害后立即启动灾害应急小组，由组长统一指挥、安排、分工。

（3）若因通讯中断无法联络，各区域组长及骨干应自行第一时间到达科室集合，服从医院统一调配。

（4）组织人员检查中心所在区域房屋有无破损及安全隐患，及时排查险情。

（5）增强各区域人力，必要时安排人员 24 小时值守，实施重点保障，优先保证突发事件所需人力。

（6）检查中心库存，根据需要增设或配备急救物资，如清创包、缝合包等；一次性无菌物品库管人员应立即与厂家联系调配一次性物品，保障救灾物资充分及时供给。

8．感染控制应急预案

（1）化学污染

1）若不慎被化学物质污染时，需立即用流动水冲洗被污染的部分。

2）立即到急诊就诊，根据造成污染的化学物质的性质不同用药。

3）在发生事件 24 小时内向护理部和感染科汇报，填写登记表备案。

（2）锐器刺伤

1）若不慎被污染的尖锐物体划伤刺破进真皮内时，立即挤出伤口的血液，由周边的近心端向远心端挤压，禁止伤口的局部挤压。

2）再用流动水、肥皂水冲洗伤口。

3）冲洗后采用 75％酒精、0.5％碘伏或其他消毒剂消毒。

4）根据受伤程度进行缝合、包扎处理。

5）立即报告中心领导、报告感染科，填写职业暴露表格上报护理部备案。

6）必要时到门诊挂号抽血检验，根据暴露情况采取预防性用药。

● HIV 感染：预防性用药在接触 4 小时内实施，最迟不要超过 24 小时，但超过 24 小时也应实施预防性用药。

● HBV 感染：24 小时注射乙肝免疫球蛋白，按照第 0、1、6 月间隔接种乙肝疫苗 10、5、5 μg，并在第 0、3、6 个月随访咨询。

（3）黏膜、角膜污染

1）皮肤若意外地接触到血液或者其他化学物质时，应立即用肥皂水和流动水冲洗。

2）若患者的血液和体液意外进入眼睛、口腔，立即采用洗眼装置清洗眼睛，清水或者生理盐水清洗口腔。

3）及时请专科医生诊治。

9．清洗消毒器故障处理应急预案

（1）立即查找清洗失败的原因。考虑蒸汽压力、水压、清洗剂是否足量等，尽快找到原因并解决问题；不能解决问题时须立即联系工程师，上报科室领导。

（2）短时间内无法正常清洗时，需要改变清洗方式，做出班次及人员的调整，保障加急器械、重要器械的清洗。

（3）必要时通知相关科室、相关部门。

（4）维修完成后需要咨询工程师故障的类别,是否需要做机器清洗质量监测,并做好相关事件记录。

10. 信息追溯系统发生故障应急预案

（1）立即查找信息追溯失败的原因,考虑电脑、网线、网络等,尽快找到原因并解决问题;不能解决问题时须立即联系信息科、专业工程师,上报科室领导。

（2）短时间内无法恢复正常使用时,立即通知本中心各区域工作人员,做好手工回收登记,并妥善保存回收清单,方便数据的录入及核查,启动科室备用电脑。

（3）必要时通知相关科室、相关部门。

（4）维修完成后做好相关事件记录。

第四节 追溯系统介绍

一、概述

（一）定义

医院消毒供应中心追溯系统是针对医院中心供应室全部工作环节;包括物品回收、清洗质量、检查包装、灭菌质量以及临床使用,做到全程质量监管和可追溯。要求在先进的计算机和通信技术支持下,在科学的医院管理思想指导下,以消毒供应中心为中心,临床科室为应用终端,实现对医疗过程的全程监控和手术应用的记录,器械落实到具体每个患者的过程流转日志为最终目标,强化消毒供应中心内部管理,规避医疗风险,便于管理,快速有效地定位手术器械目标位置。代替或辅助人工完成繁琐的业务劳动,提高工作效率,加快器械的处理速度,为消毒供应中心提供信息化的记录与过程监测方式,加强消毒供应中心内部工作管理提升医院管理水平。

（二）遵循依据

1. 法律依据 以国家卫生行业标准——《医院消毒供应中心管理规范》《清洗消毒及灭菌技术操作规范》《清洗消毒机灭菌效果监测标准》（WS/T 310.1、2、3—2016）的要求为参照依据。

2. 遵循国家标准 应对清洗、消毒、灭菌质量的日常监测和定期监测进行记录,留存清洗消毒器和灭菌器运行参数打印资料,或记录灭菌器每次运行情况,包括灭菌日期、灭菌器编号、批次号、装载的主要物品、灭菌程序号、主要运行参数、操作员签名或代号及灭菌质量的检测结果等,并存档。生物监测不合格时,通知使用部门停止使用,并召回上次监测合格以来的所有灭菌物品;同时报告已经使用了的灭菌物品流向,方便医院对患者进行观察。记录应具有可追溯性。清洗、消毒、监测资料和记录的保存期应≥6个月,灭菌质量监测和记录保留期应≥3年。灭菌包外应有标识,内容包括物品名称、打包者姓名或编号、灭菌器编号、批次号、灭菌日期和失效日期。

（三）功能特点

实现对消毒供应中心器械回收、清洗消毒、打包、灭菌、存储、发放和各科室使用环节的跟踪和管理达到可追溯。①采用预约机制，使消毒供应中心与临床科室之间配合更顺畅，交互流程更具可追溯性，提高灭菌物品使用的工作效率。②使用报警机制，过期预警，提前提醒，并准确定位库存摆放位置，快速查找；针对已经发放的物品，发送警示通知，及时提醒回收过期或有质量问题的物品和医疗器械，建立有效的灭菌物品召回流程，避免患者和医护人员的感染，减少大量物品需要被召回时的工作量及对临床工作的影响程度。③操作报警，对流程操作环节控制，拒绝不符合要求的操作，有效管理人员操作的随意性。④取代在清洗、消毒、灭菌、使用等各个环节的手工登记工作，简单易行地使用电子信息管理，从而提高工作效率，同时记录的信息更加精确、完整。⑤移动化办公，采用无线终端的方式进行包的扫描跟踪，同时可以采集资料（如照片、数据等）发送到服务端。⑥操作过程灵活、方便，实现信息快速流转、数据共享、规范化管理、方便快捷的操作，减少工作量，提高工作效率。数字精确统计，实现成本管理的信息化处理。⑦通过对消毒供应中心器械包消毒人员的管理，充分调动人员的工作积极性，增强了工作人员责任心，使医院对工作人员的绩效考核更加准确，责任范围更加明确，降低发生医疗事故的风险。

二、基本功能及操作流程

（一）追溯系统的基本功能

基本功能见表 8-1。

表 8-1　追溯系统的基本功能及说明

应用场景	功能	说　明
消毒供应中心	回收	回收器械包；登记丢失器械
	清洗、消毒	记录清洗、消毒信息；审核清洗、消毒质量
	配包	配包；检查配包正确性，有效期管理
	灭菌	记录灭菌信息；记录设备信息；审核灭菌质量
	发放	诊疗器械包发放；一次性无菌物品发放
	工作状态监控	器械包、岗位、人员实时状态监控
手术室/临床	使用	对器械包质量进行审核；器械包的使用情况进行记录
	预定	无菌物品预定；一次性物品订购
	外来器械的操作	包括回收、清洗、配包、灭菌、发放、使用的操作流程
追溯管理	追溯管理	器械包追溯；患者追溯；设备追溯；可疑包的召回
报表	常规报表	数量类报表；质量类报表；岗位类统计报表；设备类统计报表
信息沟通	通知	系统与用户间、用户之间信息传递和沟通
	预警	对发生的质量事件进行预警
设置	档案后台	系统基数数据管理、知识库管理、操作日志等后台操作模块
终端 APP	APP	科室移动端 APP，科室工作状态随时掌控
系统兼容性	硬件对接	支持设备厂商在提供接口的情况下，对设备运行参数实时监测
	追溯系统升级	支持追溯系统的互联网化升级

(二) 追溯系统的操作流程

1. 回收操作说明

第一步：点击【无条码登记】。

第二步：选择【临床科室】和【包筛选】的包类型（图 8 - 1）。

第三步：选择需要录入的包，并输入数量。

第四步：点击【确定】。

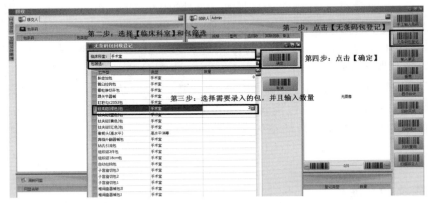

图 8 - 1　无条码包回收登记

如果要再次添加无条码包，则再次点击【无条码包登记】（图 8 - 2）。

第五步：点击【无条码包登记】。

第六步：选择【临床科室】和【包筛选】。

第七步：选择要添加的【包类型】和【数量】。

第八步：点击【确定】。

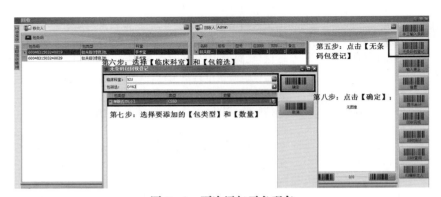

图 8 - 2　再次添加无条码包

第九步：点击【回收完成】（图 8 - 3）。

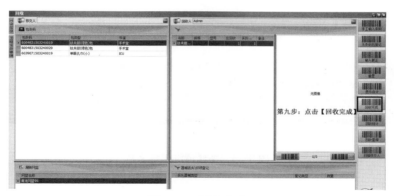

图 8-3 回收完成

如果要扫描的网篮太多,则可以点击【输入更正】(图 8-4),扫描要移除的网篮即可;并且这种操作必须在网篮未进清洗机之前进行。

第一步:点击【输入更正】。

第二步:扫描要移除的网篮牌。

第三步:点击【关闭更正模式】。

第四步:点击【回收完成】。

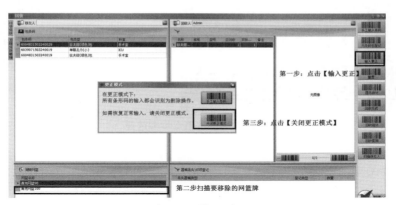

图 8-4 输入更正

2. 清洗、消毒操作说明

第一步:点击【消毒供应中心】。

第二步:点击【清洗消毒】(图 8-5)。

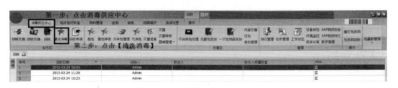

图 8-5 选择清洗消毒项

第三步：点击【新建】(图 8 - 6)。

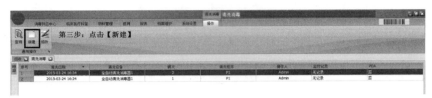

图 8 - 6　新建清洗消毒文档

第四步：选择【消毒清洗设备】。
第五步：选择【消毒清洗程序】。
第六步：扫描清洗网篮。
第七步：点击【开始清洗消毒】(图 8 - 7)。

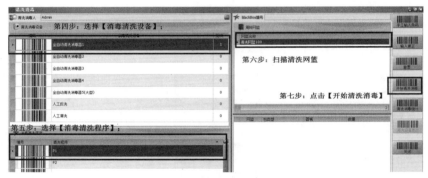

图 8 - 7　清洗消毒步骤选择

3. 配包操作说明
第一步：点击【消毒供应中心】。
第二步：点击【配包】(图 8 - 8)。

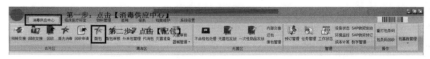

图 8 - 8　选择配包项

第三步：点击【新建】。
第四步：扫描网篮牌。
第五步：点击【合格】(图 8 - 9)。

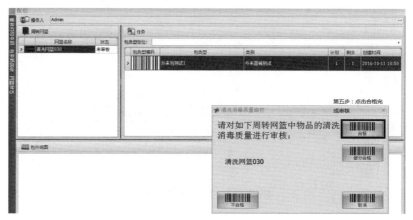

图8-9 配包质量审核选项

第六步：点击【配包完成】（图8-10）。

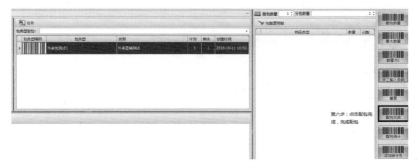

图8-10 配包完成

4. 灭菌操作说明

第一步：点击【消毒供应中心】。

第二步：点击【灭菌】（图8-11）。

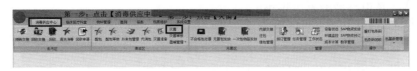

图8-11 选择灭菌项

第三步：点击【新建】。

第四步：扫描要灭菌的包条码。

第五步：选择要灭菌的灭菌器。

第六步：选择灭菌程序。

第七步：点击【开始灭菌】（图8-12）。

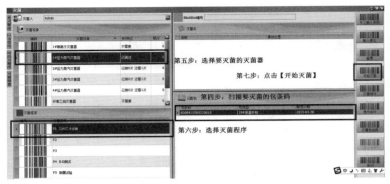

图 8 - 12 灭菌步骤选择

5. 灭菌审核操作说明

(1) 灭菌审核,先做化学检测审核。

第一步:点击【消毒供应中心】。

第二步:点击【灭菌审核】(图 8 - 13)。

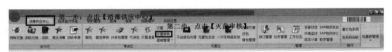

图 8 - 13 选择灭菌审核项

第三步:扫描包条码。

第四步:点击【合格】。

如果这个锅次有植入物的包,抽查的时候优先抽查有植入物包做化学检测(可以用 PDA 做化学检测)。

(2) 生物监测:

第一步:点击【消毒供应中心】。

第二步:点击【灭菌】。

第三步:选择有植入物的灭菌记录。

第四步:点击【打印】(图 8 - 14)。

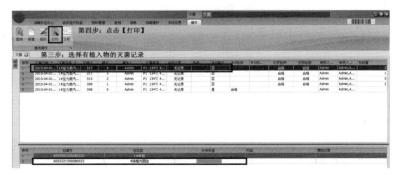

图 8 - 14 选择打印项

第五步：点击【消毒供应中心】。
第六步：点击【灭菌审核】。
第七步：扫描灭菌锅次条码标签的第二条条码。
第八步：点击【合格】(图 8 - 15)。

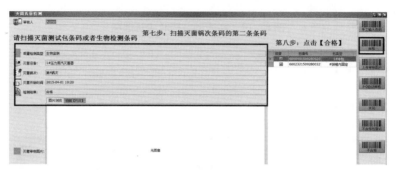

图 8 - 15　生物监测合格

6. 发放操作说明
第一步：点击【消毒供应中心】。
第二步：点击【无菌包发放】(图 8 - 16)。

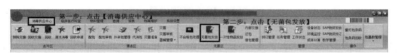

图 8 - 16　选择无菌包发放项

第三步：扫描领取科室条码或者点击选领取科室。
第四步：扫描包条码。
第五步：点击【发放完成】(图 8 - 17)。

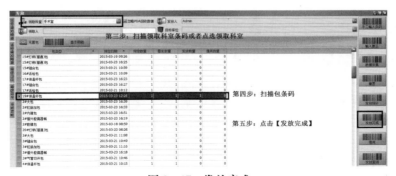

图 8 - 17　发放完成

7. 临床科室接收确认使用操作说明
第一步：点击【临床医疗科室】。

第二步：点击【接收确认】（图 8 - 18）。

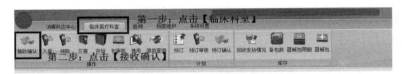

图 8 - 18 临床科室接收确认选项

第三步：点击【新建】。
第四步：扫描包条码。
第五步：点击【接收确认】（图 8 - 19）。

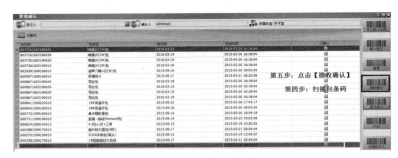

图 8 - 19 接 收 确 认

第六步，如果包条码损坏或者无法扫描，请点击【手工输入条码】，输入包编码（标签上的数字，此操作与扫包条码相同）。

8. 临床科室使用操作说明

第一步：输入【账号】、【密码】，点击【登录】，登录系统。
第二步：点击【临床医疗科室】。
第三步：点击【使用】（图 8 - 20）。

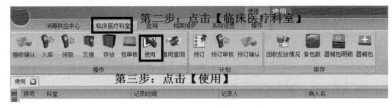

图 8 - 20 临床科室使用选项

第四步：点击【新建】。
第五步：扫描患者腕带或者输入患者 ID 号点击回车。
第六步：扫描灭菌包条码。
第七步：点击【确认包使用】。
第八步：点击【确定】。

第九步：点击【关闭】(图 8 - 21)。

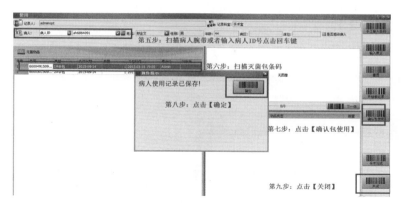

图 8 - 21　临床科室确认包使用

　　如果灭菌并未被使用，则可以通过点击【输入更正】进行移除，但是点击【输入更正】移除包，应该在点击【确认包使用】之前。

第一步：点击【输入更正】。

第二步：扫描要移除的灭菌包条码。

第三步：点击【关闭更正模式】(图 8 - 22)。

第四步：点击【确认包使用】。

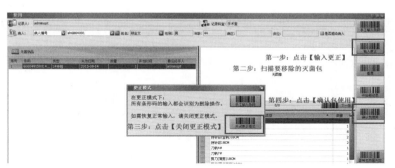

图 8 - 22　关闭更正模式

第五步：点击【确定】。

第六步：点击【关闭】。

漏扫包条码的处理：

第一步：选择要修改的患者信息。

第二步：点击【修改】(图 8 - 23)。

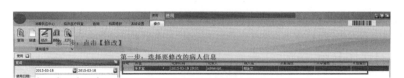

图 8 - 23　患者信息修改选项

第三步：扫描灭菌包条码。
第四步：点击【确认包使用】。
第五步：点击【确定】。
第六步：点击关闭（图8-24）。

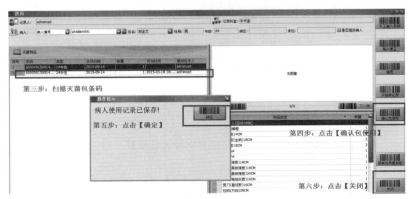

图8-24　患者信息修改步骤

发现不合格包的处理：
第一步：点击【消毒供应中心】。
第二步：点击【不合格包处理】（图8-25）。

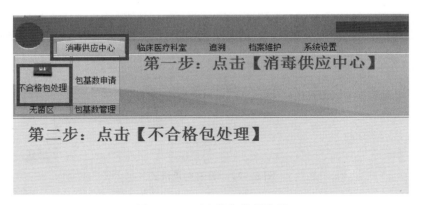

图8-25　不合格包处理选项

第三步：点击【新建】。
第四步：扫描不合格的灭菌包条码或者点击【手工输入条】输入标签上的编码。
第五步：点击【确认不合格】。
第六步：点击选择不合格的原因进行打勾。
第七步：输入处理措施。
第八步：点击【不合格确认】。
第九步：点击【关闭】（图8-26）。

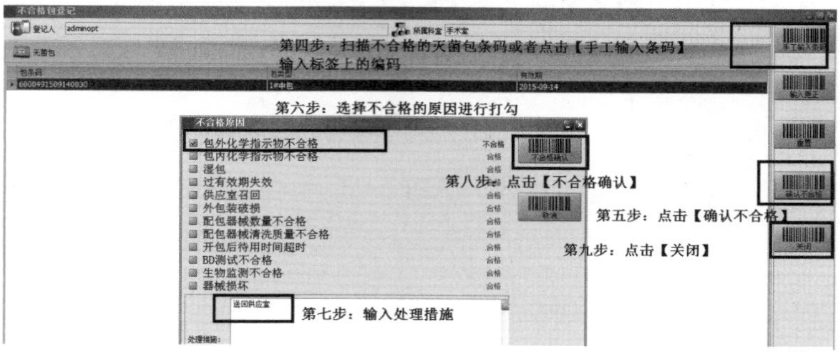

图 8 - 26 不合格包处理步骤

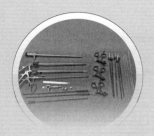

附：各种工作内容表格

××××医院消毒供应中心
清洗消毒器运行及保养记录表

年 月 日

锅次	物品名称				运行程序 （××）	备注	签名
	器械	盆、碗	器械盒	拔火罐 湿化瓶	温度、时间 运行合格		

××××医院消毒供应中心
清洗间新设备测试记录表

设备 名称	生产 厂家	设备 型号	测试 时间	测试 方法	次数	测试结果		签名
						测试组	对照组	

××××医院消毒供应中心
××清洗消毒器清洗效果监测记录表

测试时间	清洗程序	测试方法	次数	测试结果		签名
				测试组	对照组	

××××医院消毒供应中心

手术器械包交接单（器械种类）

年　月　日

时间	器械包名称	数量	手术室签名	供应中心签名	紧急使用

××××医院消毒供应中心
清洗消毒器检查记录表

日期	检查项目															备注	签名
	电源	水压	蒸汽压力	清洁过滤网	旋转臂	内壁清洁	排水通畅	清洗架	照明灯	航门	清洗剂量	润滑油量	功能操作键	装载车			

备注：每日检查清洗器；给正常的选项打"√"；若机器出现故障请联系工程师。

××××医院消毒供应中心
干燥柜检查记录表

日期	检查项目								备注	签名
	电源	内部清洁	搁架	吹风口	按键	温度	去污柜门	风机过滤器		

备注：每日检查干燥柜；请给正常项打"√"；出现故障请联系工程师。

××××医院消毒供应中心

超声机检查记录表

日期	检查项目						备注	签名
	电源备用状态	功能操作键		超声震动运转正常	排水通畅	内壁清洁		
		准确	灵敏					

备注：每日检查干燥柜；请给正常项打"√"；出现故障请联系工程师。

××××医院消毒供应中心
蒸汽清洗机检查记录表

日期	检查项目					备注	签名
	电源	注水口	按键	压力	喷头		

备注：每日检查蒸汽清洗机；请给正常项打"√"；出现故障请联系工程师。

××××医院消毒供应中心
洗眼装置检查记录表

日期	检查项目					备注	签名
	水压	水流情况	附件完好性	排水通畅	外观清洁		

备注：每日检查洗眼装置；请给正常项打"√"；出现故障请联系技术人员。

××××医院消毒供应中心
××处紫外线消毒登记表

年 月

时间	班次	灯管 1		灯管 2		灯管 3		灯管(……)		签名	95%酒精擦拭	签名	强度测定
		消毒时间	累积时间	消毒时间	累积时间	消毒时间	累积时间	消毒时间	累积时间				

备注：紫外线消毒时间按 30 分钟计算(不包括预热 5 分钟)，当消毒累计时间达 857 小时，紫外线灯管的实际使用寿命已达 1 000 小时，应更换灯管；逢周一用 95%酒精纱布擦拭，每天 2 次；每半年由技术人员测定一次紫外线强度。

××××医院消毒供应中心
清洗质量日监测抽查记录表

年 月

日期	监测项目 器械名称	监测内容（表面、关节、齿牙） 监测标准						抽查结果		抽查者
		光洁	无水垢	无污	无锈	无血渍	透明（玻璃制品）	合格	复查	

××××医院消毒供应中心
清洗质量月检测记录表

年　月

日期	检测内容（待灭菌包）			检测项目																合格	再处理	检测者
	包名	器械名称	数量	表面						关节						齿牙							
				光洁	无水垢	无污	无锈	无血渍	透明	光洁	无水垢	无污	无锈	无血渍	透明	光洁	无水垢	无污	无锈	无血渍	透明			

××××医院消毒供应中心
外来器械植入物接收记录表

年　月

日期	时间	号码牌	病人姓名	楼层床号	手术日期	手术医生	器械名称	器械件数	螺丝钢板	灭菌	手术室	加急	送货公司	送货人	接收人

××××医院消毒供应中心
腔镜器械清洗质量监测抽查记录

年　月

日期	监测项目	监测内容（表面、关节、齿牙、管腔）					抽查结果		抽查者
	器械名称	监测标准					合格	复查	
		光洁	无水垢	无污	无锈	无血迹			

××××医院消毒供应中心
高危、高压物品抽查记录

年　月

日期	器械包名称	抽查内容						签名
		清洗质量		包装质量		灭菌质量		
		合格	重新处理	合格	重新处理	合格	重新处理	

××××医院消毒供应中心

工作区域的环境监测

年 月

时间	去污区		包装区			无菌物品存放区			签名
	温度(℃)	湿度(%)	温度(℃)	湿度(%)	压差(Pa)	温度(℃)	湿度(%)	压差(Pa)	

备注：去污区：温度 16～21 ℃;湿度 30%～60%。

包装区：温度 20～23 ℃;湿度 30%～60%,压力差+5 Pa。

无菌物品存放区：温度低于 24 ℃;湿度低于 70%;压力差+5 Pa。

××××医院消毒供应中心
纯水监测

年　月

日期	电导(S/m)		压力(MPa)				流量(GPM)	
	原水	纯水	一段	二段	三段	浓水	纯水	废水

备注：纯化水应符合电导率≤15×10^{-4} S/m($15\,\mu$S/cm)($25\,^{\circ}$C)。

××××医院消毒供应中心
高压灭菌设备安全检查及清洁记录

年　月

日期	设备检查项目							清洁	操作者
	灭菌器压力表处在"零"位	记录打印装置处于备用状态	灭菌器柜门密封圈平整无损坏	灭菌器柜门安全锁扣灵活,安全有效	灭菌器冷凝水排出口通畅	柜内壁清洁	压缩空气符合设备运行要求	软布清水擦拭	

××××医院消毒供应中心
外来器械清洗及包装质量监测记录

年 月

日期	器械名称	清洗质量							包装质量						监测者
		监测内容（表面、光洁、齿牙）					监测结果		监测项目				监测结果		
									监测内容（重量、包内外指示、包装材料、包装）						
		光洁	无水垢	无污渍	无锈迹	无血迹	合格	重新处理	≤7 kg	包内外指示卡放置合理	包装材料无破损、棉布有次数记录	双层两次包装、松紧合适	合格	复查	

××××医院消毒供应中心

等离子灭菌器(××设备)检查及清洁记录

年　月

日期	设备检查项目					清洁	签名
	记录打印装置处于备用状态	废弃卡匣收集盒处于收集状态	使用中卡匣备用状态	电源备用状态	柜内壁清洁	软布清水擦拭	

××××医院消毒供应中心
封口机检查及清洁记录

年　月

日期	设备检查项目					清洁	签名
	电源	温度	封口测试		日期设定 （包装日期、有效期）	软布	
	备用状态	备用状态	宽度(6 mm)	闭合性完好	准确	清水擦拭	
	备用状态	备用状态	宽度(6 mm)	闭合性完好	准确	清水擦拭	

××××医院消毒供应中心
湿包登记表

日期	湿包外观		发生湿包灭菌器		包内容物		湿包在灭菌器内所处位置	重新处理是否合格
	包内	包外	锅号	锅次	名称	件数		

备注：1. 湿包即视为不合格包，不能发放使用。
　　　2. 湿包必须经过重新处理，灭菌合格后方可使用。

××××医院消毒供应中心
湿包记录

发生日期						
	名称			体积		
重量	数量	灭菌方式	灭菌区	温度：	湿度：	
发现方式	卸载时发现（ ）	发放时发现（ ）		下送时发现（ ）		
灭菌程序干燥时间设定		程序结束后腔体内停留时间				
湿包在灭菌器中具体放置位置						
			包装材料			
棉布（ ）	无纺布（ ）	医用纸塑袋（ ）	医用皱纹纸（ ）	硬质容器（ ）		
			器械卸载工具与组合情况描述			
器械篮筐	托盘		组合情况（器械件数摆放情况）			
			湿包现场情况			
冷却时间		放置排气口上方	是（ ）	否（ ）		
放置密，没有空隙	是（ ）	否（ ）	硬质容器上方摆放物品	是（ ）	否（ ）	
				灭菌程序选择错误		

其他：

××××医院消毒供应中心
湿包持续质量改进记录表

时间：	检查人：

存在问题：

问题原因分析：

整改措施：

持续跟踪：

整改效果评价：

负责人签名：

××××医院消毒供应中心
带电源器械安全性检测记录表

日期	器械名称	总件数	合格件数	不合格件数	出现不合格器械时处理方法	检测者